CES 100 ALIMENTS QUI NOUS FONT DU BIEN

À toute ma famille qui m'oblige à suivre mes propres conseils,
et en particulier les nouveaux venus, Nathan et Noam

À toute mon équipe de diététiciennes qui travaillent avec enthousiasme :
Lucie, Solenne et Isabelle

Docteur Jean-Michel Cohen

CES 100 ALIMENTS QUI NOUS FONT DU BIEN

FIRST
Editions

ISBN : 978-2-7540-7239-7
Dépôt légal : mars 2015
Imprimé en France par Pollina - L71964

Direction éditoriale : Aurélie Starckmann
Édition : Iris Odier
Photos : © Guillaume Czerw
Stylisme : Julie Schwob
Portrait de couverture : © Eric Robert
Conception graphique et mise en page : Marie Donzelli
Production : Emmanuelle Clément

Éditions First, un département d'Édi8
12, avenue d'Italie
75 013 Paris – France
Tél. : 01 44 16 09 00
Fax : 01 44 16 09 01

E-mail : firstinfo@efirst.com
Site internet : www.editionsfirst.fr

SOMMAIRE

QU'EST-CE QU'UNE ALIMENTATION SAINE ?

Alors que l'acte de manger a longtemps été synonyme de survie, puis heureusement de plaisir, aujourd'hui l'alimentation est de plus en plus clairement porteuse de santé.
Nous savons qu'il est important d'adopter une alimentation équilibrée pour garantir le bon fonctionnement de notre corps, maintenir un poids normal stable et prévenir l'apparition de certaines maladies.
Dans un même temps, l'industrie agroalimentaire ne cesse de développer de nouveaux produits qui, pour certains, relèvent plus de la formule chimique que de l'alimentation.
Les additifs, améliorants et stabilisants en tout genre, polluent le paysage alimentaire !

ALORS COMMENT MANGER SAINEMENT ?

Ce livre a pour mission de vous donner une partie de la réponse en mettant en lumière 100 aliments qui se démarquent des autres par des propriétés nutritionnelles particulières, et auxquels on peut attribuer, pour certains, des vertus thérapeutiques.

En pratique, et vous le comprendrez au fil de cet ouvrage, il n'existe aucun aliment idéal qui contiendrait tout ce qui est nécessaire en protéines, lipides et glucides ainsi qu'en vitamines et minéraux. L'équilibre alimentaire repose alors sur une notion simple : bien choisir ses aliments et manger varié !

Pour vous aider à emprunter ce cap, voici les repères nutritionnels sur une journée qui vous aideront à réaliser des menus équilibrés :

- **Les boissons :** buvez 1,5 l d'eau, en augmentant les quantités en cas de forte chaleur, d'activité physique ou de fièvre. Attention aux boissons alcoolisées, à consommer occasionnellement et avec modération, sans dépasser 1 verre par jour pour les femmes et 2 verres maximum pour les hommes.
- **Les féculents :** présents à chaque repas selon votre appétit, en favorisant les céréales complètes pour un bon apport en fibres et en intégrant 1 à 2 fois par semaine des légumes secs.
- **Les fruits et légumes :** 5 portions au minimum dont au moins une crudité par repas (fruit ou légume) pour un bon apport en vitamines et minéraux.
- **Les produits laitiers :** 1 portion par repas en les variant : yaourt, fromage blanc, petits-suisses, lait... et en choisissant 1 part (30 g) de fromage par jour.
- **Les viandes, poissons et œufs :** 1 à 2 fois par jour, en limitant la viande rouge à 500 g par semaine, en incluant les poissons au moins 2 fois par semaine, dont une fois du poisson gras, et 4 à 6 œufs, y compris dans les préparations (2 œufs en cas d'hypercholestérolémie).
- **Les matières grasses :** favoriser la qualité en privilégiant les huiles végétales riches en acides gras insaturés et en les variant. Limiter celles d'origine animale (crème et beurre).
- **Les produits sucrés :** ce sont des aliments « plaisir » à consommer occasionnellement.

L'assiette idéale contient donc : 1/3 de viande, poisson ou œuf, 1/3 de légumes cuits ou crus, 1/3 de féculents et pain, accompagnés d'un produit laitier, d'un fruit, d'une juste quantité de matières grasses et éventuellement d'un produit sucré. L'eau reste la seule boisson indispensable et conseillée pendant les repas.

Et sachez que l'équilibre alimentaire ne se construit pas sur un seul repas : il faut prendre en compte la journée et même la semaine !

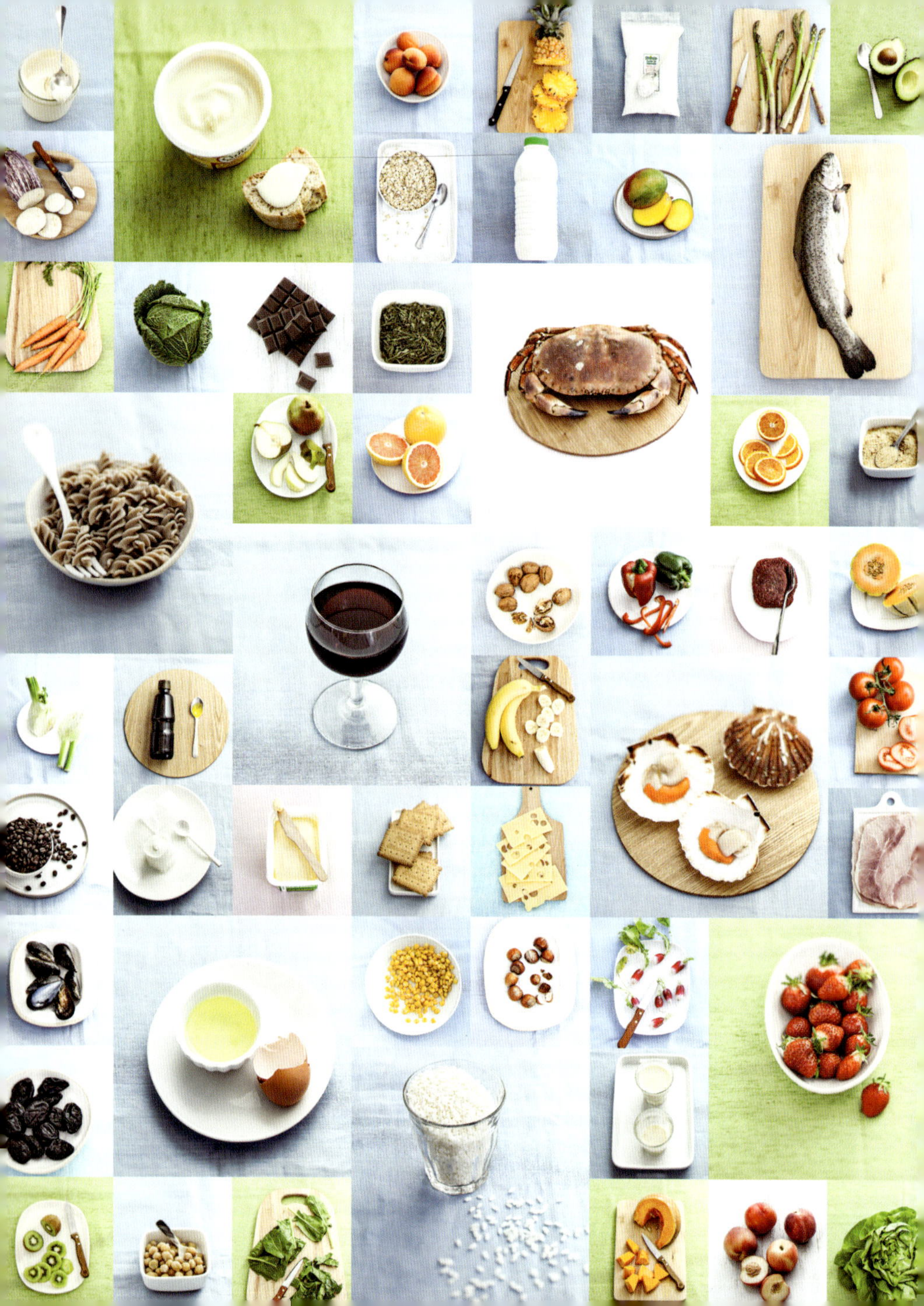

LES 100 ALIMENTS

1. LE LEVAIN / LE PAIN AU LEVAIN

DIGESTION DIFFICILE • DIABÈTE

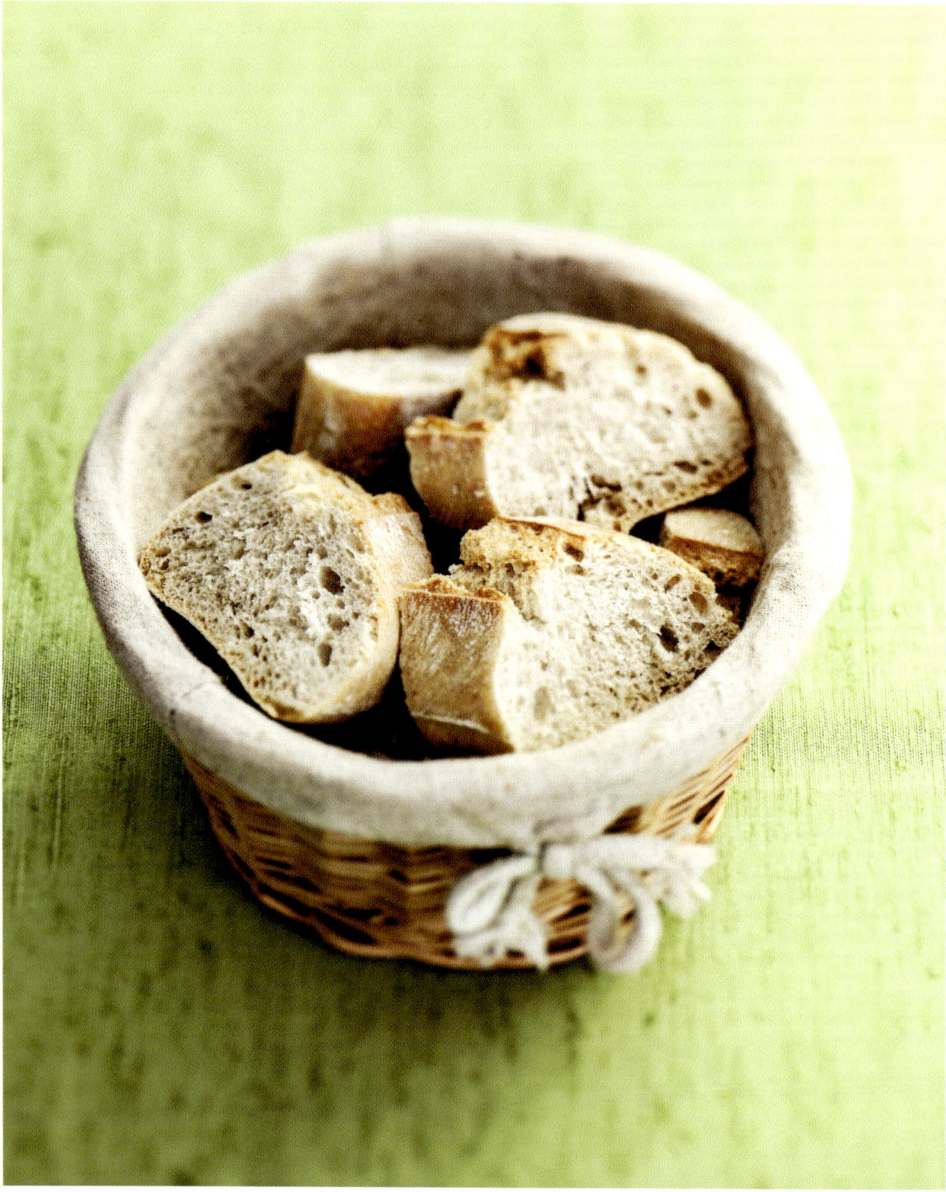

VERRINE DE MELON ET CROQ'PARME

ENTRÉE

Ingrédients pour 1 personne :

- 30 g de pain au levain
- 100 g de jambon de Parme découenné
- 250 g de melon
- Quelques feuilles de menthe
- Mélange 5 baies

1. Ôter la croûte du pain et couper des bâtonnets dans le sens de la longueur. Les faire dorer quelques minutes sous le gril du four.
2. Enlever le gras visible du jambon de Parme, entourer chaque bâtonnet de pain grillé avec un peu de jambon de Parme tout en laissant un espace à l'une des extrémités pour pouvoir tenir le croq'Parme.
3. Épépiner le melon, prélever la chair et la passer au mixeur, ajouter la menthe et le mélange 5 baies.
4. Placer au réfrigérateur pendant 1 h minimum pour obtenir une soupe glacée.
5. Verser dans un verre et disposer les croq'Parme au-dessus.

PROPRIÉTÉS NUTRITIONNELLES

Le vrai levain naturel donne, lorsqu'il est bien travaillé, un pain plus digeste qu'un pain à la levure. La raison en est simple. Lorsque la fermentation s'effectue sous l'action du levain, les bactéries se nourrissent d'amidons qui se trouvent alors dégradés en maltose. C'est cette transformation qui facilite par la suite la digestion des amidons. Le pain au levain augmente moins la glycémie et l'insulinémie postprandiale que celui à la levure.

D'autre part, ces bactéries permettent l'apparition de phytase, élément essentiel pour le travail des intestins, qui neutralise la totalité de l'acide phytique présent dans les céréales complètes, particulièrement agressif pour les réserves calciques humaines. Ce qui n'est pas le cas pour les autres pains. Le calcium, le fer et le magnésium contenus dans ce pain sont donc mieux absorbés.

LE SAVIEZ-VOUS ?

Le levain est une pâte provenant d'un mélange simple de farine et d'eau, qui subit une fermentation spontanée à l'air libre à une température de 20 à 25 °C. On obtient une sélection de la flore du levain, laquelle est constituée d'un mélange de bactéries acidifiantes et de levures. On peut alors en prélever pour faire du pain au levain. L'appellation « pain au levain » ne comporte donc aucun ajout de levure industrielle.

2. LE PAIN COMPLET

DIABÈTE • RÉGIME RICHE EN FIBRES • OSTÉOPOROSE (ET PRÉVENTION)

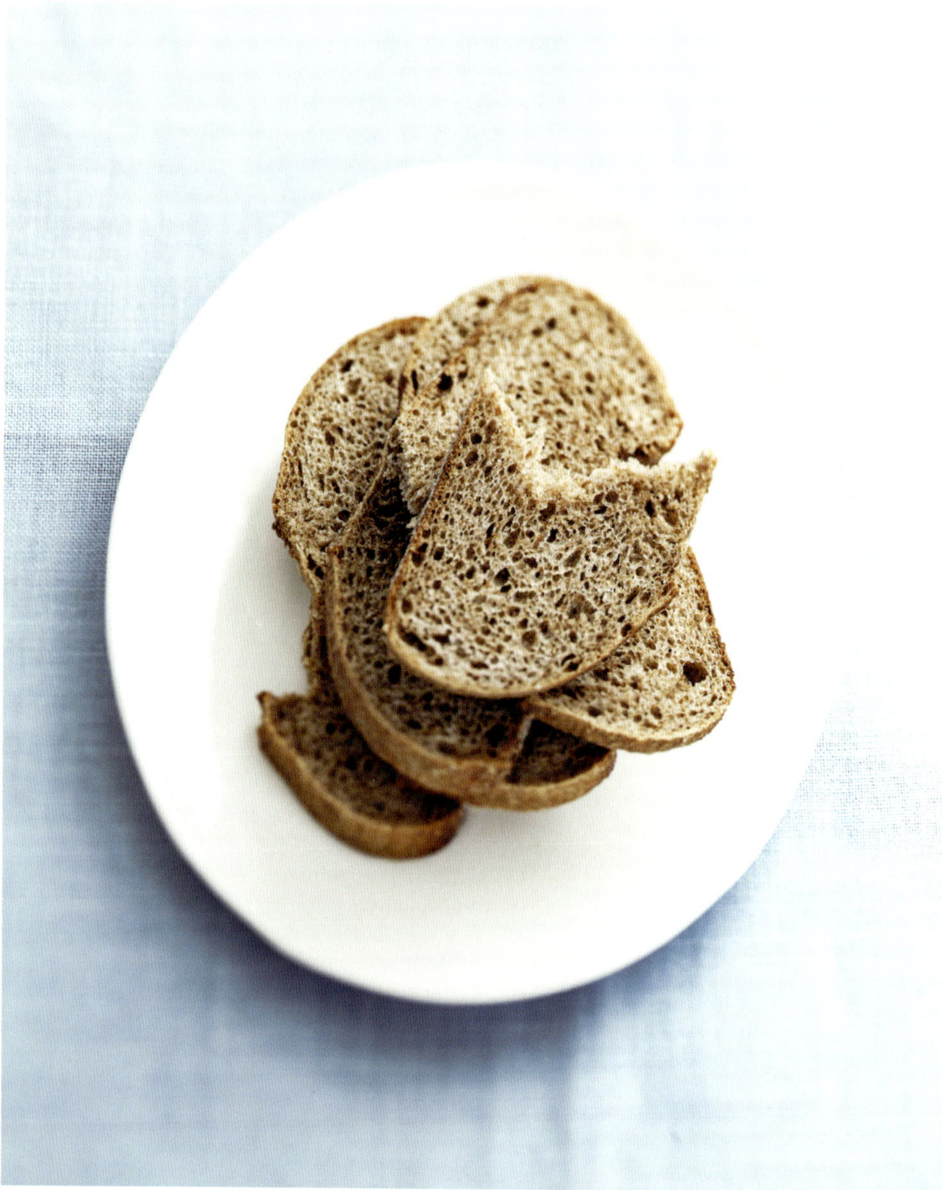

CROÛTONS MAISON À L'AIL

ENTRÉE

Ingrédients pour 1 personne :

- 60 g de pain complet
- 1 gousse d'ail

1. Préchauffer le four en position gril.
2. Faire griller les tranches de pain des deux côtés.
3. Frotter chaque tranche de pain avec la gousse d'ail.
4. Les couper en petits dés.
5. Servir vos croûtons à l'ail avec une salade ou un potage.

PROPRIÉTÉS NUTRITIONNELLES

Le pain complet est un élément essentiel sur le plan nutritif. Il possède près de 50 % de glucides et aide donc à couvrir nos besoins quotidiens en la matière. Il est plus riche en fibres que le pain blanc (pour 100 g, le pain blanc contient 1,2 g de fibres et le pain complet 3,9 g). Les glucides complexes qui le composent seront alors digérés plus progressivement et l'énergie ainsi apportée permet à l'organisme de tenir jusqu'au prochain repas. Par ailleurs, ce pain est quasiment dépourvu de glucides simples.

D'autre part, il apporte près de 8 % de protéines, même s'il s'agit de protéines végétales de moins bonne qualité (déficit en lysine). Elles peuvent être complétées par la consommation de légumes secs pour un régime végétarien notamment.

De plus, il est source de vitamine E et vitamines du groupe B et en contient plus que le pain blanc, celles-ci étant principalement contenues dans l'enveloppe du grain de blé, conservée dans la fabrication de la farine complète.

Le pain à base de farine complète sera aussi naturellement plus riche en minéraux que les autres et notamment en magnésium, avec une teneur de 65 mg/100 g. Enfin, la plupart des pains sont source de phosphore. Le pain complet, quant à lui, couvre plus de 30 % des apports nutritionnels recommandés (254 mg/100 g).

LE SAVIEZ-VOUS ?

Le pain complet est fabriqué à partir d'une farine (type 110) contenant tous les éléments du grain de blé (amande, enveloppe, germe).

Privilégiez l'achat de votre pain chez les artisans boulangers plutôt qu'en grande surface proposant des produits industriels qui contiennent généralement des matières grasses ajoutées.

3. LA LEVURE DE BIÈRE

RÉGIME VÉGÉTARIEN • PÉRIODE DE CROISSANCE • GROSSESSE

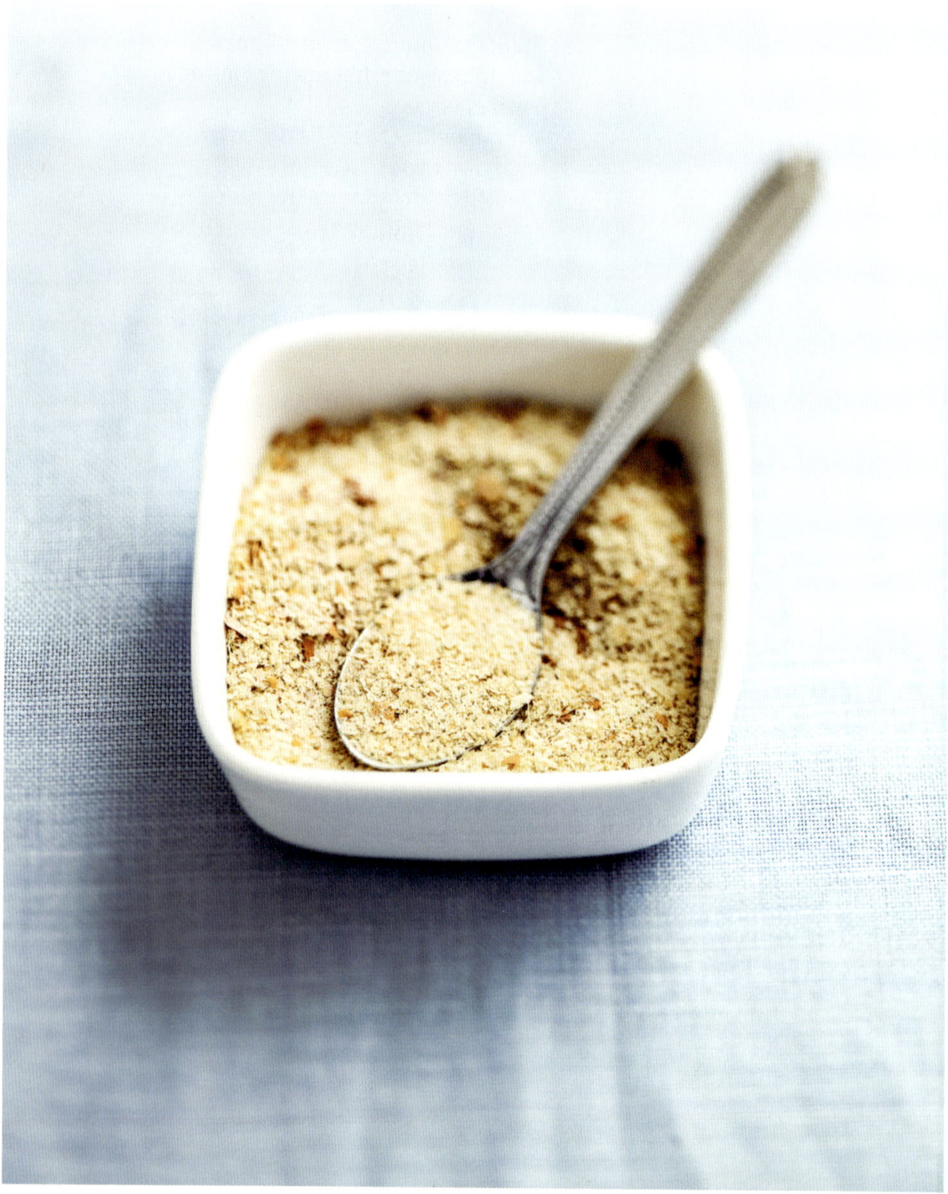

SALADE PRINTANIÈRE

ENTRÉE

Ingrédients pour 1 personne :

- 50 g de doucette (mâche)
- 60 g de betterave rouge cuite
- 40 g de saumon fumé
- 1/2 échalote
- 50 g de tomates cerise
- 8 g de noisettes concassées
- 10 g de levure de bière en paillettes
- Sel et poivre en grains

1. Tailler le saumon en fines lanières, les disposer sur une assiette, filmer puis mettre au frais.
2. Peler et émincer l'échalote.
3. Découper la betterave en julienne et les tomates cerise en deux.
4. Mélanger la doucette, les betteraves, la demi-échalote émincée et les noisettes concassées, saler, poivrer.
5. Déposer la salade sur une belle assiette, disposer les lanières de saumon et les demi-tomates cerise par-dessus. Saupoudrer les paillettes de levure de bière.
6. Accompagner d'une sauce au vinaigre balsamique.

PROPRIÉTÉS NUTRITIONNELLES

Son intérêt principal est d'être l'une des plus importantes sources de vitamine B1 (2 mg/10 g), essentielle au métabolisme des glucides et au bon fonctionnement du système nerveux.

Elle est aussi riche en vitamine B9 (acide folique) avec 200 µg pour 1 cuillerée à soupe (10 g), particulièrement importante au cours de la grossesse.

La levure de bière constitue un complément en protéines (47 g/100 g), et participe à la couverture des besoins en magnésium, zinc et fer. C'est également une source de vitamines B2, B3, B5, B6 qui participent à la bonne utilisation des protéines et sont nécessaires à la croissance et au maintien en bon état des tissus et à la santé des phanères (cheveux, ongles, peau). Enfin, elle apporte une quantité non négligeable de fibres : 2,4 g/10 g.

LE SAVIEZ-VOUS ?

La levure de bière est composée d'une colonie de champignons microscopiques. Elle est vendue comme complément alimentaire et présentée sous forme de gélules, comprimés ou paillettes à saupoudrer sur une salade, des légumes, dans un laitage...

4. LES LENTILLES

OSTÉOPOROSE • RÉGIME RICHE EN FIBRES • RÉGIME VÉGÉTARIEN • DIABÈTE • GROSSESSE

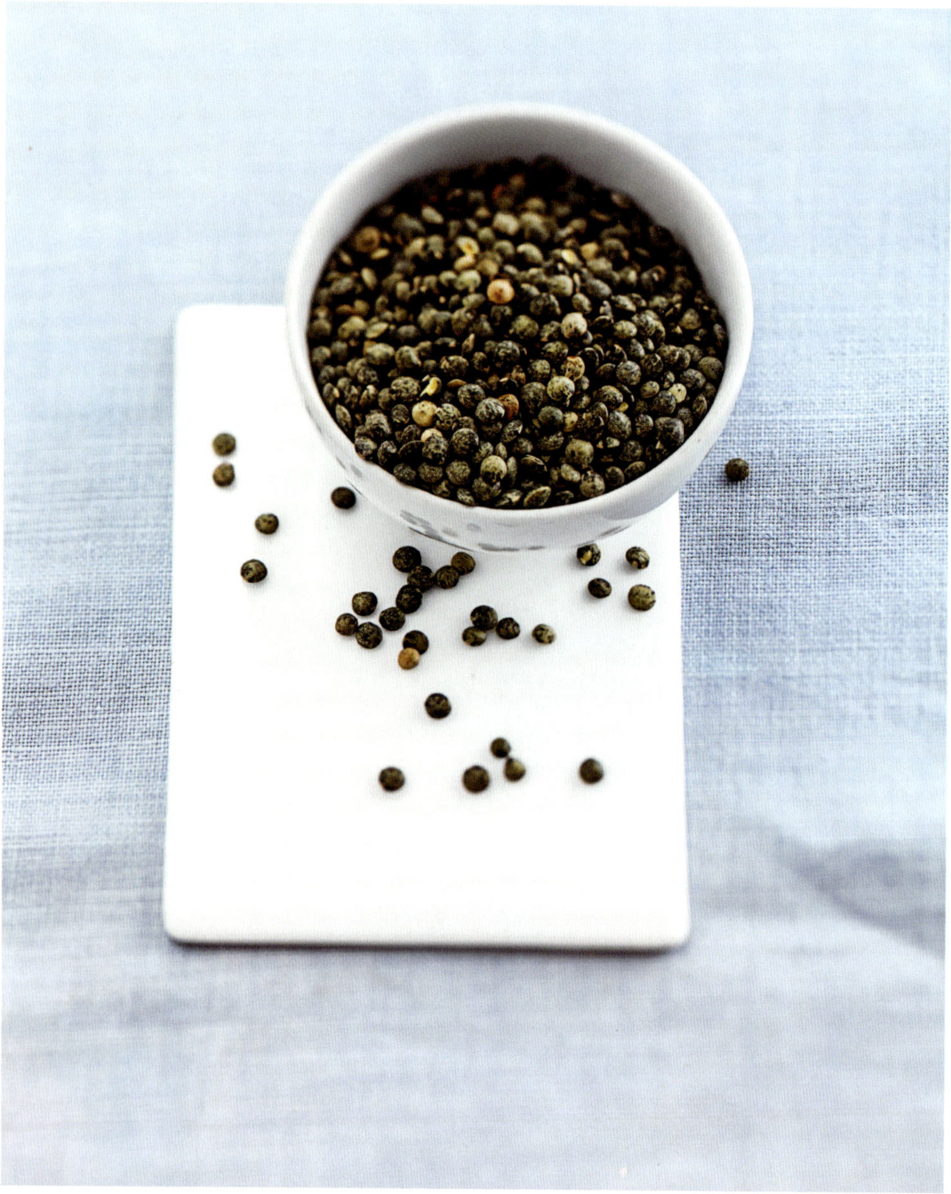

POTAGE DE LENTILLES CORAIL AU CURRY

ENTRÉE

INGRÉDIENTS POUR 1 PERSONNE :

- 50 g de lentilles corail (poids cru)
- 50 g de carottes
- 1/4 d'oignon
- 1/2 c. à c. de curry en poudre
- 1 bouquet garni (1 feuille de laurier, thym)
- 250 ml d'eau
- 1 c. à c. de persil ciselé
- Sel et poivre

1. Laver les lentilles, émincer la carotte et l'oignon finement.
2. Faire revenir l'oignon à sec dans une casserole antiadhésive jusqu'à ce qu'il devienne translucide.
3. Saupoudrer de curry, faire roussir quelques instants en remuant bien.
4. Ajouter les lentilles, le bouquet garni, l'eau, les carottes et laisser cuire 15 min environ.
5. Retirer le bouquet garni et mixer la soupe. Saler et poivrer.
6. Décorer de persil et servir immédiatement.

PROPRIÉTÉS NUTRITIONNELLES

Comme les féculents, les lentilles sont riches en glucides complexes (l'amidon) et contiennent en parallèle une grande quantité de fibres alimentaires (11,2 g/100 g crues). Idéales pour les intestins paresseux, elles rassasient efficacement et sont donc recommandées aux diabétiques pour le contrôle de leur glycémie. Par ailleurs, ces légumineuses regorgent de vitamines et notamment de vitamines du groupe B, d'oligo-éléments (manganèse, phosphore, sodium, zinc) et de minéraux. Elles constituent une très bonne source de magnésium (100 mg/100 g), de fer (8 mg/100 g), de phosphore (300 mg) et de potassium (700 mg). Enfin, les lentilles sont les légumineuses les plus riches en protéines (24 %). Associées aux céréales, leurs protéines sont particulièrement bien assimilées, et peuvent donc rivaliser avec les protéines animales.

LE SAVIEZ-VOUS ?

On dénombre plusieurs variétés de lentilles : la lentille verte qui est la plus répandue en France (lentille verte du Puy AOC) et la lentille verte du Berry (Label rouge), la lentille brune, très utilisée pour les conserves, la lentille noire ou béluga venue du Canada, la lentille blonde, la lentille rouge et la lentille corail, qui est une lentille rouge toujours vendue décortiquée, d'où sa couleur orangée.

5. LES POIS CHICHES

RÉGIME VÉGÉTARIEN • RÉGIME ANTIDIARRHÉIQUE • DIABÈTE • GROSSESSE

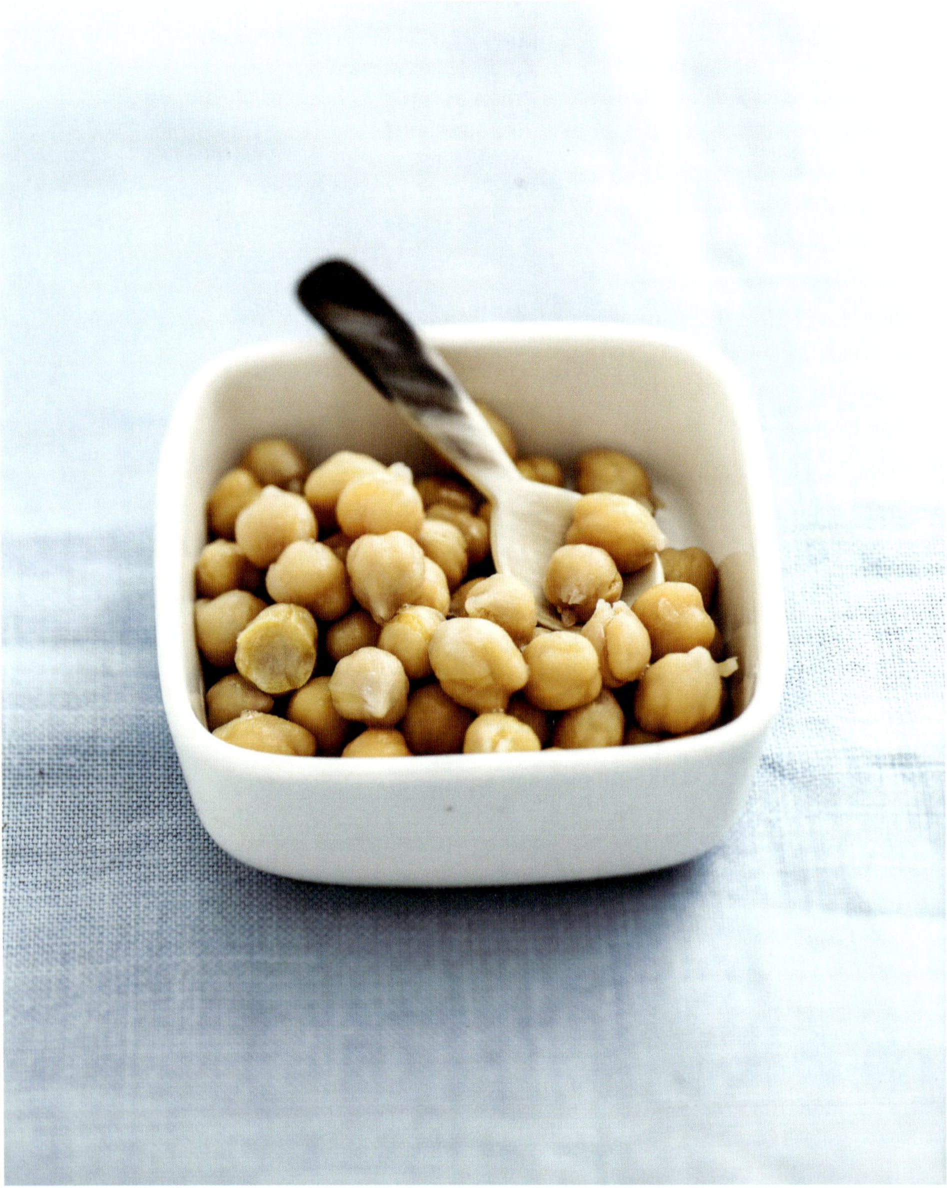

SALADE DE POIS CHICHES ET CAROTTES À LA MENTHE

ENTRÉE

Ingrédients pour 1 personne :

- 150 g de carottes
- 100 g de pois chiches en conserve
- 1 petit bouquet de menthe fraîche ciselée
- 1 c. à c. d'huile d'olive
- Le jus de 1/2 citron
- 1 c. à c. de cumin en poudre
- 1 pincée de cannelle en poudre
- Sel et poivre

1. Laver, éplucher et râper les carottes.
2. Rincer les pois chiches à l'eau.
3. Rincer et ciseler la menthe. Mélanger tous les ingrédients.
4. Réaliser une sauce avec l'huile, le jus de citron et les épices. Saler et poivrer.
5. Napper la salade de pois chiches et carottes de cette sauce et servir aussitôt.

PROPRIÉTÉS NUTRITIONNELLES

Le pois chiche, comme toutes les légumineuses, est un aliment naturellement riche en protéines végétales (8,9 g/100 g cuits). Ces dernières étant déficientes en méthionine, elles devront être complétées avec une céréale pour remplacer une viande au sein d'un repas : le couscous (semoule et pois chiches) est un excellent exemple de cette complémentation.

Il apporte de plus des glucides complexes (18,7 g/100 g) à absorption progressive.

Le pois chiche est source de magnésium (53 mg/100 g), de fer (2,8 mg/100 g), de phosphore (132 mg/100 g) et contient aussi des fibres (8,6 g/100 g). Il a des teneurs intéressantes en oligo-éléments (manganèse, cuivre et zinc) et vitamines du groupe B. Il est d'ailleurs particulièrement riche en vitamine B9 ou acide folique (100 mg/100 g), nécessaire dans la division et le maintien cellulaires. Un apport est donc crucial pendant les périodes de croissance accélérée, comme l'enfance et la grossesse.

LE SAVIEZ-VOUS ?

Le pois chiche est une légumineuse exclusivement cultivée dans la région méditerranéenne, qui lui offre un climat chaud et sec.

6. LES FÈVES FRAÎCHES/SÈCHES

RÉGIME VÉGÉTARIEN • RÉGIME RICHE EN FIBRES
DIABÈTE • OSTÉOPOROSE (ET PRÉVENTION) • GROSSESSE

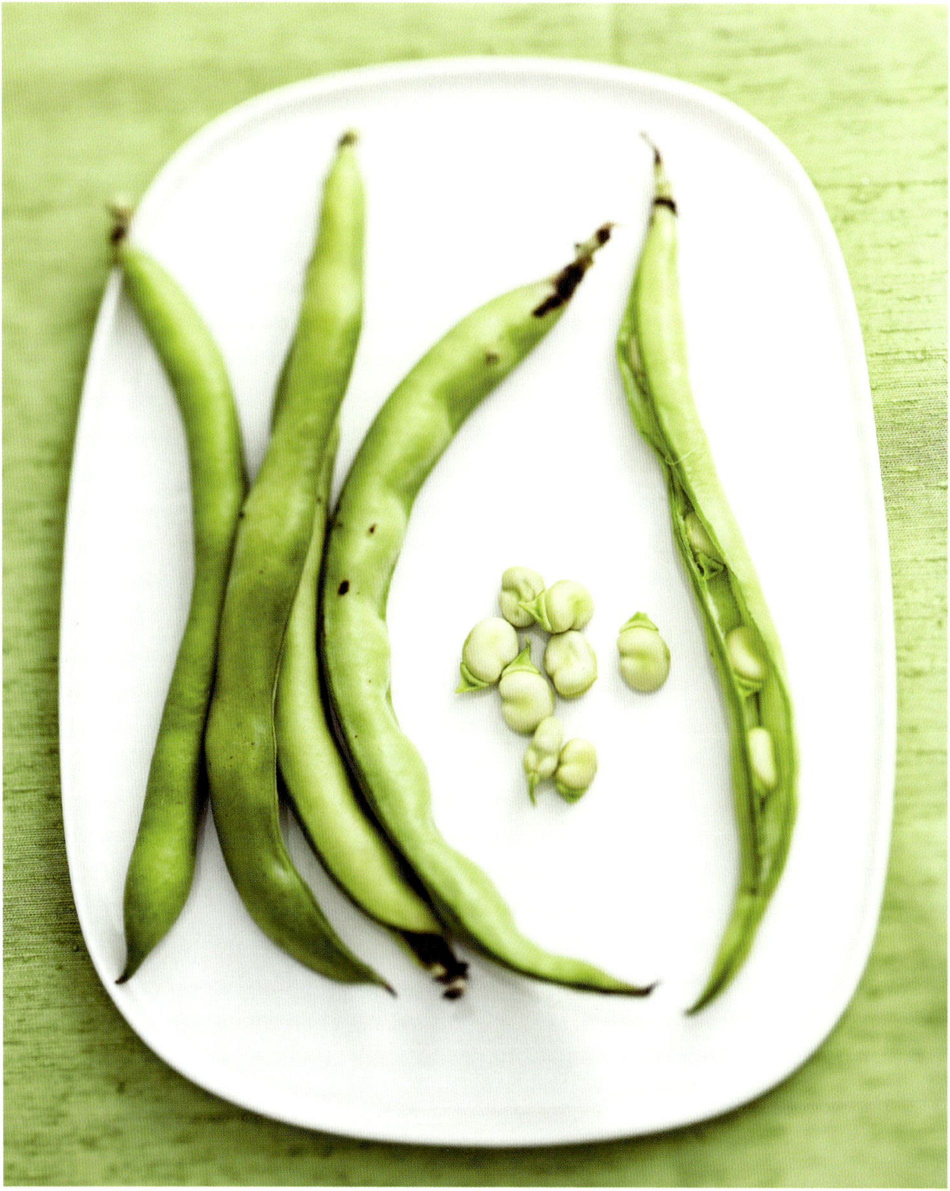

TAJINE DE LOTTE AUX FÈVES

PLAT

INGRÉDIENTS POUR 1 PERSONNE :

- 150 g de lotte sans arêtes
- 2 pincées de gingembre
- 2 pincées de cumin
- 2 pincées de ras-el-hanout
- 1 c. à c. d'huile d'olive
- 1/4 de gousse d'ail pressée
- 200 g de tomates pelées
- 240 g de fèves fraîches surgelées
- 1 c. à c. de coriandre fraîche
- Sel et poivre

1. Couper la lotte en tronçons réguliers, la faire revenir avec les épices et l'huile d'olive dans une cocotte à revêtement antiadhésif.
2. Retirer les morceaux de lotte, réserver et les remplacer par la gousse d'ail.
3. Lorsque l'ail est devenu translucide, ajouter à nouveau les tronçons de lotte, les tomates pelées avec un peu de leur jus et les fèves décongelées préalablement au four à micro-ondes.
4. Couvrir et laisser mijoter à feu doux pendant 20 min.
5. Saupoudrer de coriandre fraîche, saler et poivrer avant de servir bien chaud.

PROPRIÉTÉS NUTRITIONNELLES

Les fèves fraîches contiennent 10 % de glucides, ceux-ci sont majoritairement de l'amidon. Elles font donc parties des féculents. Elles sont pauvres en lipides (0,6 g/100 g), constitués essentiellement d'acides gras insaturés. Source de protéines, avec un apport de près de 6 %, vous améliorerez leur qualité en les complétant avec une portion de céréales.

Les fèves fraîches sont aussi source de fibres (7 g/100 g), favorisant la satiété, surtout si vous les préférez crues. Elles sont riches en vitamines du groupe B et notamment en vitamine B9 (57 g/100 g). Elles apportent enfin une quantité non négligeable de minéraux comme le potassium (210 mg/100 g) et aussi le phosphore (105 mg/100 g). Notons enfin que crues, elles couvrent près de 1/3 des besoins journaliers en vitamine C. Les fèves sèches sont un concentré de ces bienfaits, grâce à leur perte d'eau. Cependant, elles sont plus caloriques : 340 calories/100 g contre 60 calories/100 g de fèves fraîches.

LE SAVIEZ-VOUS ?

Les fèves sont récoltées de mars à juillet à différents moments de leur maturité : précoces, elles peuvent être consommées crues, à condition de bien retirer leur peau épaisse ; presque matures, elles sont fraîches et cuisinées ; tardives, elles sont séchées.

7. LA POLENTA DE MAÏS

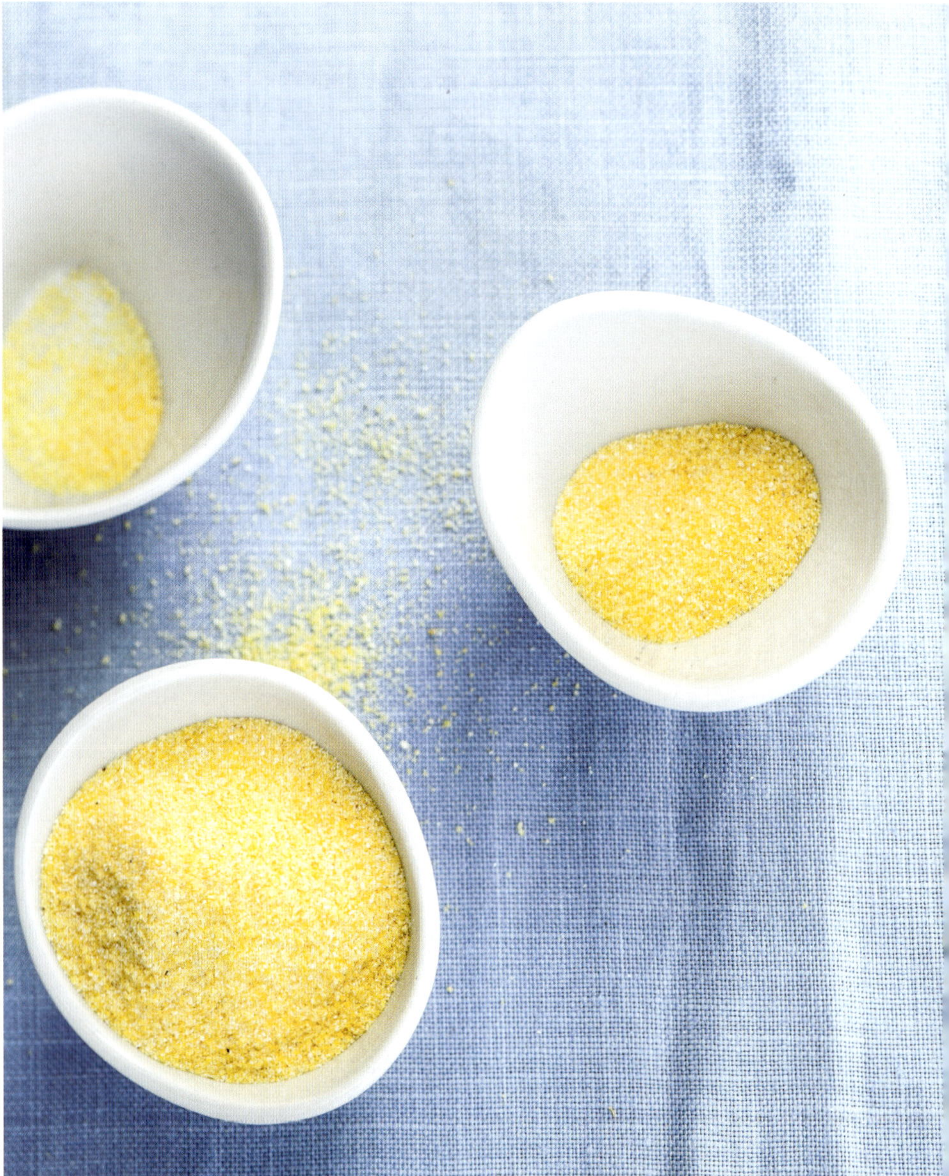

POLENTA CŒUR DE TOMATE

PLAT

INGRÉDIENTS POUR 4 PERSONNES :

- 200 g de polenta (poids cru)
- 200 g de tomates pelées
- 3 verres d'eau
- 1 cube de bouillon de légumes
- 1 feuille de gélatine
- 1 c. à s. d'huile d'olive
- 1 bouquet de basilic
- Sel et poivre

1. Préchauffer le four en position gril.
2. Porter l'eau à ébullition, ajouter le cube de bouillon de légumes dégraissé, puis baisser le feu pour le laisser juste frémir.
3. Verser la polenta en pluie dans l'eau tout en remuant jusqu'à épaississement.
4. Répartir la moitié de la polenta dans le fond d'un plat à cake recouvert de papier cuisson et laisser tiédir. Conserver le reste sur une assiette.
5. Mettre la feuille de gélatine à réhydrater dans un bol d'eau froide.
6. Faire cuire les tomates pelées coupées en 4 et leur jus à feu doux, les laisser fondre. Mixer les tomates, y ajouter l'huile d'olive et le basilic lavé et ciselé, saler et poivrer à votre goût.
7. Égoutter la gélatine, l'ajouter dans ce coulis et porter sur le feu pour la dissoudre.
8. Répartir le coulis au centre de la polenta.
9. Recouvrir avec le reste de polenta.
10. Faire griller au four pendant 10 min. Servir chaud ou froid en tranches épaisses.

PROPRIÉTÉS NUTRITIONNELLES

Comme les autres aliments faits à base de céréales, cette semoule de maïs est principalement constituée de glucides complexes (79 %). Elle apporte une quantité non négligeable de protéines (6,7 g/100 g) et est pauvre en lipides. Son apport calorique est important : 353 kcal/100 g. Cela en fait un aliment idéal pour le sportif plus particulièrement.

La polenta a des teneurs intéressantes en magnésium (127 mg/100 g), zinc, potassium (290 mg/100 g) et fer (3,5 mg/100 g), ainsi qu'en vitamines du groupe B : B1 (thiamine), B6 (pyridoxine) et B9 (acide folique).

LE SAVIEZ-VOUS ?

La polenta est une semoule de maïs, jaune, plus ou moins fine, réalisée à base de grains de maïs séchés. On peut retrouver des polentas mélangées (jaune et noir) à base de semoule de maïs et de sarrasin. Elle intègre aussi bien les plats salés que les desserts sucrés.

8. LE MAÏS DOUX

ALIMENTATION DU SPORTIF • OSTÉOPOROSE (ET PRÉVENTION) • SOURCE D'ANTIOXYDANTS

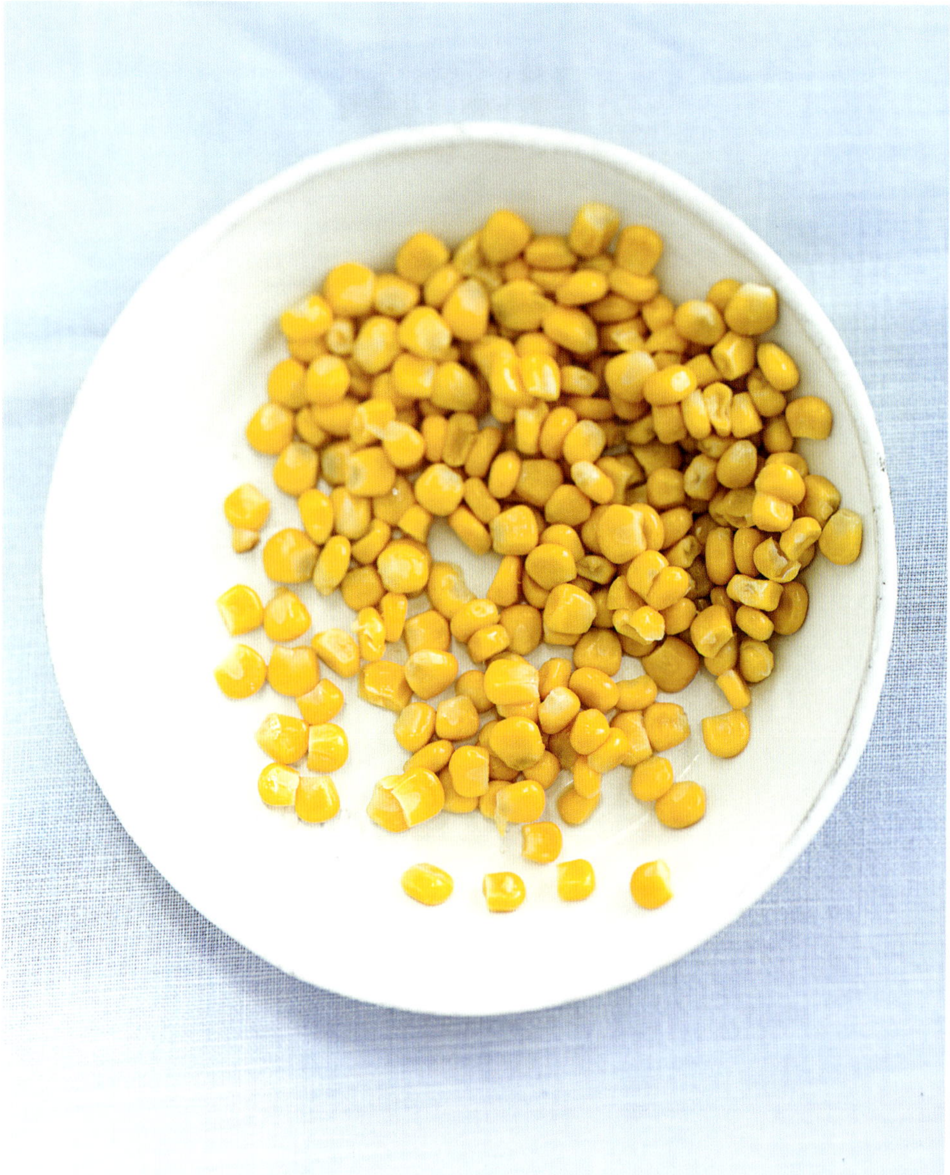

MAÏS POÊLÉ FAÇON CHILI

PLAT

Ingrédients pour 1 personne :

- 100 g de maïs doux
- 1/2 oignon rouge
- 1/2 poivron rouge
- 1/2 c. à c. d'épices à chili
- 200 g de pulpe de tomate en conserve
- 1 c. à c. de basilic ciselé
- 1 c. à c. d'huile d'olive
- Sel et poivre

1. Peler et émincer l'oignon.
2. Laver et couper le poivron en deux, éliminer les pépins et les parties blanches. Le couper en petits dés.
3. Faire chauffer l'huile dans une poêle. Ajouter l'oignon émincé et les dés de poivrons.
4. Dès qu'ils sont bien dorés, ajouter le maïs doux égoutté, les épices et poursuivre la cuisson 5 min.
5. Verser la pulpe de tomate, ajouter le basilic et laisser mijoter 10 min.
6. Servir bien chaud !

PROPRIÉTÉS NUTRITIONNELLES

Le maïs doux est trois fois moins calorique que les céréales et plus riche en eau. Il est cependant plus calorique que les légumes frais (97 kcal/100 g). Il apporte 18 % de glucides et est source de fibres (4 %). Les glucides qu'il fournit seront ainsi assimilés progressivement par l'organisme. Il contient une quantité non négligeable de protéines (3,3 %).

Ses teneurs en minéraux sont très importantes : 200 mg/100 g de potassium, plus de 100 mg de phosphore et 33 mg de magnésium. Il apporte aussi une bonne quantité d'oligo-éléments comme le manganèse, le cuivre, le nickel, l'iode et le sélénium.

Tout comme les céréales, il contient des vitamines du groupe B (3 fois plus que les légumes frais) et notamment de la vitamine B9 (33 mg/100 g).

LE SAVIEZ-VOUS ?

C'est en 1492 que Christophe Colomb découvre l'épi de maïs originaire d'Amérique du Sud et le rapporte en Europe. Il y a différentes variétés de maïs : le grain de maïs qui est la seconde céréale cultivée en France après le blé, le maïs de fourrage et enfin celui que l'on consomme en grains, le maïs doux (récolté entre juillet et octobre).

9. LES PÂTES INTÉGRALES

RÉGIME RICHE EN FIBRES • DIABÈTE • ALIMENTATION DU SPORTIF

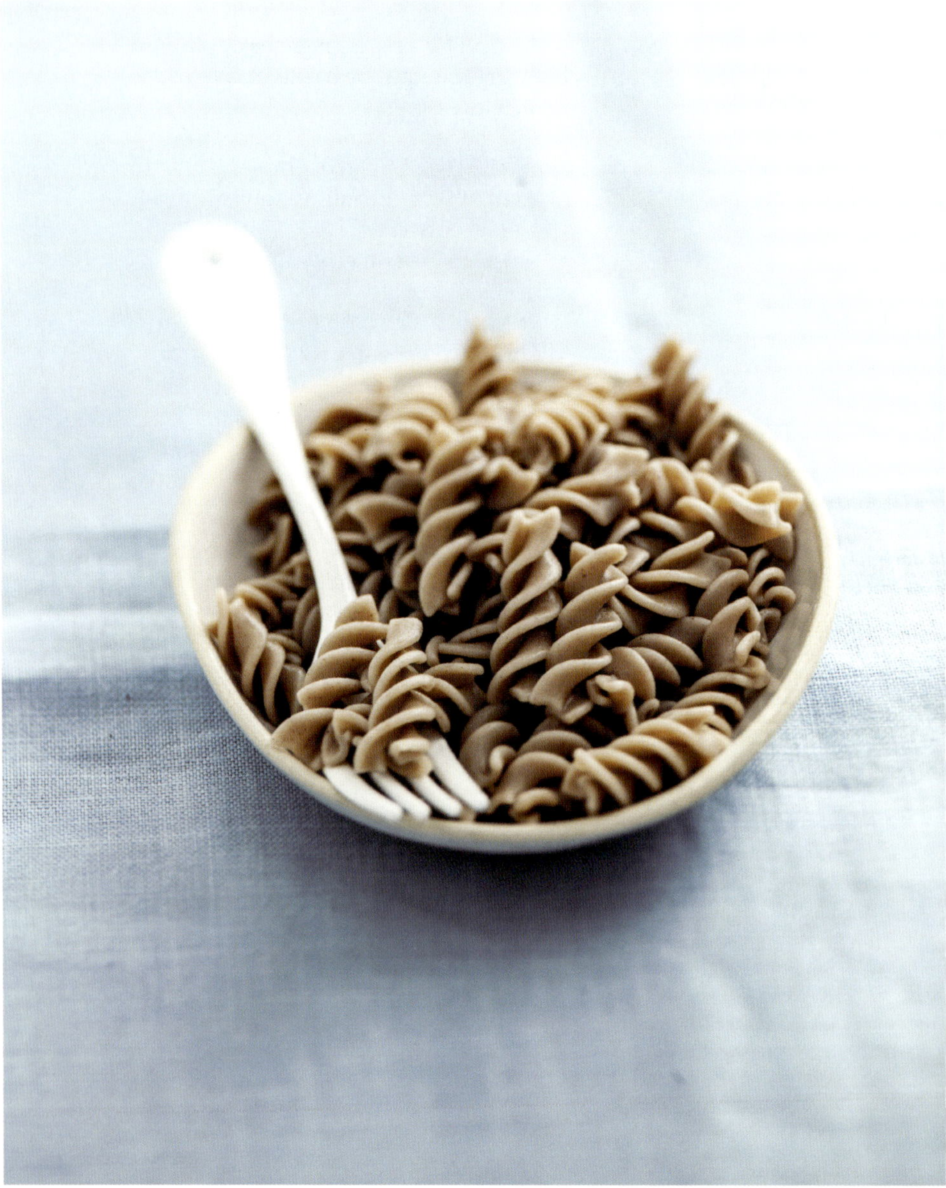

PENNE AU PESTO ROUGE

PLAT

Ingrédients pour 1 personne :

- 50 g poids cru de *penne* intégrales
- 10 g de pignons de pins
- 1 bouquet de basilic frais
- 50 g de roquette
- 1 gousse d'ail
- 1 c. à c. d'huile d'olive
- 2 c. à s. de coulis de tomate nature
- 20 g de parmesan
- Sel et poivre

1. Faire griller à sec les pignons de pin.
2. Laver le bouquet de basilic et la roquette. Bien les essorer.
3. Éplucher et dégermer la gousse d'ail.
4. Mixer le basilic, la roquette, les pignons, l'huile d'olive, le coulis de tomate et l'ail.
5. Saler et poivrer.
6. Cuire les *penne al dente* dans de l'eau bouillante salée.
7. Égoutter et servir aussitôt, nappées du pesto rouge et saupoudrées de parmesan.

PROPRIÉTÉS NUTRITIONNELLES

Les pâtes intégrales sont riches en glucides complexes (70 % d'amidon) et apportent une quantité non négligeable de protéines végétales (13 %). Elles sont plus riches que les autres pâtes en lipides (2,5 %), du fait de l'ajout de germe dans la fabrication mais il s'agit essentiellement d'acides gras polyinsaturés.

Elles sont naturellement plus riches en :

- fibres : plus de 10 %, un plat de pâtes intégrales couvre environ 20 % des besoins nutritionnels conseillés en fibres, soit le double des pâtes blanches ;
- en vitamines : vitamine E et vitamines du groupe B ;
- en minéraux : magnésium (110 mg/ 100 g), potassium (210 mg/ 100 g) et fer (3,9 mg/100 g).

D'un point de vue énergétique, 100 g de pâtes crues apportent environ 355 kcal, alors que 100 g de pâtes cuites en apportent 110.

LE SAVIEZ-VOUS ?

La fabrication des pâtes intégrales se fait à partir de semoule de blé dur 100 % complète, composée de l'ensemble des éléments nutritifs du grain de blé et de son enveloppe, avec parfois l'ajout d'un pourcentage de son et de germe à la semoule. Ces pâtes ont un goût plus prononcé de blé que les pâtes blanches classiques.

10. LA POMME DE TERRE

SOURCE D'ANTIOXYDANTS • CRAMPES

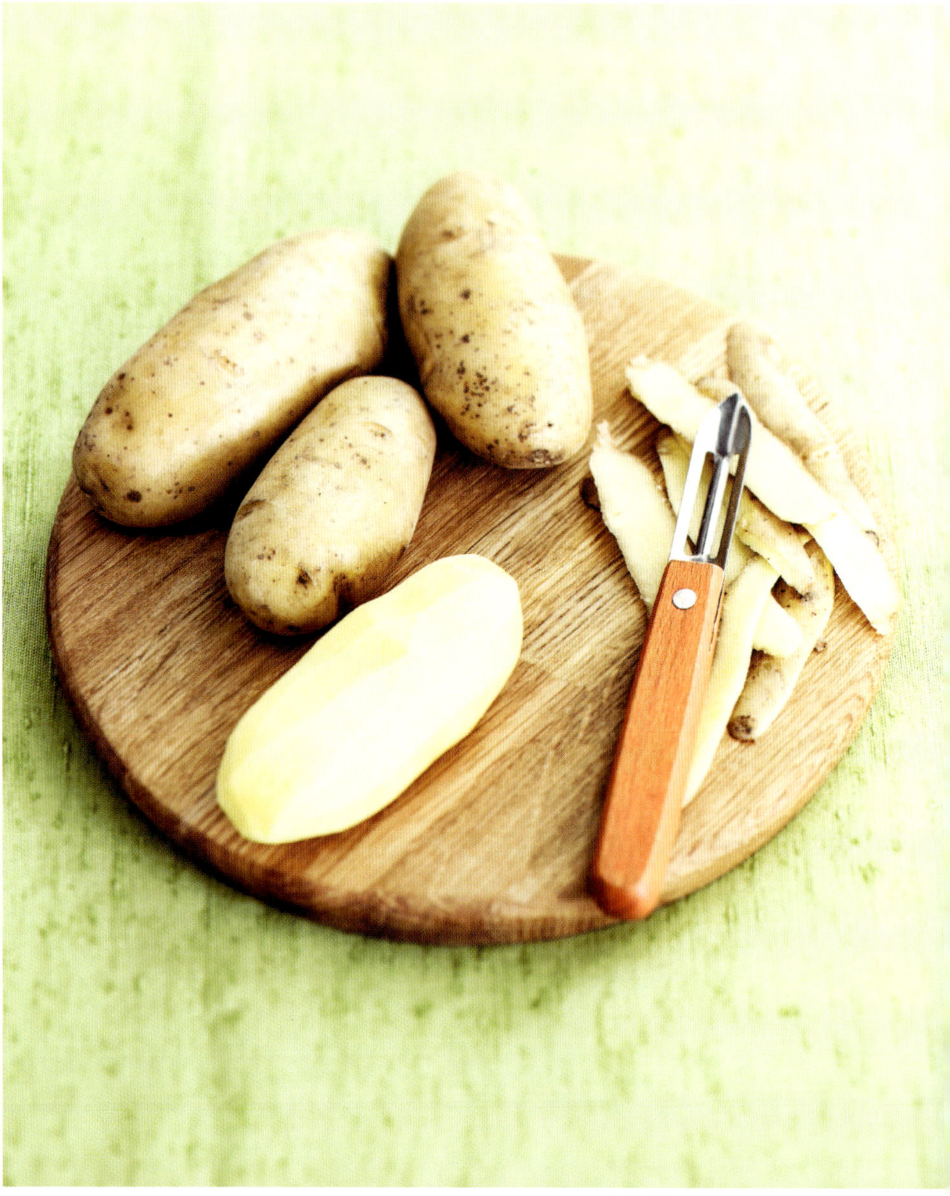

FLAN DE POMMES DE TERRE AU THON

PLAT

Ingrédients pour 1 personne :

- 125 g de pommes de terre
- 60 g de thon au naturel en conserve
- 1/2 oignon
- 1 œuf
- 150 ml de lait demi-écrémé
- 1 c. à s. de crème fraîche
- Quelques brins de ciboulette
- Sel et poivre

1. Préchauffer le four à 180 °C (th. 6).
2. Laver et peler les pommes de terre. Les cuire à la vapeur, puis les couper en tranches épaisses.
3. Faire fondre l'oignon émincé à sec dans une poêle en ajoutant un fond d'eau si besoin.
4. Égoutter le thon et l'émietter. Battre l'œuf en omelette, ajouter le lait et la crème. Laver, ciseler la ciboulette, l'ajouter au mélange précédent, saler et poivrer.
5. Déposer dans un plat une couche de pommes de terre, les saupoudrer de miettes de thon et mouiller légèrement avec la préparation au lait.
6. Disposer le thon et les pommes de terre en couches alternées en terminant par des pommes de terre, arroser du reste de lait.
7. Enfourner pour 35 min et servir bien chaud.

PROPRIÉTÉS NUTRITIONNELLES

La pomme de terre, longtemps classée parmi les légumes, est aujourd'hui assimilée à un féculent.

Les pommes de terre sont réputées à juste titre pour leur apport en vitamine C. Effectivement, il s'agit du seul féculent source de vitamine C. Ainsi, après déperdition à la cuisson, une portion de pommes de terre fournit en moyenne 18 mg de vitamine C par personne (soit plus de 20 % des besoins journaliers). S'il s'agit de pommes de terre nouvelles, cet apport peut dépasser 35 mg (près de la moitié des recommandations).

Les pommes de terre contribuent également à un apport en magnésium, souvent déficitaire dans l'alimentation : une portion de 100 g de pommes de terre cuites à l'eau en fournit 12 mg (un taux intéressant par rapport aux besoins journaliers s'élevant à 350 mg). Elles permettent aussi un complément d'apport en fer non négligeable. Les parois des cellules et la peau de la pomme de terre sont constituées de cellulose et d'hémicellulose. Contenant aussi des pectines et des lignines, la pomme de terre apparaît donc comme une source de fibres appréciable avec 2,5 g/100 g de fibres.

LE SAVIEZ-VOUS ?

La pomme de terre est originaire de l'Amérique du Sud où son utilisation remonte à environ 8 000 ans. Introduite en Europe vers la fin du XVIe siècle, elle s'est rapidement diffusée dans le monde et est aujourd'hui cultivée dans plus de 150 pays.

11. LE QUINOA

INTOLÉRANCE AU GLUTEN • RÉGIME VÉGÉTARIEN • GROSSESSE • ALLAITEMENT

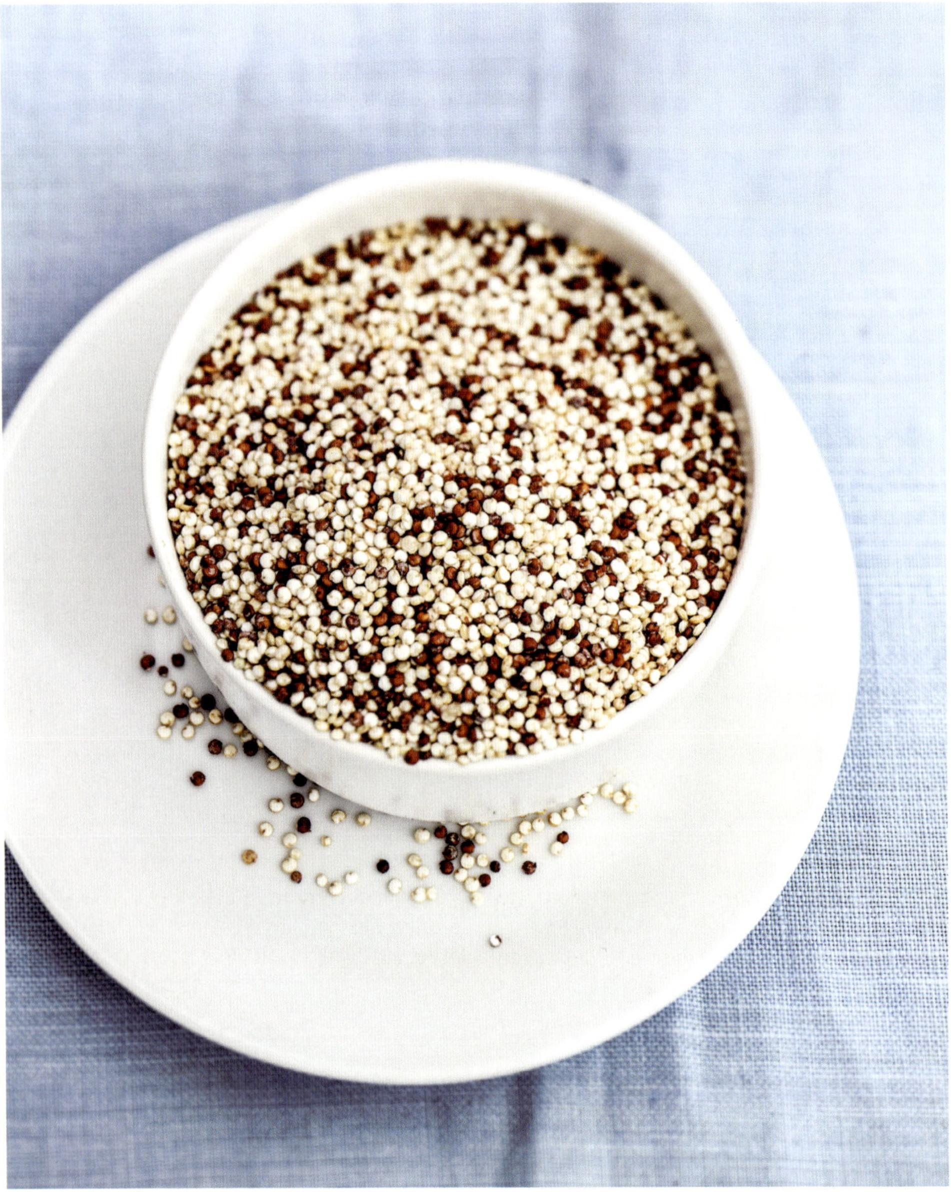

GALETTES DE QUINOA

PLAT

Ingrédients pour 1 personne :

- 25 g de quinoa cru
- Bouillon de légumes dégraissé (1/4 de cube dans 3 fois le volume de quinoa en eau)
- 1/2 d'échalote
- 1 c. à c. de persil haché
- 10 g de farine
- 10 g de chapelure
- 1 c. à c. d'huile d'olive
- 1 pincée de noix de muscade râpée
- Sel et poivre

1. Ciseler l'échalote, la faire revenir à sec dans une casserole à revêtement antiadhésif. Ajouter le quinoa, le faire revenir 2 min, puis ajouter le bouillon de légumes. Baisser légèrement le feu et laisser cuire 15 min.
2. Saupoudrer de persil haché et écraser légèrement la préparation à la fourchette.
3. Ajouter la farine, bien mélanger.
4. Former des petites galettes à l'aide des mains, les passer dans la chapelure, puis les faire revenir à l'huile d'olive dans une poêle à revêtement antiadhésif, jusqu'à ce qu'elles soient dorées sur les deux faces. Ajouter la noix de muscade, saler et poivrer.

PROPRIÉTÉS NUTRITIONNELLES

Le quinoa présente une teneur en glucides proche de celle des céréales, cependant il est plus riche en protéines végétales (15 à 18 %) de haute qualité. En effet, il offre tous les acides aminés essentiels (AAE) qui font en partie défaut aux céréales. Le seul autre produit du monde végétal qui contienne tous les AAE est le soja. Il est donc doté de diverses caractéristiques nutritives à privilégier par les végétariens. Parmi celles-ci, on retrouve aussi le fer, le zinc et la vitamine B2.

Il possède majoritairement des acides gras insaturés (plus de 80 %) et essentiels (plus de 56 %). Il est riche en fibres (plus de 10 % en moyenne) pour un confort digestif et une grande sensation de satiété. Enfin, il ne contient pas de gluten.

LE SAVIEZ-VOUS ?

Le quinoa est une graine complète de la famille des chénopodiacées (comme l'épinard et la betterave notamment) et non pas comme on pourrait le croire des graminées (comme le blé). Il est cultivé depuis des millénaires en Amérique latine (Bolivie) à plus de 3 000 m d'altitude dans la cordillère des Andes.

12. LE RIZ BLANC

RÉGIME SANS RÉSIDUS • INTOLÉRANCE AU GLUTEN

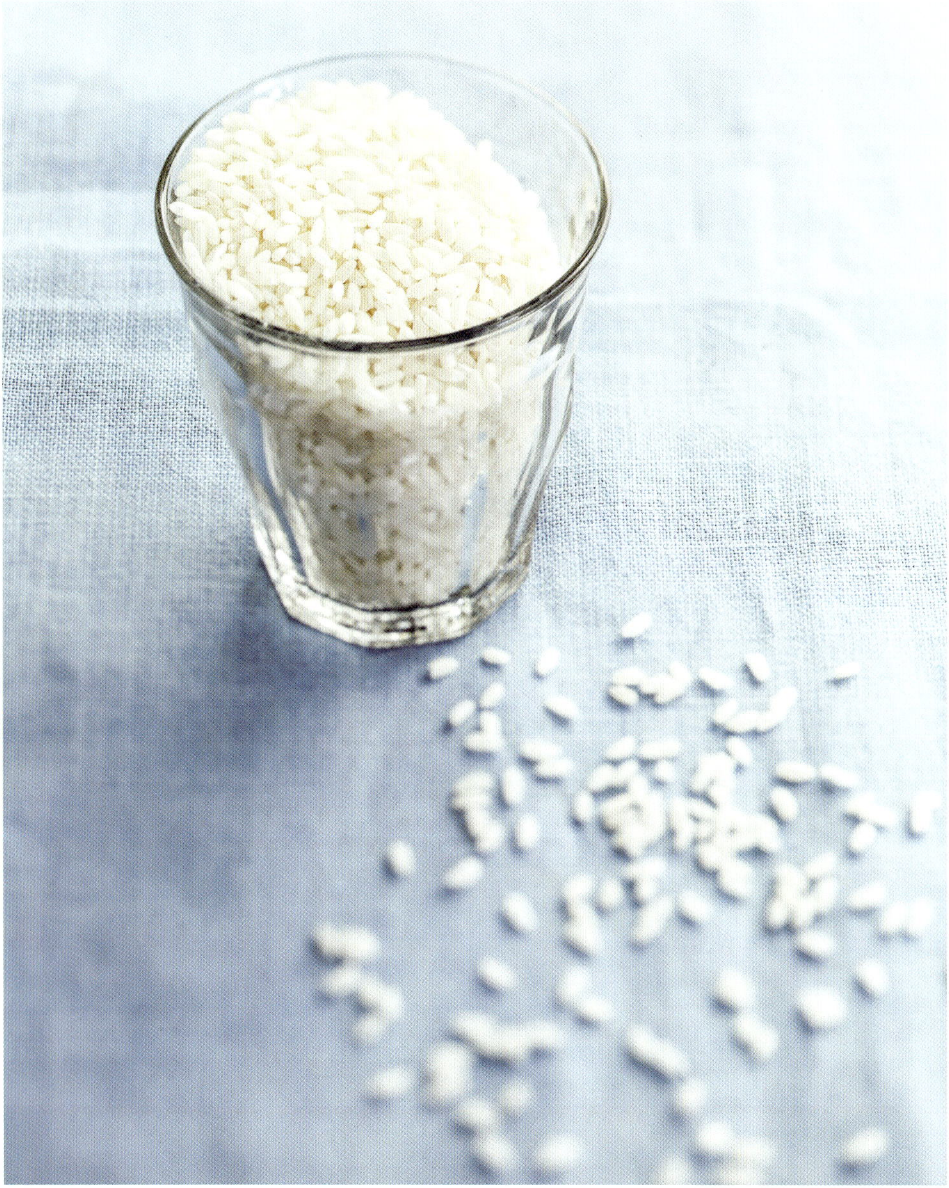

AUBERGINE FARCIE AU RIZ ET TOMATES PROVENÇALES

PLAT

Ingrédients pour 1 personne :

- 1 aubergine
- 50 g de riz (poids cru)
- 100 g de tomates pelées concassées en conserve
- 1/2 citron
- 1 oignon
- 1 c. à s. de basilic
- 1 pincée de thym
- 1 c. à c. d'huile d'olive
- Sel et poivre

1. Préchauffer le four à 180 °C (th. 6).
2. Laver l'aubergine et la couper en deux dans la longueur.
3. Vider la chair et laisser 1/2 cm d'épaisseur.
4. Couper la chair en petits dés et la citronner pour qu'elle ne noircisse pas.
5. Peler l'oignon et l'émincer finement.
6. Dans une poêle, faire revenir la chair de l'aubergine dans l'huile avec l'oignon émincé.
7. Laisser mijoter pendant 5 min. Saler et poivrer.
8. Ajouter les tomates, le riz cru et un peu de basilic. Laisser mijoter à feu doux pendant 20 min.
9. Avec la farce ainsi obtenue, farcir les 1/2 aubergines et les saupoudrer de thym. Enfourner pour 45 min.

PROPRIÉTÉS NUTRITIONNELLES

Le riz blanc apporte une grande quantité de glucides, essentiellement sous forme d'amidon (78 g/100 g). Les grains d'amidon sont de très petite taille et seront donc très facilement digérés.

Pour ce qui est des protéines, il s'agit de l'une des céréales qui en contient le moins (6,5 %). Cependant le riz ne contient pas de gluten, il est donc tout indiqué en cas de maladie cœliaque. De plus, il est moins déficitaire en lysine.

D'autre part, le riz blanc subit un blanchiment qui supprime la couche externe du grain de riz, éliminant 80 % des fibres, il est donc préconisé pour certaines infections intestinales. Ce traitement supprime l'acide phytique et améliore l'absorption de ses minéraux : potassium (98 mg/100 g), magnésium (35 mg/100 g) et phosphore (100 mg/100 g).

LE SAVIEZ-VOUS ?

En France, la consommation de riz est de 4,5 kg par an et par habitant. Il en existe une très grande variété, entre 7 000 et 10 000. On peut les regrouper en trois catégories selon leurs formes : le riz long grain, le riz à grain moyen et le riz à grain court ou riz rond.

13. LE PETIT-BEURRE

ALIMENTATION DU SPORTIF • PÉRIODE DE CROISSANCE

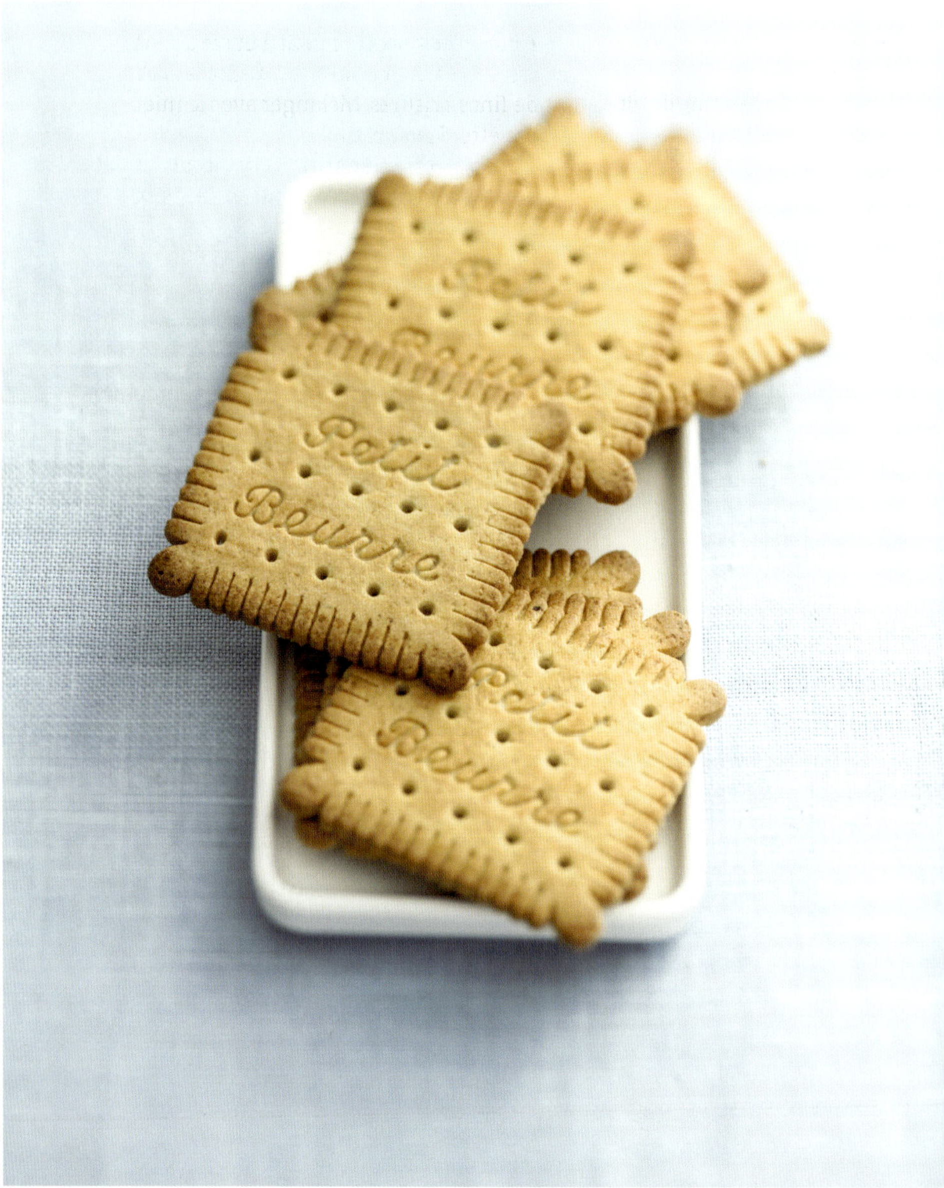

YAOURT BISCUITÉ AU MIEL ET AUX NOIX

DESSERT

Ingrédients pour 1 personne :

- 1 petit-beurre
- 1 yaourt nature à base de lait demi-écrémé
- 15 g de cerneaux de noix
- 1 c. à s. de miel
- 1 feuille de menthe fraîche

1. Écraser les noix et le petit-beurre à l'aide d'un mortier et d'un pilon de façon à obtenir de fines brisures. Mélanger avec le miel.
2. Fouetter le yaourt.
3. Dans un verre transparent, disposer successivement la préparation des noix au miel et le yaourt fouetté. Décorer avec la menthe.

PROPRIÉTÉS NUTRITIONNELLES

Avec simplement un ajout de sel, de poudre à lever et d'arôme, le petit-beurre est un des biscuits ayant le moins d'additifs sur le marché.

100 g de biscuits contiennent 8,2 % de protéines et près de 10,9 % de lipides, avec un apport calorique assez important de 435 kcal/100 g. Cependant, pour 3 biscuits, celui-ci reste plutôt raisonnable : 103 kcal. Au petit déjeuner, lors d'une collation ou au goûter, ces biscuits peuvent tout à fait s'intégrer dans une alimentation équilibrée.

De plus, les lipides essentiellement apportés par le beurre sont vecteurs de vitamines liposolubles : vitamine A (50 µg/100 g) et vitamine E (0,4 mg/100 g). Ce biscuit étant fabriqué principalement à partir de farine de blé de qualité, il apporte des glucides (75 % dont 55 % d'amidon), des fibres et aussi des minéraux : du magnésium (18 mg/100 g), du phosphore (97 mg/100 g) et du potassium : 142 mg/100 g).

LE SAVIEZ-VOUS ?

Le petit-beurre est un biscuit sablé qui a été inventé en 1886 par Louis Lefèvre-Utile dans la ville de Nantes en s'inspirant des productions anglaises de l'époque.

14. LES FLOCONS D'AVOINE

RÉGIME HYPOCHOLESTÉROLÉMIANT • DIABÈTE • RÉGIME AMINCISSANT (SATIÉTÉ)

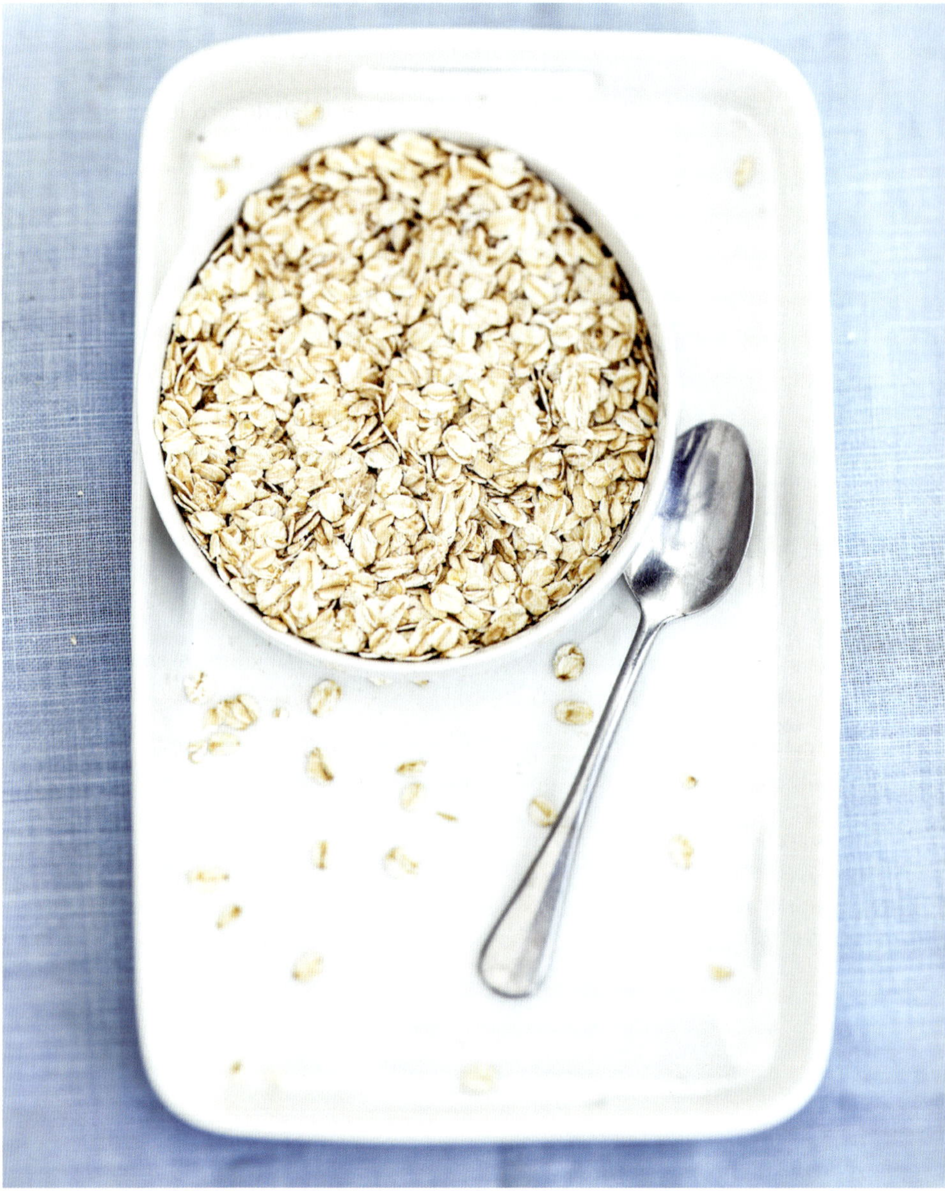

MILK-SHAKE ANANAS-COCO ET SES FLOCONS

DESSERT

Ingrédients pour 1 personne :

- 150 g d'ananas frais
- 1 yaourt nature à base de lait demi-écrémé
- 40 g de lait de coco
- 30 g de flocons d'avoine
- 1 pincée de cannelle
- 3 glaçons

1. Éplucher l'ananas en veillant à bien éliminer tous les yeux. Le couper en gros dés.
2. Mixer l'ananas avec le lait de coco, le yaourt et 3 glaçons.
3. Saupoudrer de flocons d'avoine et de cannelle.
4. Laisser gonfler quelques minutes et déguster aussitôt.

PROPRIÉTÉS NUTRITIONNELLES

Les flocons d'avoine sont riches en glucides essentiellement complexes (62 %), ce qui leur donne un index glycémique plus bas que les autres céréales du petit déjeuner raffinées. Ils sont très énergétiques (364 kcal/100 g), mais à assimilation lente pour une sensation de satiété durable. D'autre part, ils apportent plus de lipides (8 %) que les autres céréales, ceux-ci sont cependant de meilleure qualité : essentiellement des acides gras mono- et polyinsaturés. Ils contiennent enfin une quantité non négligeable de protéines (11 %), même si celles-ci sont incomplètes (pauvre en lysine). La propriété importante des flocons d'avoine est leur richesse en fibres (7 g/100 g), solubles et insolubles, ce qui leur confère des effets bénéfiques sur le système digestif. De plus, les bêta-glucanes qu'ils contiennent ralentissent l'absorption de glucose et de graisses, favorisant la diminution du taux de cholestérol sanguin et l'augmentation du « bon » cholestérol et, par le même fait, une réduction des besoins en insuline. Enfin, les flocons d'avoine apportent des vitamines du groupe B et des minéraux essentiels (fer, phosphore, magnésium).

LE SAVIEZ-VOUS ?

Les flocons sont fabriqués en cuisant à la vapeur les grains d'avoine, qui sont ensuite aplatis entre les deux cylindres d'une floconneuse. Les flocons formés sont ensuite séchés, refroidis et emballés.

15. LA NOIX

RÉGIME HYPOCHOLESTÉROLÉMIANT • RÉGIME VÉGÉTARIEN/VÉGÉTALIEN • ALIMENTATION DU SPORTIF

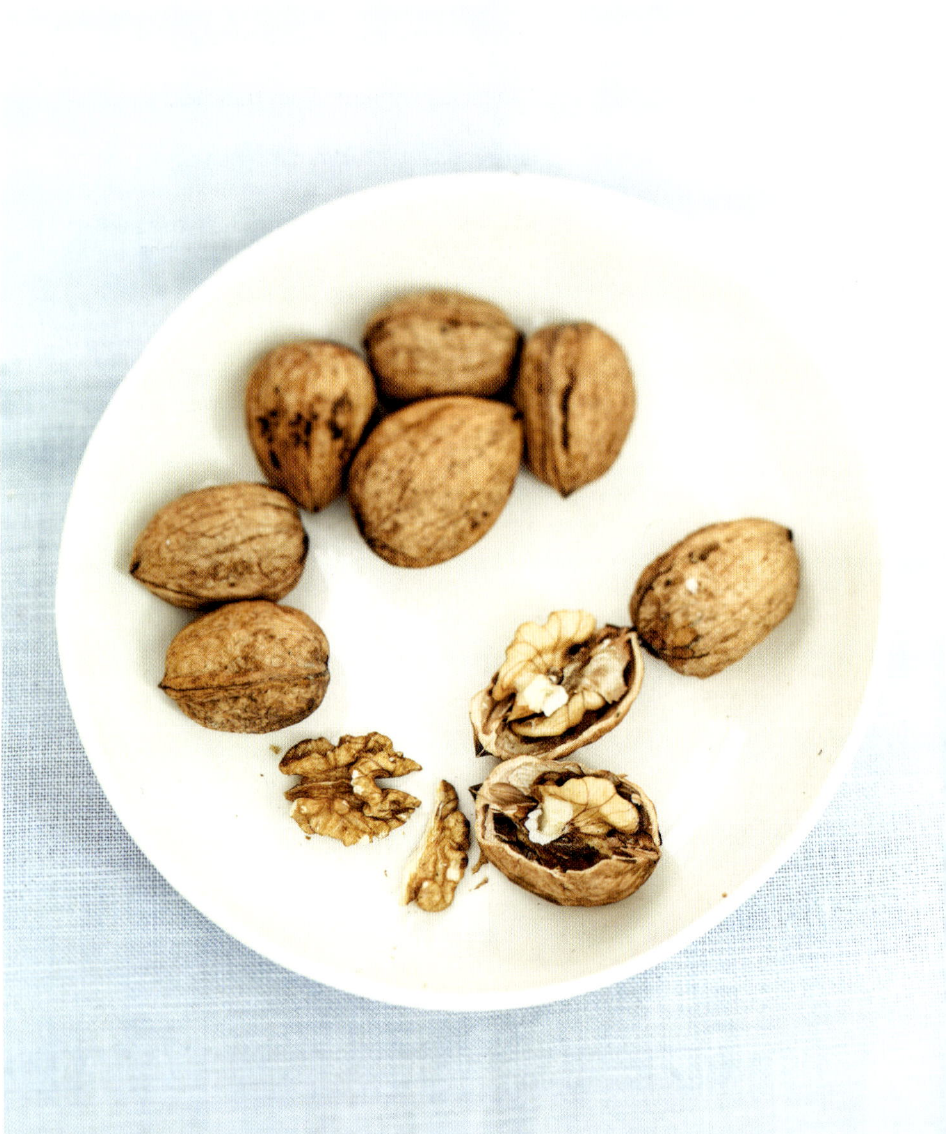

TOASTS POMME-CHÈVRE AUX NOIX

ENTRÉE

Ingrédients pour 1 personne :

- 1 pomme granny-smith
- 30 g de cabécou
- 15 g de noix
- Poivre

1. Enlever le trognon de la pomme à l'aide d'un vide-pomme.
2. Couper la pomme en fines tranches, en faire de même avec le cabécou, en le coupant à l'horizontale.
3. Poêler autant de tranches de pommes qu'il y a de tranches de cabécou, sans matières grasses.
4. Émincer finement le reste des tranches de pommes.
5. Concasser les noix.
6. Déposer une tranche de cabécou par tranche de pomme, poivrer puis les déposer ensuite sous le gril du four pour faire fondre le fromage légèrement.
7. Servir ces « toasts » avec le reste de pomme émincée, la noix concassée et une salade verte au jus de citron.

PROPRIÉTÉS NUTRITIONNELLES

Même si on les appelle souvent « fruits secs », les noix sont en réalité des fruits oléagineux majoritairement riches en lipides à hauteur de 65 % de leur composition et de plus de 46 % d'acides gras polyinsaturés dont les fameux Oméga-3. La noix contient une proportion idéale entre les acides gras Oméga-3 et Oméga-6, assurant un excellent état cardiovasculaire.

En effet, pour satisfaire les apports nutritionnels recommandés en acides gras Oméga-3, il suffit de 5 noix par jour environ. Elles sont aussi riches en protéines (15 %), en glucides (13 %) et sont fortement énergétiques (655 kcal/100 g). Elles sont concentrées en minéraux et 100 g couvrent 46 % des besoins en phosphore, 35 % en magnésium, 15 % en calcium. Enfin, elles apportent des oligo-éléments comme le zinc et le cuivre.

LE SAVIEZ-VOUS ?

La noix est un fruit à coque provenant du noyer originaire d'Asie. En France, on retrouve deux noix d'Appellation d'Origine Contrôlée (AOC) : la noix de Grenoble et la noix du Périgord.

16. L'HUILE D'OLIVE

RÉGIME HYPOCHOLESTÉROLÉMIANT • SOURCE D'ANTIOXYDANTS

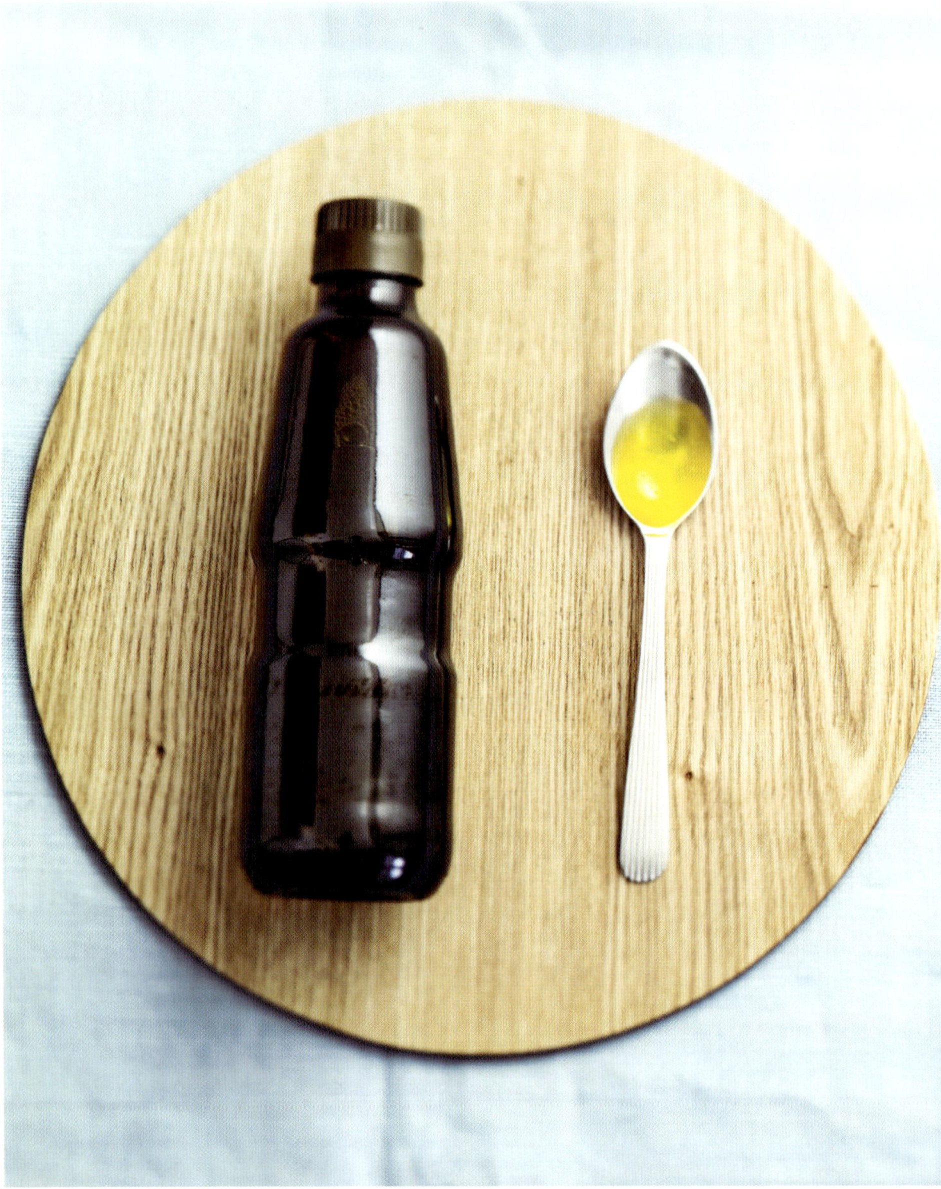

CARPACCIO DE BŒUF

ENTRÉE

Ingrédients pour 1 personne :

- 125 g de filet de bœuf nature tranché en carpaccio
- 6 feuilles de basilic frais
- 1 c. à c. d'huile d'olive
- Fleur de sel et poivre en grains

1. Répartir les tranches de viande en rosace sur une assiette, parsemer de basilic. Arroser avec l'huile d'olive, ajouter une pincée de fleur de sel et poivrer.
2. Placer 30 min au frais.
3. Retirer les feuilles de basilic et déguster sans attendre !

PROPRIÉTÉS NUTRITIONNELLES

L'huile d'olive est très intéressante nutritionnellement, de par sa richesse en acides gras mono-insaturés et notamment en acide oléique, l'un des composants fondamentaux de cette huile. Il a la propriété de diminuer le taux de cholestérol sanguin et d'augmenter le taux de « bon » cholestérol (HDL). L'huile d'olive présente également des antioxydants naturels : les polyphénols permettant de lutter contre la formation de radicaux libres et le vieillissement cellulaire. Enfin, elle peut renfermer jusqu'à 30 mg/100 ml de vitamine E et il est admis qu'une cuillerée à soupe (15 ml) permettrait de couvrir la moitié des apports nutritionnels conseillés en cette vitamine.

À noter que celle-ci est un puissant antioxydant. Attention cependant, l'huile d'olive, comme les autres huiles, est fortement énergétique et apportera 9 kcal/g.

LE SAVIEZ-VOUS ?

L'huile d'olive est extraite des olives préalablement broyées soit par pression, soit par centrifugation. Elle peut être utilisée à la fois crue et cuite. À noter cependant qu'elle ne doit pas être portée à trop haute température (température critique : 210 °C), au-delà de laquelle elle se détériore.

17. LA CRÈME

SOURCE D'ANTIOXYDANTS

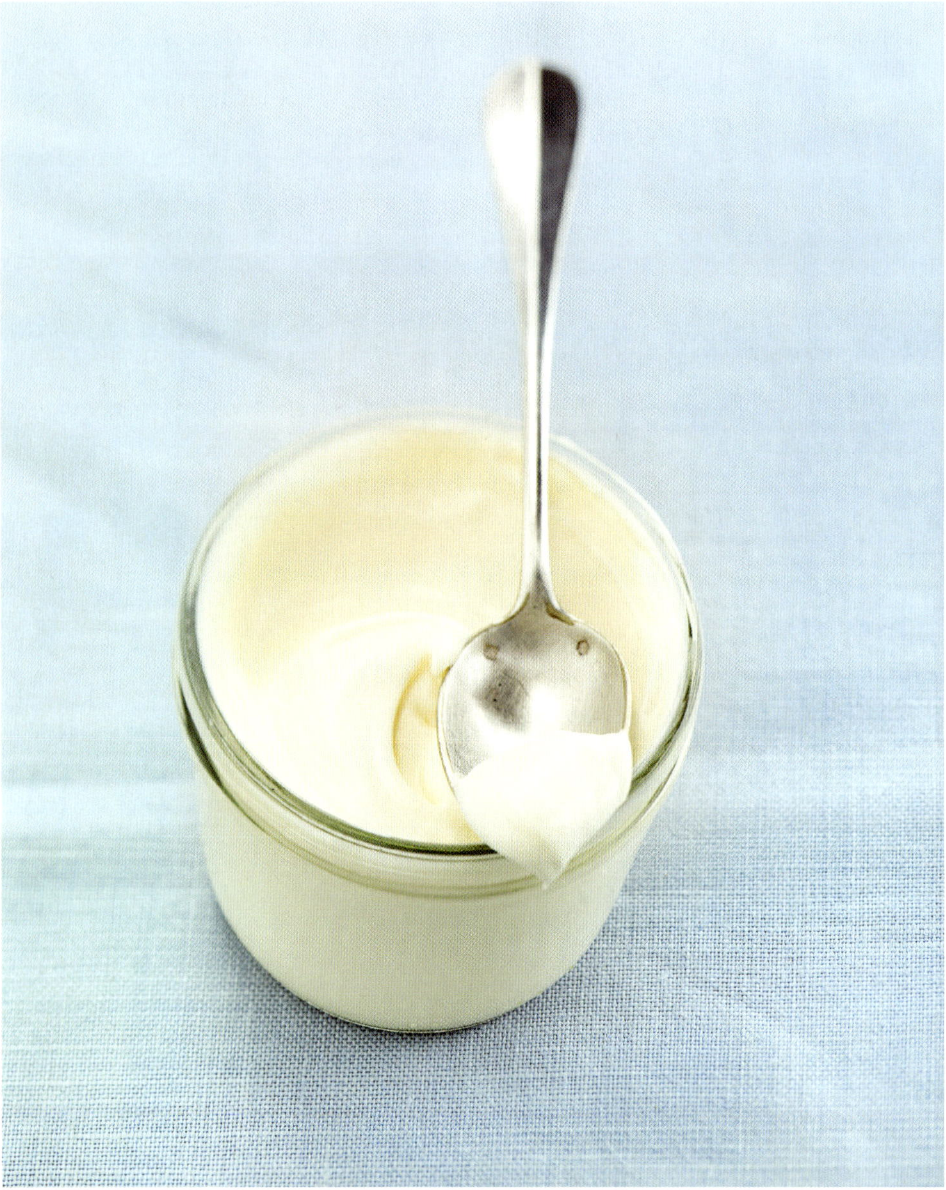

CRÈME CITRONNÉE À LA CIBOULETTE

ENTRÉE

Ingrédients pour 1 personne :

- 1 c. à s. de crème 30 % de MG
- 1/2 citron
- 5 brins de ciboulette fraîche
- Mélange de poivre et baies roses
- Sel

1. Laver et ciseler finement la ciboulette.
2. Presser le 1/2 citron.
3. Mélanger la crème avec le jus de citron et la ciboulette ciselée.
4. Saler, ajouter le poivre et les baies roses.

PROPRIÉTÉS NUTRITIONNELLES

La crème contient moins de matières grasses que les huiles et le beurre, elle sera donc moins énergétique. Ce taux varie d'une crème à une autre. Ainsi, on trouve de la crème fraîche « double » (45 % de MG), de la crème fraîche classique apportant 30 % de MG, de la crème légère (12 à 30 %), ou encore allégée (contenant différents additifs). Ses lipides sont constitués principalement d'acides gras saturés, cependant ils sont en majorité à chaîne courte et seront particulièrement digestes. Ceux-ci sont vecteurs de vitamines liposolubles essentielles, telles que la vitamine A (180 à 250 µg/100 g) et la vitamine E (0,8 mg/100 g). Parmi les autres constituants, on retrouve des protéines lactiques de très bonne qualité (2,3 g/100 g). Enfin, elle a un apport non négligeable en calcium (75 à 94 mg/100 g).

LE SAVIEZ-VOUS ?

La crème provient exclusivement du lait. À partir de 100 l de lait entier et après écrémage, on obtient 10 l de crème et 90 l de lait écrémé à 0,1 % de MG.
Même si la crème est un dérivé du lait, on ne parlera pas de produit laitier, elle est utilisée comme corps gras.

18. L'HUILE DE PÉPINS DE RAISIN

SOURCE D'ANTIOXYDANTS • MALADIES CARDIOVASCULAIRES (ET PRÉVENTION)

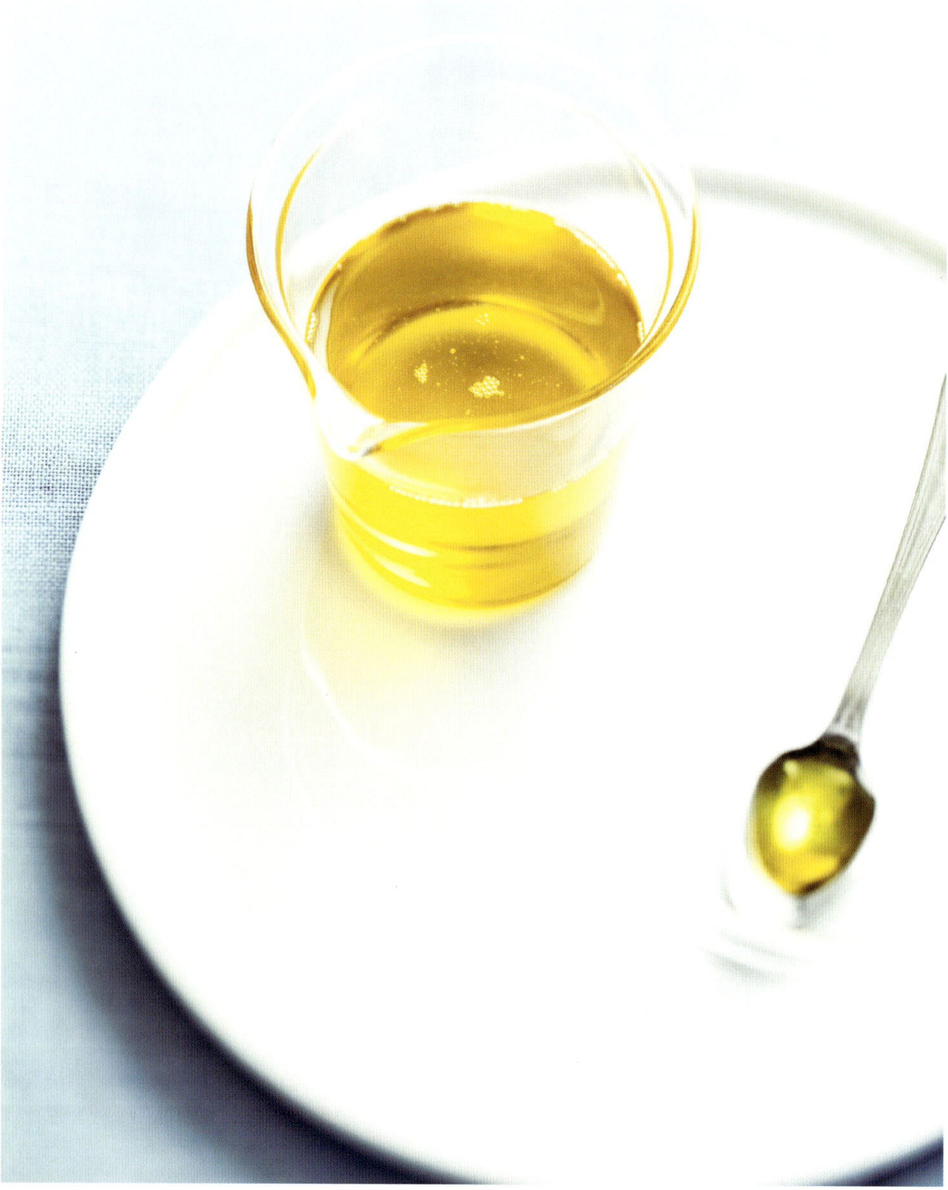

TARTARE DE SAUMON MARINÉ À L'HUILE DE PÉPINS DE RAISIN

PLAT

Ingrédients pour 1 personne :

- 125 g de pavé de saumon extra-frais
- 2 c. à c. d'huile de pépins de raisin
- 1 c. à c. de baies roses
- 1 pincée de gingembre en poudre
- 1/4 de citron vert
- Sel et poivre

1. Avec un couteau bien aiguisé, couper le saumon en petits dés.
2. Dans un grand bol, disposer le saumon en dés, l'arroser d'huile de pépins de raisin.
3. Ajouter les baies roses, le gingembre en poudre, le citron vert pressé, saler et poivrer.
4. Laisser mariner au moins 30 min au réfrigérateur.
5. Avant de servir bien frais en verrine, rectifier l'assaisonnement.

PROPRIÉTÉS NUTRITIONNELLES

Constituée de 100 % de lipides, elle est riche en acides gras polyinsaturés (près de 70 %) et apporte 19 % de mono-insaturés et 11 % d'acides gras saturés. Elle est concentrée en Oméga-6 dont l'acide linoléique qui n'est pas synthétisé par l'organisme et est dit « essentiel ». Ce sont les constituants du système nerveux, ainsi que des membranes cellulaires, ils protègent le système cardiovasculaire en aidant à réduire le taux de LDL (« mauvais » cholestérol).

Cette huile possède en outre des composés phénoliques (oligomères procyanidiques et procyanidine) qui ont des propriétés antioxydantes, tout comme la vitamine E (25 mg/100 g). Elle aide donc à lutter contre les radicaux libres et le vieillissement cellulaire.

LE SAVIEZ-VOUS ?

D'une couleur verdâtre, à la saveur discrète, l'huile de pépins de raisin peut être utilisée dans toutes les préparations : sauces crudités, marinades, mayonnaises, mais aussi en cuisson et même pour les fritures à condition de ne pas la surchauffer (180 °C maximum). Elle est tout de même sensible à l'oxydation et il sera préférable de la conserver dans un endroit frais (< 20 °C), à l'abri de l'air et de la lumière.

19. L'HUILE DE TOURNESOL

SOURCE D'ANTIOXYDANTS • MALADIES CARDIOVASCULAIRES (ET PRÉVENTION)

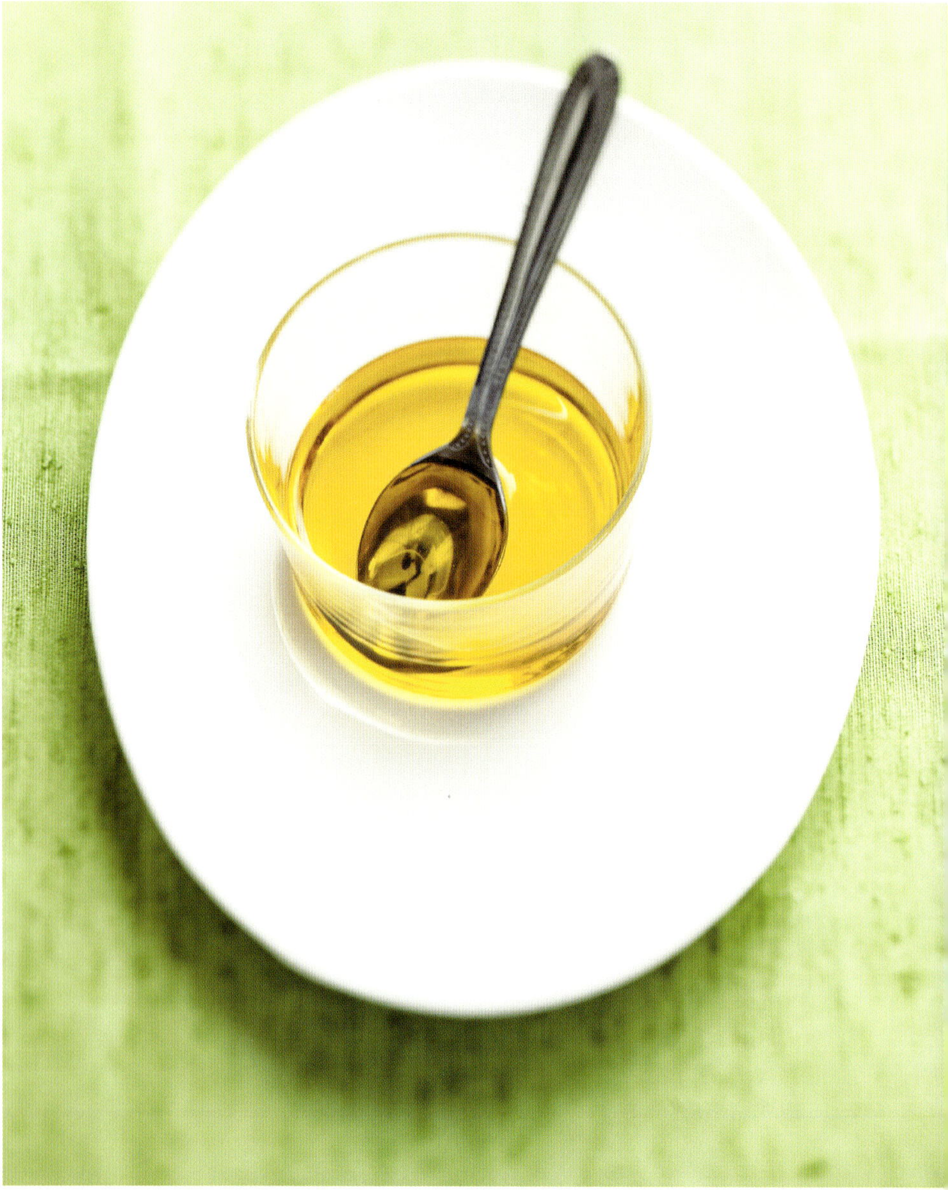

TIMBALE DE FLÉTAN SAUCE YAOURT AU CUMIN

PLAT

Ingrédients pour 1 personne :

- 180 g de filet de flétan
- 1/2 oignon
- 1 yaourt nature classique à base de lait demi-écrémé
- 1 c. à c. d'huile de tournesol
- 1 c. à c. de cumin
- Sel et poivre

1. Préchauffer le four à 180 °C (th. 6).
2. Peler l'oignon, le couper en rondelles et le disposer dans un plat à gratin.
3. Couper la chair de poisson en cubes de taille moyenne et les mettre sur l'oignon.
4. Dans un bol, mélanger le yaourt avec l'huile, le cumin, le sel et le poivre.
5. Napper le poisson avec ce mélange et enfourner à 180 °C (th. 6) pendant 30 min.

PROPRIÉTÉS NUTRITIONNELLES

L'huile de tournesol est composée à hauteur de 20 % d'acides gras mono-insaturés (majoritairement de l'acide oléique). De plus, une huile de tournesol spécifique dite « oléique » en contient près de 55 %. Ceux-ci permettent une diminution du risque cardiovasculaire : baisse du taux sanguin de cholestérol total et de LDL (« mauvais » cholestérol), à noter aussi qu'ils pourraient augmenter le taux de HDL (« bon » cholestérol). Les huiles de tournesol sont aussi riches en acides gras polyinsaturés et plus particulièrement en acide linoléique, précurseur de la famille des Oméga-6.

Enfin, elle a une teneur importante en vitamine E (entre 73 et 90 mg /100 g), puissant antioxydant cellulaire.

LE SAVIEZ-VOUS ?

L'huile de tournesol possède une saveur neutre et, de ce fait, servira pour toutes les préparation (assaisonnement et cuisson) sans dénaturer le goût des aliments. Elle convient aussi aux fritures jusqu'à 180 °C, c'est une huile très stable.

20. LA MARGARINE ENRICHIE EN STÉROLS VÉGÉTAUX

RÉGIME HYPOCHOLESTÉROLÉMIANT

La prise de margarine enrichie en stérols végétaux est exclusivement réservée à ceux qui ont trop de cholestérol et déconseillée à ceux ayant un besoin spécifique en cholestérol comme les enfants, adolescents ou encore les femmes pendant la grossesse et l'allaitement.

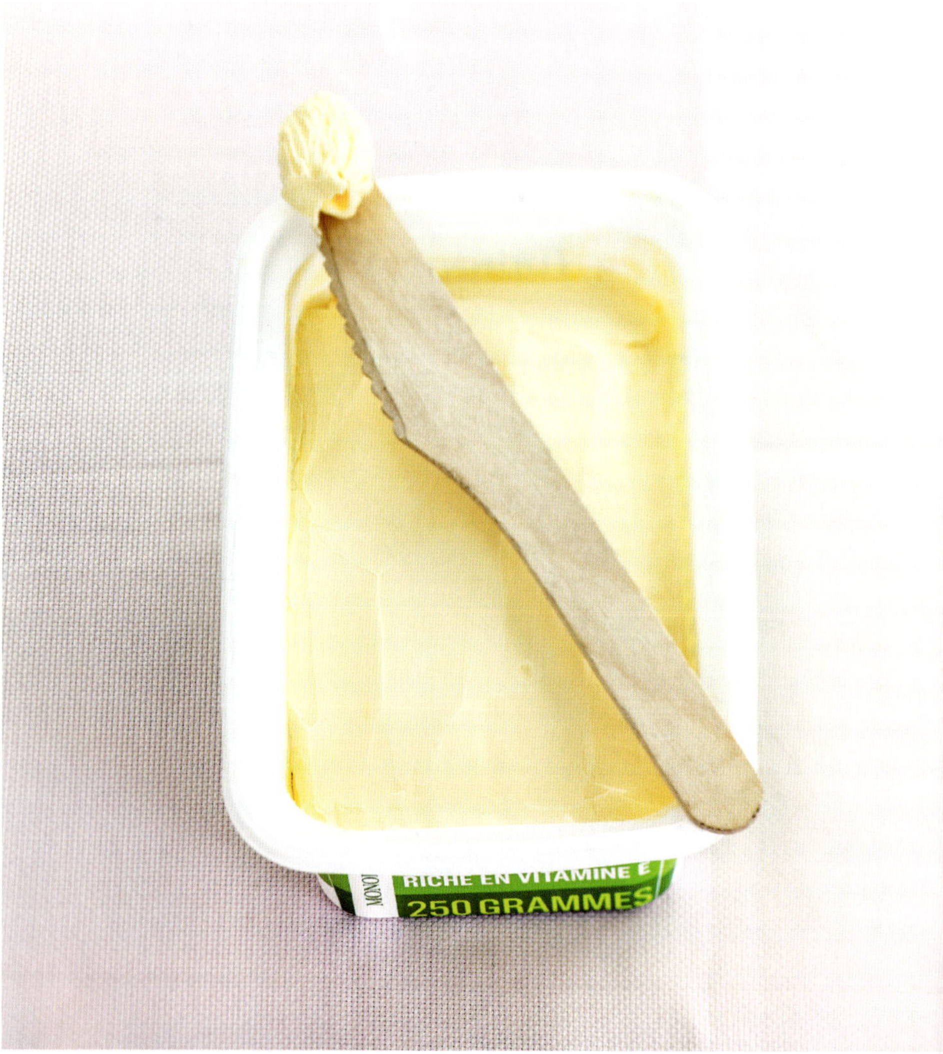

CRUMBLE PROVENÇAL

PLAT

Ingrédients pour 1 personne :

- 1 courgette
- 5 tomates cerise
- 1 échalote
- 1 pincée de menthe
- 1 pincée de romarin
- 1 pincée de thym
- 1 pincée de marjolaine
- Sel et poivre

Pour le crumble :

- 5 g de margarine enrichie en stérols végétaux spéciale cuisson
- 3 biscottes
- Quelques feuilles de basilic frais

1. Laver les légumes. Éplucher les courgettes et l'échalote. Les couper en dés.
2. Couper les tomates cerise en deux. Placer le tout dans un plat allant au four.
3. Ajouter l'assaisonnement, bien mélanger et enfourner pour 50 min.
4. Dans un petit mixeur, mettre la margarine froide, les biscottes concassées et les feuilles de basilic. Mixer et réserver au réfrigérateur.
5. Après 50 min de cuisson des légumes, répartir le crumble dessus et enfourner encore 10 min.
6. Servir bien chaud !

PROPRIÉTÉS NUTRITIONNELLES

Tout d'abord, il a été prouvé que la consommation de margarine enrichie en stérols végétaux, permet de diminuer activement le cholestérol d'environ 7 à 10 %, dans le cadre d'une bonne hygiène de vie ; les stérols végétaux entrant en compétition avec le cholestérol au cours de la digestion, ils limitent son absorption. L'intérêt de la margarine ne s'arrête pas là : elle contient moins de lipides que le beurre (35 % en moyenne) et près de 70 % de moins d'acides gras saturés ; elle apporte plus d'acides gras polyinsaturés et notamment des Oméga-6 et 3, essentiels. Enfin, elle a des teneurs intéressantes en vitamines liposolubles A (900 µg/ 100 g) et E (66 mg/100 g), antioxydantes.

LE SAVIEZ-VOUS ?

La margarine est une émulsion constituée d'une phase grasse et d'une phase aqueuse à base d'eau ou de lait. Le type d'huile ou de graisse utilisé dans sa composition est très variable et les caractéristiques nutritionnelles du produit final en dépendent. Aussi, on retrouve sur le marché de la margarine pour fritures, pour pâtisseries, 100 % végétale, ou enfin diététique et notamment enrichie en stérols végétaux. On distingue deux types de margarine enrichie en stérols végétaux : spéciale tartine ou tartine et cuisson.

21. LA CRÈME DE SOJA

INTOLÉRANCE AU LACTOSE • RÉGIME VÉGÉTARIEN/VÉGÉTALIEN

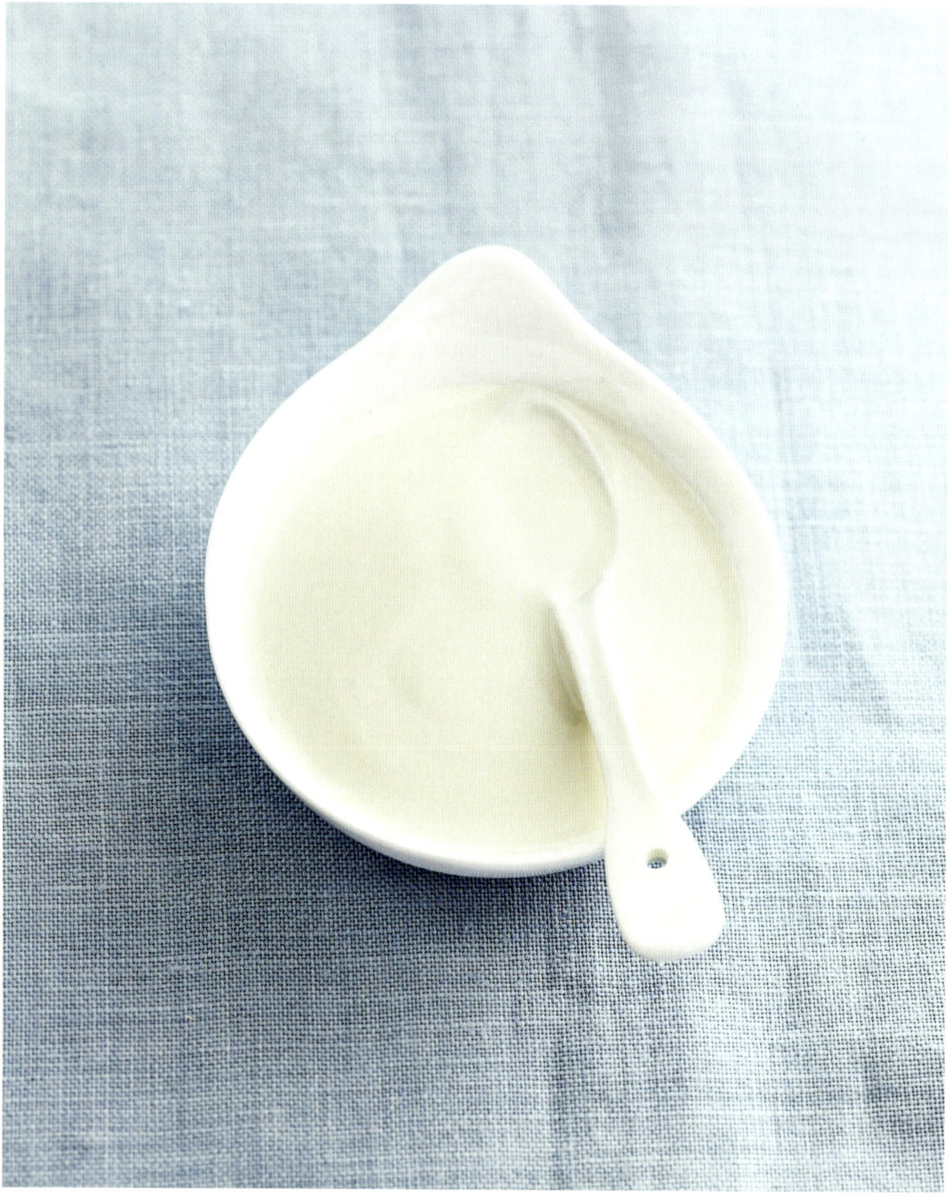

FLAN D'ÉPINARDS AU SAUMON

PLAT

Ingrédients pour 1 personne :

- 200 g d'épinards hachés
- 60 g de saumon frais
- 1 œuf
- 2 c. à s. de crème de soja
- 1 pincée de piment d'Espelette
- 1 pincée de sarriette
- Sel

1. Séparer le blanc du jaune d'œuf. Battre énergiquement le blanc d'œuf avec un peu de sel.
2. Incorporer la crème de soja avec les épinards, puis le jaune d'œuf et assaisonner avec le piment d'Espelette et la sarriette.
3. Chemiser deux ramequins de papier cuisson.
4. Disposer une couche d'épinards, le saumon émietté, puis encore une couche d'épinards dans les ramequins.
5. Disposer les ramequins au bain-marie dans un plat creux.
6. Enfourner à 190 °C (th. 6-7) pour 25 à 30 min.

PROPRIÉTÉS NUTRITIONNELLES

La crème de soja est relativement peu énergétique pour une matière grasse : 187 kcal/100 g. Son apport en lipides est de 18 % environ, on peut alors la comparer à la crème légère au lait de vache à 15 % de MG. Ainsi, elle contient moins d'acides gras saturés, seulement 2,2 g, plus de 15,5 g d'acides gras insaturés de bonne qualité et pas de cholestérol. Elle est donc intéressante en cas de dyslipidémie. Elle apporte 3 % de protéines composées de tous les acides aminés essentiels et 4 % de glucides cependant dépourvus de lactose. Enfin, elle a des teneurs en vitamines et minéraux non négligeables et notamment en vitamines du groupe B, phosphore et magnésium.

LE SAVIEZ-VOUS ?

On distingue deux crèmes de soja : une première liquide, qui est une préparation non fermentée à base de fèves de soja 100 % végétale et une seconde épaisse, lacto-fermentée 100 % végétale. Selon les fabricants, on retrouve aussi dans les ingrédients des huiles végétales, lécithine et épaississants. Ces crèmes, en bricks ou pots, s'utilisent en remplacement de la crème classique pour des sauces, des soupes, des gratins et des desserts.

22. L'AMANDE

RÉGIME VÉGÉTARIEN/VÉGÉTALIEN • SOURCE D'ANTIOXYDANTS
ALIMENTATION DU SPORTIF • RÉGIME HYPOCHOLESTÉROLÉMIANT • PÉRIODE DE CROISSANCE

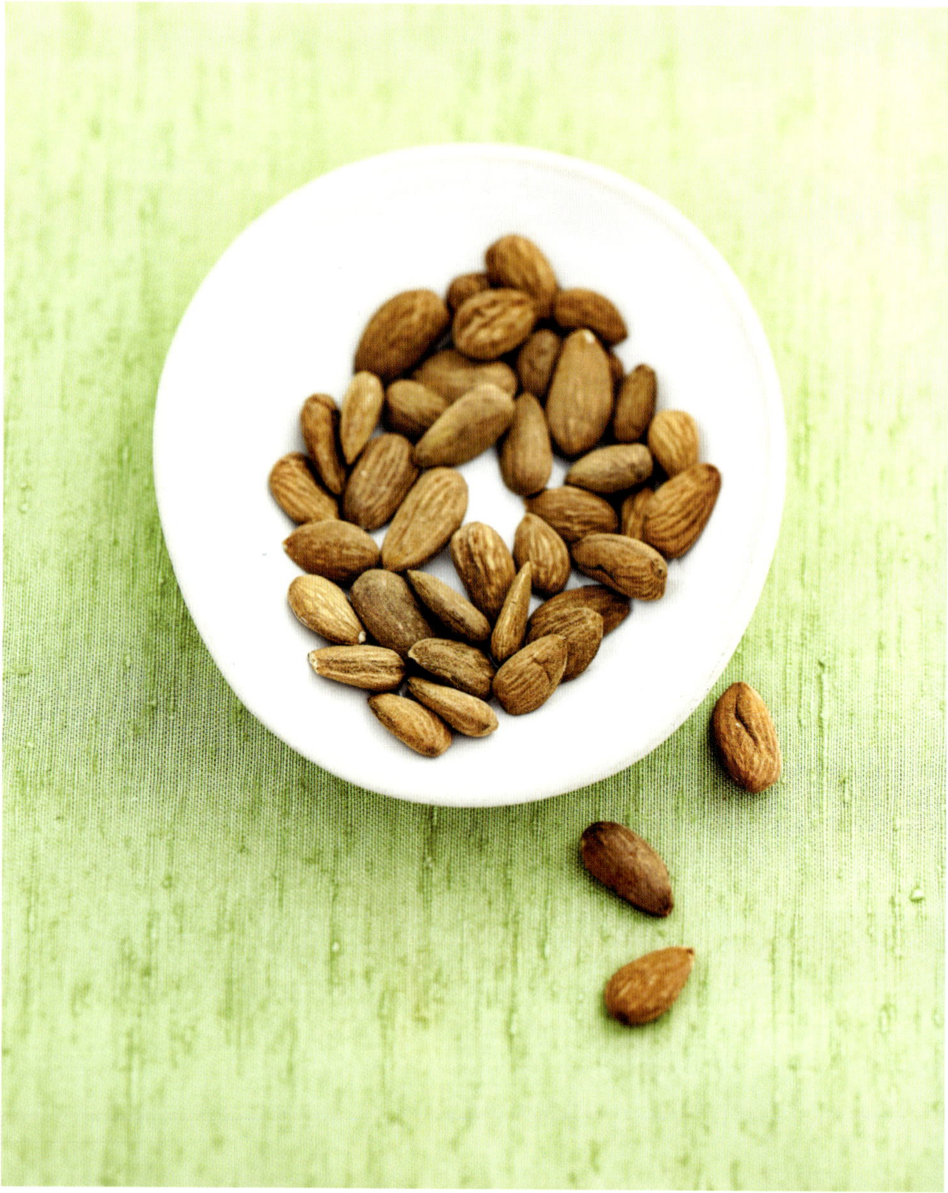

NEMS AUX FRUITS

DESSERT

Ingrédients pour 1 personne :

- 1/2 pomme
- 1/2 poire
- 50 g de framboises
- 1/2 c. à c. de miel
- 1 c. à s. d'eau de fleur d'oranger
- 15 g d'amandes concassées
- 1/2 c. à c. de cannelle en poudre
- 1 feuille de brick

1. Laver les fruits. Éplucher la pomme et la poire et les couper en petits dés.
2. Les faire dorer dans une poêle bien chaude.
3. Baisser le feu et ajouter les framboises, le miel et l'eau de fleur d'oranger. Laisser cuire jusqu'à ce que la préparation soit fondante. Réservez.
4. Préchauffer votre four à 180 °C (th. 6).
5. Mélanger les amandes concassées dans un saladier avec la cannelle.
6. Couper la feuille de brick en deux. Au centre, mettre une couche du mélange amandes-cannelle puis une couche de fruits. Rouler sous forme de nem en prenant soin de rentrer les deux extrémités. Renouveler l'opération pour le deuxième nem.
7. Disposer les nems dans un plat allant au four, sur du papier cuisson et enfourner pour 10 à 15 min jusqu'à ce qu'ils soient dorés.

PROPRIÉTÉS NUTRITIONNELLES

Les amandes font parties des graines oléagineuses, c'est-à-dire qu'elles sont riches en lipides (plus de 50 %). Ceux-ci sont essentiellement constitués d'acides gras mono-insaturés (36 %) et d'acides gras polyinsaturés (10 %) dont les Oméga-3, dits essentiels, car le corps ne peut les synthétiser. La consommation d'amandes permet donc de diminuer les risques de maladies cardiovasculaires. Elles sont riches en protéines (20 %), en glucides (17 %) et en fibres (15 %), ce qui en fait un excellent encas, en veillant à limiter les quantités car elles apportent tout de même près de 635 kcal/100 g. Elles ont des teneurs intéressantes en calcium (266 mg/100 g), potassium (728 mg/100 g), magnésium (296 mg/100 g) et phosphore (520 mg/100 g). Elles sont une source de vitamine E, antioxydant important (20 mg/100 g).

LE SAVIEZ-VOUS ?

Les amandes sont les fruits de l'amandier, originaire d'Asie. Elles sont consommées entières, effilées, en pâte ou sous forme de lait et s'intègrent à tous les desserts. Elles sont aussi excellentes avec le poisson et les volailles.

23. LA PURÉE DE NOISETTES

RÉGIME HYPOCHOLESTÉROLÉMIANT • RÉGIME VÉGÉTARIEN/VÉGÉTALIEN
SOURCE D'ANTIOXYDANTS

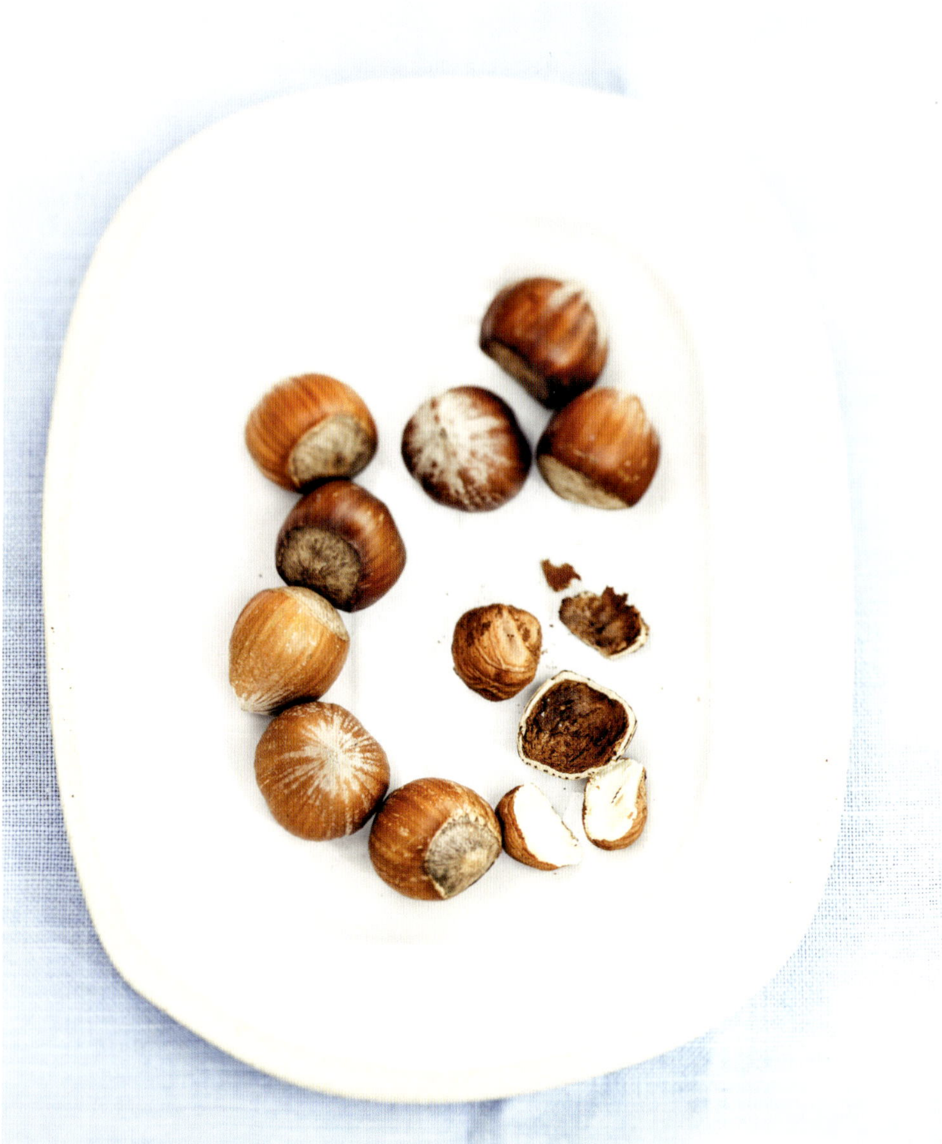

VERRINE POIRE-NOISETTE FAÇON CRUMBLE

DESSERT

Ingrédients pour 1 personne :

- 1 poire
- 2 petits-beurre
- 1 c. à s. de purée de noisette

1. Laver et éplucher la poire. La couper en petits dés.
2. Émietter les petits-beurre.
3. Monter en verrine une couche de dés de poire, la purée de noisette, le reste de poire et terminer avec les petits-beurre émiettés.

PROPRIÉTÉS NUTRITIONNELLES

La purée de noisettes est source de lipides d'origine végétale (61 %), naturellement sans cholestérol, elle est riche en acides gras Oméga-3, qui participent au bon fonctionnement du système cardiovasculaire. Il faut noter que grâce à son mode de fabrication, les acides gras insaturés sont préservés. D'autre part, cette purée apporte une bonne quantité de protéines végétales (13 %). Elle aide à la couverture des besoins en minéraux tels que le potassium (630 mg/100 g), le phosphore (220 mg/100 g), le calcium (220 mg/100 g) et le magnésium (150 mg/100 g). Elle a aussi une teneur non négligeable en oligo-éléments : zinc, cuivre et manganèse (la noisette en étant très riche), qui joue un rôle important dans le système immunitaire.

Enfin, la purée de noisettes est riche en vitamine E qui protège l'organisme de l'oxydation.

Attention cependant : elle est très énergétique avec un apport de 611 kcal /100 g.

LE SAVIEZ-VOUS ?

La purée de noisettes est obtenue après un séchage au feu de bois des noisettes, qui sont ensuite broyées à la meule de pierre. Les petites peaux et les brisures sont enfin éliminées par tamisage. Cette purée est idéale à tartiner et s'intègre facilement aux préparations sucrées, mais aussi en version salée avec les légumes ou la volaille.

24. LE BEURRE

ÉNERGÉTIQUE • PÉRIODE DE CROISSANCE • SOURCE D'ANTIOXYDANTS

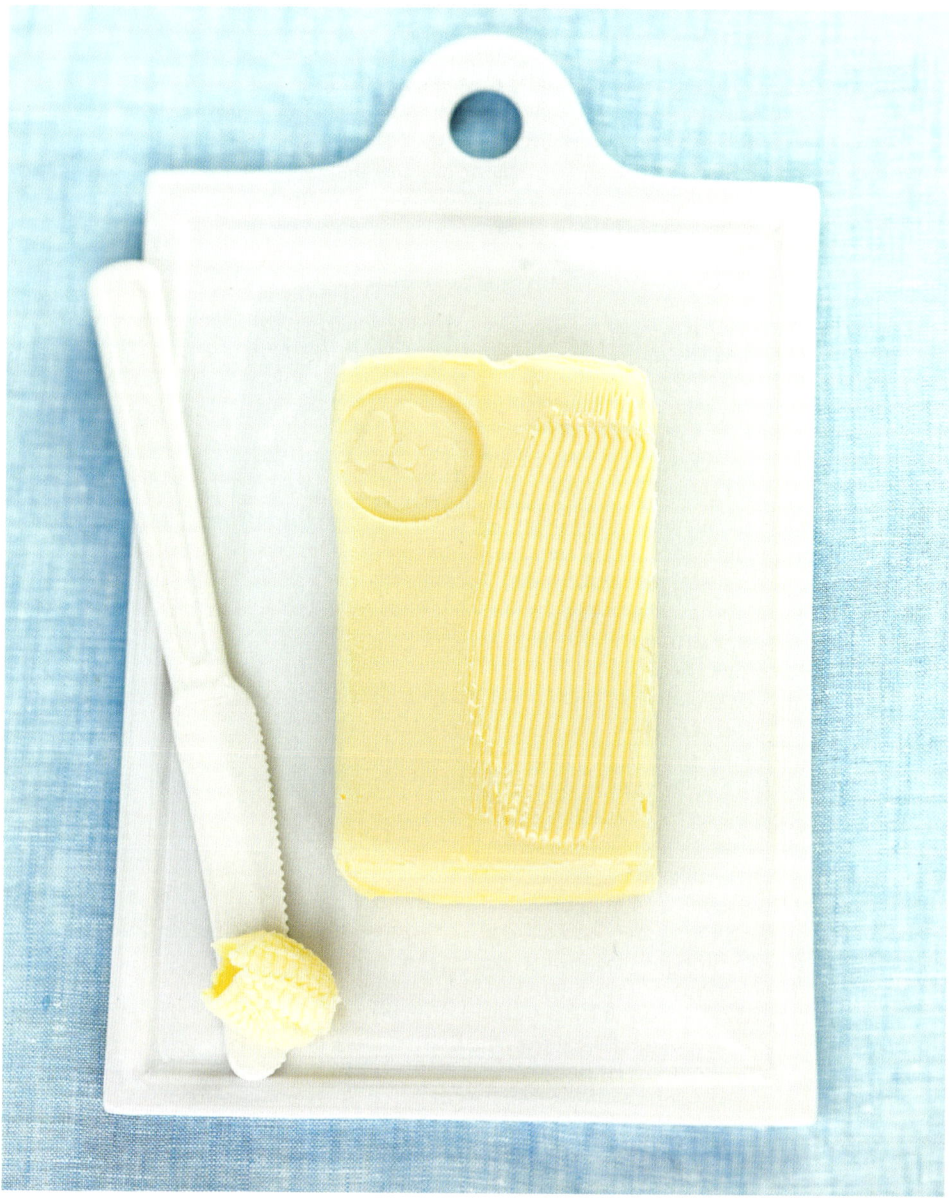

MADELEINES LÉGÈRES À L'EAU DE FLEUR D'ORANGER

DESSERT

INGRÉDIENTS POUR 4 PERSONNES/± 8 MADELEINES :

- 1 œuf
- 3 c. à s. de sucre en poudre
- 25 g de farine fluide
- 25 g de fécule de pommes de terre
- 1/2 sachet de levure chimique
- 30 g de beurre doux
- Quelques gouttes d'eau de fleur d'oranger
- 1 pincée de cannelle
- 1 c. à c. de miel
- 2 cm de gousse de vanille

1. Mélanger l'œuf et le sucre jusqu'à ce que le mélange blanchisse.
2. Ajouter la farine, la fécule de pomme de terre et la levure.
3. Travailler le beurre en pommade et ajouter le mélange précédent petit à petit en remuant bien la pâte.
4. Une fois la pâte bien homogène, ajouter l'eau de fleur d'oranger, la cannelle, le miel et les graines de vanille.
5. Laisser reposer au moins 1 h au réfrigérateur.
6. Préchauffer le four à 210 °C (th. 7).
7. Remplir les moules à madeleine jusqu'aux 3/4 et enfourner pendant 12 à 15 min selon la taille des moules.
8. Vérifier la cuisson à l'aide de la pointe d'un couteau, puis démouler.

PROPRIÉTÉS NUTRITIONNELLES

Le principal intérêt du beurre est sa richesse en vitamine A (700 à 800 µg/100 g). Elle est indispensable à une bonne vision, à la croissance cellulaire, au maintien du bon état de la peau et a une action sur le système immunitaire. Le beurre est également une source de vitamines D et E.

À noter qu'une étude réalisée par l'Institut Polytechnique LaSalle-Beauvais vient de montrer que le beurre cuit n'était pas si nocif qu'on le dit. En effet, il existe des composés chimiques pouvant être néfastes qui sont produits au cours de sa cuisson, mais à de faibles taux. Pour que cela ait un réel danger pour notre santé, il faudrait en consommer de fortes quantités. Comme tous les aliments, il ne faut pas en abuser.

LE SAVIEZ-VOUS ?

Le beurre est une matière grasse préparée à partir de la crème du lait (crue ou pasteurisée). Après l'écrémage, des ferments lactiques sont ajoutés à la crème, c'est la maturation. Vient ensuite l'étape du barattage, où la crème épaissie est battue pour voir apparaître les grains de beurre dans le babeurre qui sera éliminé. Enfin, le beurre est malaxé, puis moulé en briques.

25. LES FOIES DE VOLAILLE

RÉGIME HYPOCALORIQUE • ANÉMIE • SOURCE D'ANTIOXYDANTS

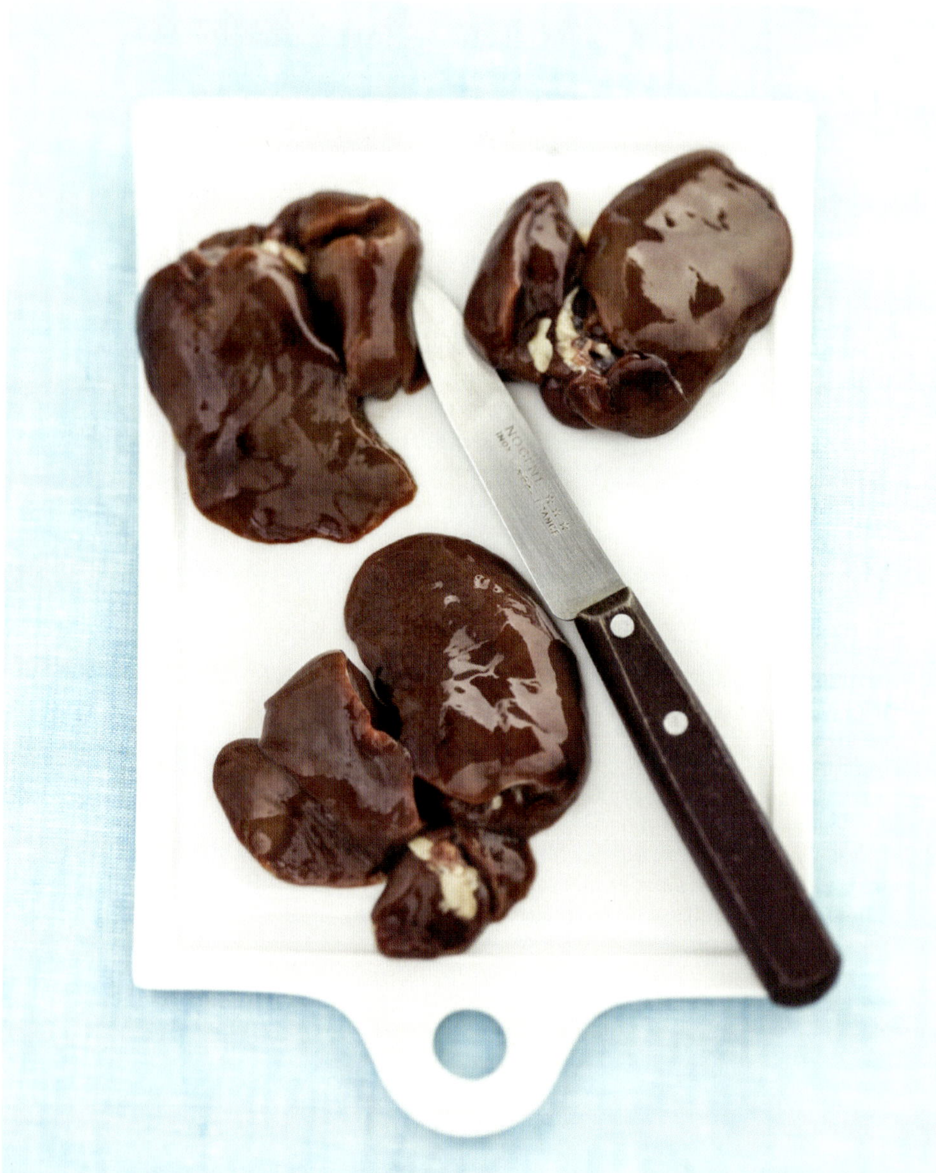

SALADE D'AUTOMNE AUX FOIES DE VOLAILLE

ENTRÉE

Ingrédients pour 1 personne :

- 90 g de foies de volaille dénervés et nettoyés
- 1 c. à s. de vinaigre balsamique
- 100 g de frisée
- 1 tomate
- 2 figues fraîches
- 10 g de noisettes
- 1 c. à c. de moutarde à l'ancienne
- 1 c. à c. d'huile de noisette
- Sel et poivre

1. Poêler les foies de volaille à sec dans une poêle à revêtement antiadhésif. Une fois qu'ils sont bien dorés, baisser le feu et les déglacer au vinaigre balsamique. Égoutter en réservant le vinaigre et laisser refroidir.
2. Laver la salade et la tomate. Couper la tomate en fines rondelles.
3. Retirer la peau des figues et couper en dés.
4. Concasser les noisettes et les torréfier quelques minutes à sec dans une poêle.
5. Dresser la salade, les rondelles de tomate, les dés de figues et les foies de volaille.
6. Mélanger la moutarde, le vinaigre et l'huile. Saler et poivrer.
7. Napper la salade de cette vinaigrette et terminer avec les noisettes concassées.

PROPRIÉTÉS NUTRITIONNELLES

Les foies de volaille présentent la particularité d'être riches en protéines de bonne qualité et pauvres en lipides (environ 7 %), ce qui en fait un produit très intéressant.

Ces petits foies présentent également l'intérêt d'être bien pourvus en vitamines (A, E, B) et en minéraux (fer, zinc, potassium...), indispensables à l'équilibre.

LE SAVIEZ-VOUS ?

Les foies de volaille font partie des quelques pièces d'abats de volaille, avec les gésiers, le cœur, la tête et le cou.

26. LA SARDINE

GROSSESSE • OSTÉOPOROSE (ET PRÉVENTION) • RÉGIME HYPOCHOLESTÉROLÉMIANT

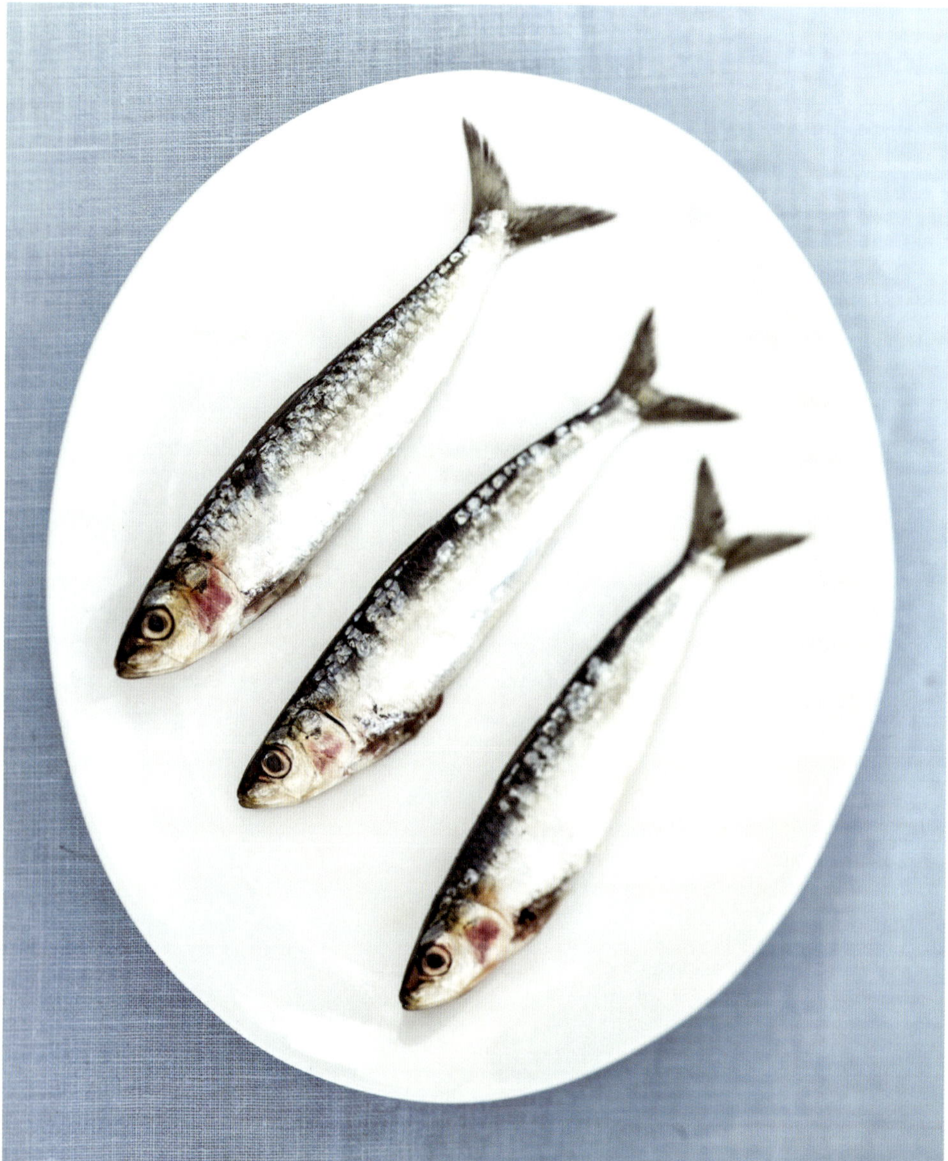

RILLETTES DE SARDINES AUX FINES HERBES

Ingrédients pour 1 personne :

- 80 g de filets de sardines au naturel
- 1/2 échalote
- Le jus de 1/2 citron
- 1 petit-suisse nature à 0 % de MG
- 1/2 c. à c. de moutarde
- 1 c. à s. de persil haché
- 1 c. à c. de ciboulette hachée
- Sel et poivre en grains

1. Ciseler l'échalote, puis la faire revenir à sec dans une poêle antiadhésive jusqu'à ce qu'elle soit translucide. En fin de cuisson, ajouter le jus de citron.
2. Dans un bol, écraser à la fourchette les filets de sardines, le petit-suisse, l'échalote cuite avec le jus de citron, la moutarde, le persil, la ciboulette, un peu de sel et de poivre. Mélanger pour rendre la préparation homogène.
3. Prendre 2 cuil. à soupe et former des quenelles.
4. Les disposer sur une petite assiette et déguster sur un toast de pain complet.

PROPRIÉTÉS NUTRITIONNELLES

La sardine appartient à la famille des poissons gras. En effet, la chair de la sardine contient environ 12 % de lipides. Cependant, il s'agit de lipides d'excellente qualité, les fameux Oméga-3. Ceux-ci favorisent notamment un bon fonctionnement du système cardiovasculaire.

Son apport calorique est modéré lorsqu'elle est cuisinée sans matière grasse (papillote, four, gril...). Attention aux sardines à l'huile en boîte, préférez celles préparées au naturel ou marinées au citron et basilic.

Enfin, ce petit poisson est riche en nutriments, notamment en phosphore et en calcium lorsqu'il est en conserve, du fait de la présence des arêtes. La sardine est également riche en fer, en sélénium, et en vitamines B3, B12 et D.

LE SAVIEZ-VOUS ?

La sardine est un poisson d'eau de mer bleu argenté, recouvert de grandes écailles à la chair blanche très parfumée qui contient de très fines arêtes. Elle se conserve très peu longtemps au frais, ce qui explique qu'elle soit le plus souvent vendue en boîte.

27. LA CREVETTE

RÉGIME HYPOCALORIQUE

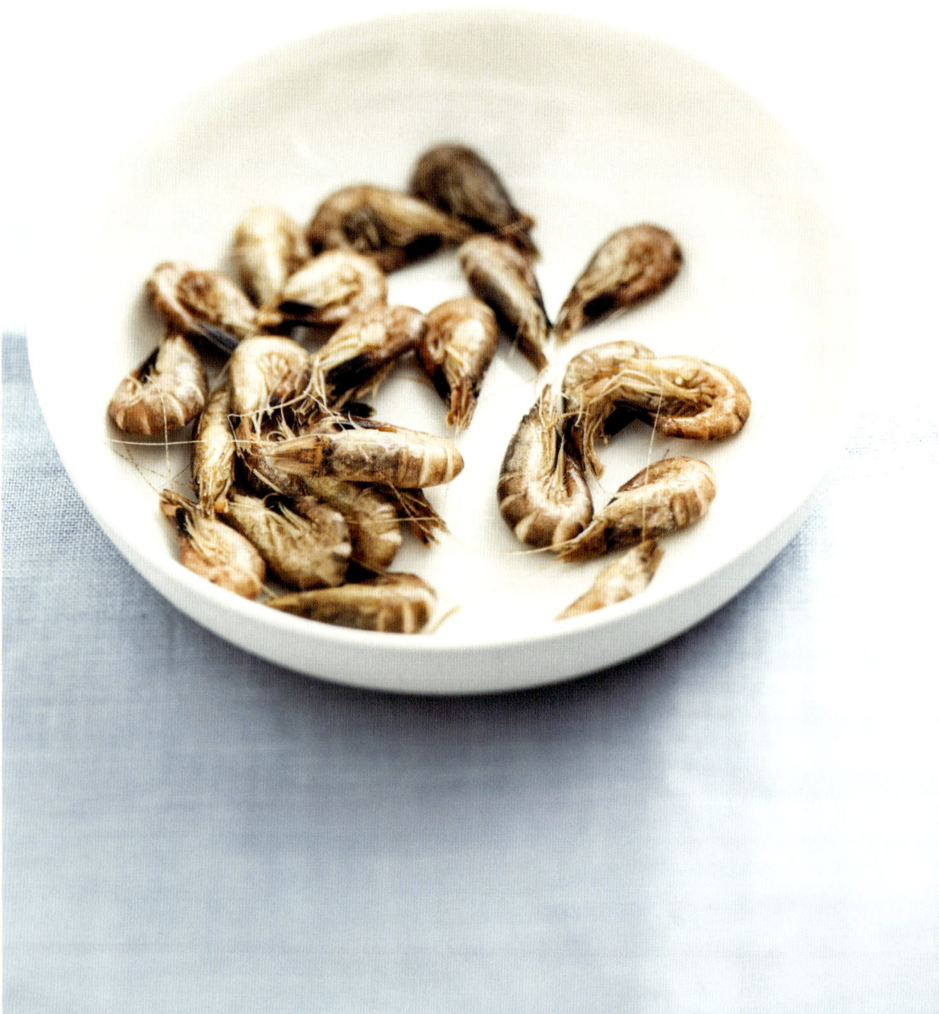

CREVETTES EN SALADE SUCRÉE-SALÉE

ENTRÉE

Ingrédients pour 1 personne :

- 80 g de crevettes fraîches
- 100 g de céleri-rave
- 100 g de carottes
- 1/2 pomme granny smith
- 50 g de fromage blanc nature à 20 % de MG
- 1 c. à s. de jus de citron
- 1 pincée de gingembre
- 1 pincée de cumin
- 1 c. à s. de persil ciselé
- Sel et poivre

1. Laver, éplucher et râper le céleri-rave, les carottes et la pomme.
2. Mélanger avec le fromage blanc, le jus de citron, les épices et rectifier l'assaisonnement. Dresser sur une assiette.
3. Décortiquer les crevettes et disposer joliment, décorer de persil frais ciselé.

PROPRIÉTÉS NUTRITIONNELLES

Comme la plupart des fruits de mer, la crevette possède une excellente valeur nutritive. Elle est riche en vitamines et minéraux, dont la vitamine B12, le phosphore et le sélénium et est une excellente source de protéines de grande qualité (20 % de protéines). De plus, la crevette est un aliment maigre (1 % de lipides) et très peu calorique (99 kcal/100 g), ce qui explique sa place privilégiée dans les repas diététiques.

LE SAVIEZ-VOUS ?

Le mot « crevette » regroupe de nombreux petits crustacés vivant en eau de mer ou en eau douce. Elles possèdent deux longues et fines antennes, cinq paires de pattes et une carapace rose, grise ou brune. Bien que la crevette rose reste la plus connue, la grise est tout aussi délicieuse !

28. LE STEAK HACHÉ À 5 % DE MG

RÉGIME HYPOCALORIQUE • ANÉMIE

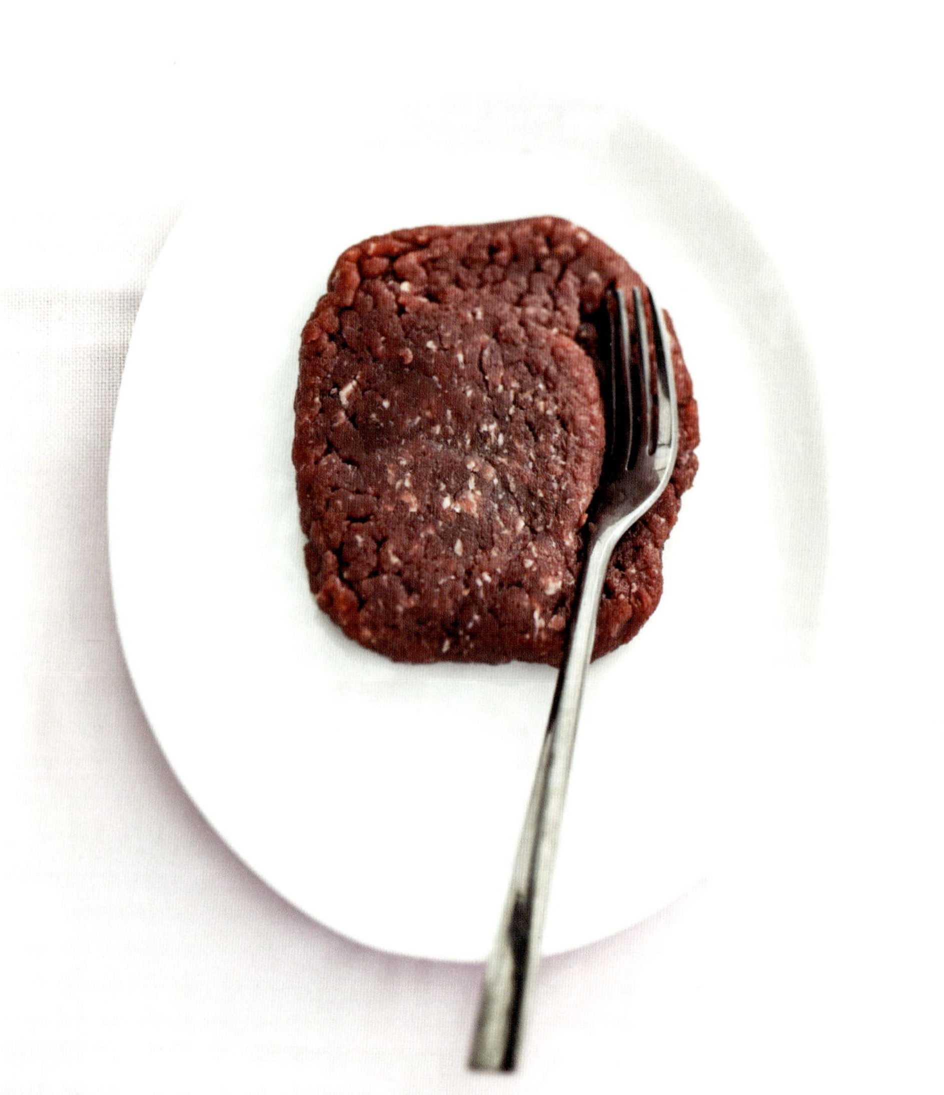

CHAIR À SAUCISSE MAISON

PLAT

Ingrédients pour 4 personnes :

- 125 g de viande de bœuf hachée à 5 % de MG
- 185 g d'escalope de porc maigre
- 130 g de jambon blanc découenné et dégraissé
- 1 oignon
- 1 œuf
- 2 c. à s. de persil ciselé
- Sel et poivre

1. Éplucher et émincer l'oignon. Le faire dorer dans une poêle à revêtement antiadhésif sans matières grasses. Réserver.
2. Faire revenir le steak haché et l'escalope de porc dans cette même poêle. Laisser tiédir.
3. Mixer ensemble le steak haché, l'escalope de porc refroidie, le jambon, l'œuf, le persil et les oignons. Saler et poivrer.
4. Garnir les légumes de votre choix de cette farce légère et savoureuse.

PROPRIÉTÉS NUTRITIONNELLES

Nous mettons ici en avant les produits à 5 % de matière grasse qui sont ainsi plus riches en protéines et pauvres en lipides pour un total énergétique de 125 kcal par steak haché environ. Le steak haché est riche en fer et une portion permet de couvrir environ 1/3 chez l'homme et 20 % chez la femme de leurs apports quotidiens recommandés. Une portion de 100 g de bœuf couvre également au moins 50 % des apports recommandés en vitamine B12. Enfin, les principales sources alimentaires de zinc sont les viandes, les produits laitiers, les œufs et les féculents. Cependant, le zinc des produits carnés a l'avantage d'être particulièrement assimilable.

N.B. : Aujourd'hui, de nombreux industriels coupent leurs viandes hachées avec des protéines de soja. Veillez à bien choisir des produits « 100 % pur bœuf » ou « 100 % muscle ».

LE SAVIEZ-VOUS ?

Selon les morceaux utilisés, on trouve des steaks hachés à 5 %, 10 %, 15 % et parfois même 20 % de matière grasse en supermarché. Chez le boucher, libre à vous de lui demander quel morceau vous préférez qu'il vous hache. Attention à la conservation de ce produit qui présente un risque microbiologique important, ainsi qu'à sa cuisson. Veillez à bien respecter la DLC inscrite sur l'emballage pour les produits frais emballés ou à consommer la viande dans les 48 h si elle a été achetée chez le boucher.

29. LE BŒUF

ANÉMIE • DÉNUTRITION

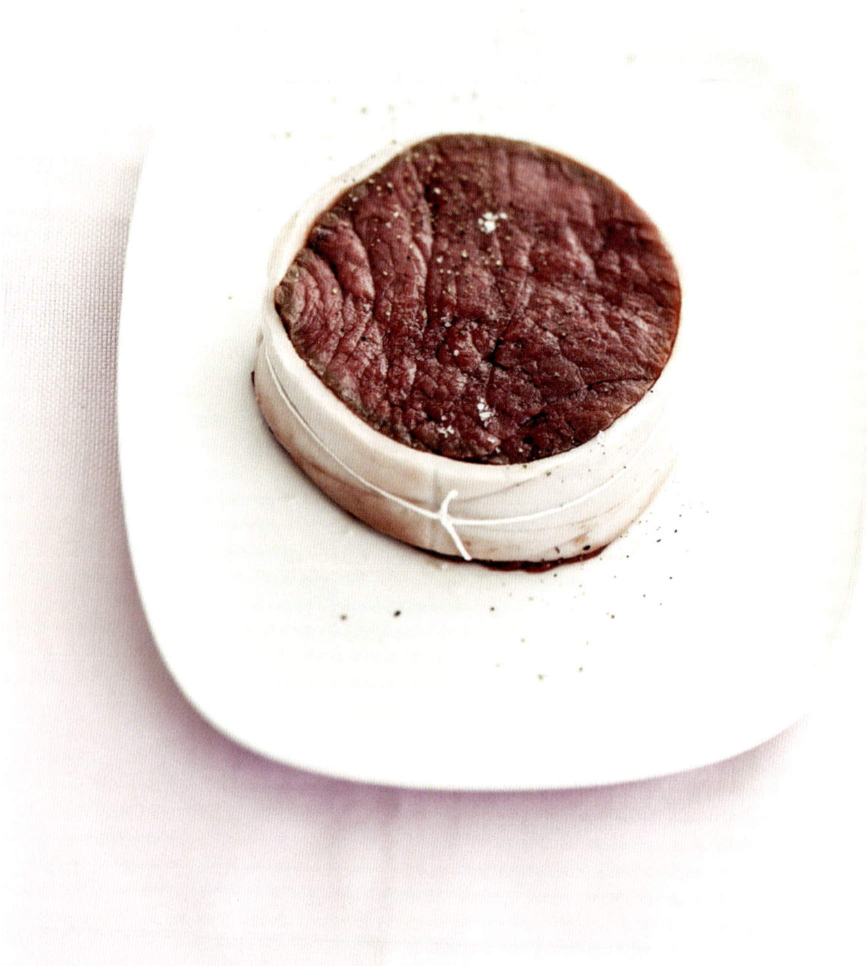

RUMSTECK GRILLÉ À LA FONDUE D'OIGNON

PLAT

INGRÉDIENTS POUR 1 PERSONNE :

- 150 g de rumsteck
- Le jus de 1/4 de citron
- 1 c. à s. de sauce soja
- 1 c. à c. de persil ciselé
- 1 c. à c. d'estragon
- 1 oignon
- 1 pincée de paprika
- Fleur de sel et poivre

1. Dans un bol, mélanger le jus de citron, la sauce soja et les herbes ciselées. Saler et poivrer.
2. Détailler la viande en lamelles d'environ 1/2 cm d'épaisseur. Dresser sur une assiette creuse et napper de la marinade. Laisser mariner 1 h au réfrigérateur.
3. Éplucher et émincer l'oignon.
4. Égoutter la viande en réservant la marinade.
5. Faire revenir l'oignon dans une poêle à revêtement antiadhésif bien chaude, puis baisser le feu et ajouter la marinade. Laisser fondre à feu doux.
6. Dans une autre poêle bien chaude à revêtement antiadhésif, faire revenir la viande émincée et saupoudrée de paprika à sec jusqu'à ce qu'elle soit bien dorée.
7. Dresser sur une assiette et servir accompagné de la fondue d'oignon.

PROPRIÉTÉS NUTRITIONNELLES

La viande de bœuf est riche en protéines, ses morceaux peuvent ainsi offrir de 22 à 34 % de protéines.

La principale différence, et donc la classification des types de morceaux, se fait au niveau de leur teneur en lipides. On regroupe ainsi les morceaux contenant plus de 10 % de lipides, comme les basses côtes, le gros bout de poitrine ou le plat de côtes, ceux contenant de 6 à 10 % de lipides comme le paleton, la macreuse ou l'entrecôte et enfin ceux contenant moins de 6 % de lipides comme le rumsteck, la bavette ou le faux-filet.

Enfin, la viande de bœuf apporte en moyenne 3,5 mg/100 g de fer, soit 22 % des apports nutritionnels conseillés pour une femme et 39 % des ANC pour un homme.

On notera également que la viande de bœuf est source de zinc, de sélénium, de vitamines du groupe B (sauf la B9) et de vitamine E.

LE SAVIEZ-VOUS ?

Le bœuf est un taureau castré, élevé pour sa viande rouge, plus ou moins grasse selon les morceaux. Le terme « viande de bœuf » s'applique aussi bien à la viande provenant de la génisse ou de la vache, du taurillon ou du taureau.

30. LE FILET MIGNON DE PORC

DOULEURS ARTICULAIRES • RÉGIME HYPOCALORIQUE

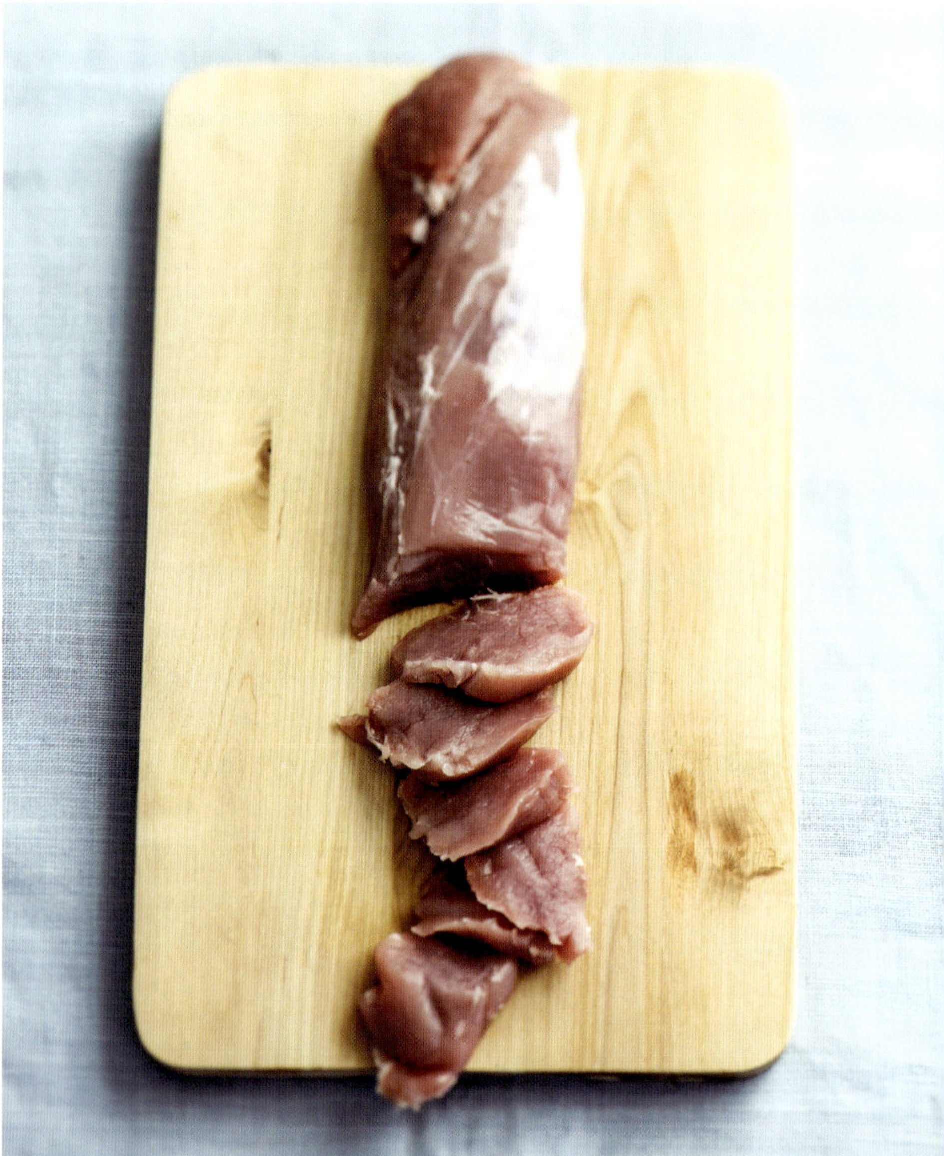

FILET MIGNON LAQUÉ AU MIEL, CITRON ET ÉPICES

PLAT

Ingrédients pour 1 personne :

- 125 g de filet mignon de porc
- 1 citron non traité
- 1 c. à c. de miel
- 75 ml de vin blanc
- 1 c. à s. de coriandre ciselée
- 1 c. à s. de persil ciselé
- 1 pincée de curry
- 1 pincée de noix de muscade râpée
- 1 pincée de cannelle
- Sel et poivre

1. Préchauffer le four à 200 °C (th. 6/7).
2. Laver et couper le citron en deux.
3. Couper une moitié de citron en rondelles et chacune des rondelles en deux.
4. Presser l'autre moitié du citron, mélanger le jus avec le miel et le vin blanc.
5. Dans une poêle à revêtement antiadhésif, faire revenir à sec le filet mignon des deux côtés à feu vif jusqu'à ce qu'il se colore.
6. Retirer le filet mignon et déglacer la poêle avec le mélange au vin blanc.
7. Laisser réduire quelques instants.
8. Dresser le filet mignon dans un plat allant au four et lui faire quatre entailles profondes sur le dessus de manière à introduire une demi-rondelle de citron dans chacune.
9. Saupoudrer de coriandre et persil. Saler et poivrer et saupoudrer d'épices.
10. Arroser avec le jus réduit et enfourner pour 20 min. Servir bien chaud !

PROPRIÉTÉS NUTRITIONNELLES

Le filet mignon reste l'une des parties du porc les plus intéressantes nutritionnellement. En effet, avec seulement 122 kcal/100 g de viande, c'est un produit peu calorique et maigre de surcroît, avec moins de 5 % de lipides !

Comme l'ensemble des viandes, le filet mignon offre une bonne source de vitamines du groupe B, mais en particulier la vitamine B1 puisque 100 g de viande suffisent à couvrir 86 % des apports journaliers recommandés. Côté minéraux, le filet mignon est riche en phosphore et en sélénium et 100 g de viande couvrent 73 % des apports journaliers recommandés.

LE SAVIEZ-VOUS ?

Le porc est un cochon mâle castré. Le filet mignon est un petit muscle tendre, maigre et au goût délicat et savoureux.

31. LE POULET

RÉGIME HYPOCALORIQUE

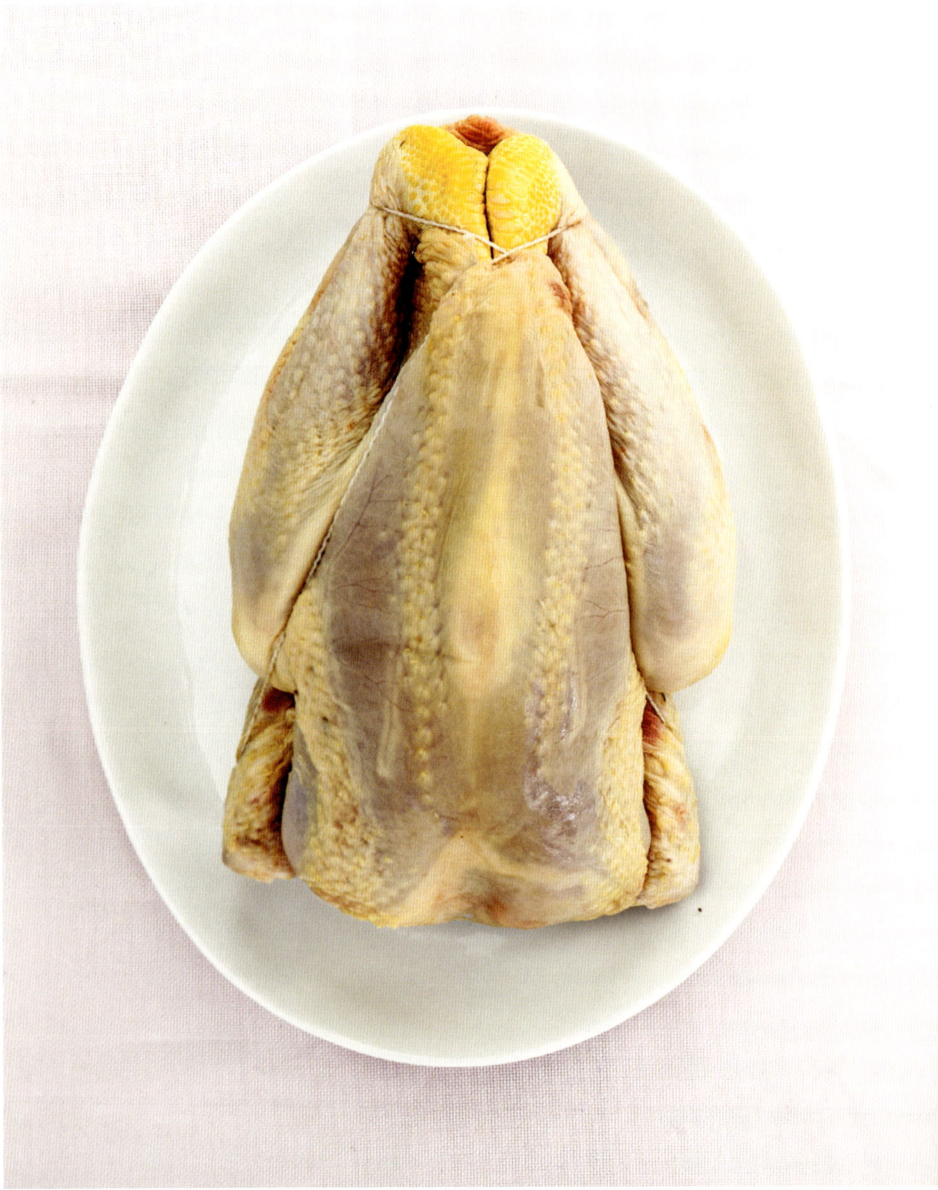

POULET TANDOORI

PLAT

Ingrédients pour 1 personne :

- 150 g de blanc de poulet
- 1/2 yaourt nature
- Le jus de 1 citron vert
- 1 c. à s. de vinaigre de Xérès
- 1 gousse d'ail
- 1 pincée de chili en poudre
- 1 pincée de cumin moulu
- 1 pincée de gingembre moulu
- 1 pincée de coriandre moulue
- Sel

1. Préparer une marinade avec le yaourt, le jus de citron, le vinaigre, l'ail et les épices.
2. Couper le blanc de poulet en dés.
3. Plonger le poulet dans la marinade pour bien l'enrober, couvrir le récipient et laisser reposer 2 h au minimum au réfrigérateur.
4. Retourner une fois ou deux les morceaux pendant ce temps.
5. Égoutter le poulet. Saler.
6. Cuire au four sous le gril 15 min en retournant en cours de cuisson.

PROPRIÉTÉS NUTRITIONNELLES

Le poulet est un aliment peu calorique avec 190 kcal/100 g environ et relativement maigre avec moins de 7,5 % de lipides en moyenne.

Le poulet est particulièrement riche en vitamine B3 (ou PP) et 100 g de sa chair permettent de couvrir jusqu'à 105 % des apports journaliers recommandés en cette vitamine.

Il est également une source intéressante de phosphore, de fer, de zinc et de sélénium.

LE SAVIEZ-VOUS ?

Le poulet est une volaille d'élevage mâle ou femelle. Sa chair est blanche, tendre et relativement sèche. L'aile et la cuisse sont les morceaux les plus gras.

32. LA DINDE

RÉGIME HYPOCALORIQUE

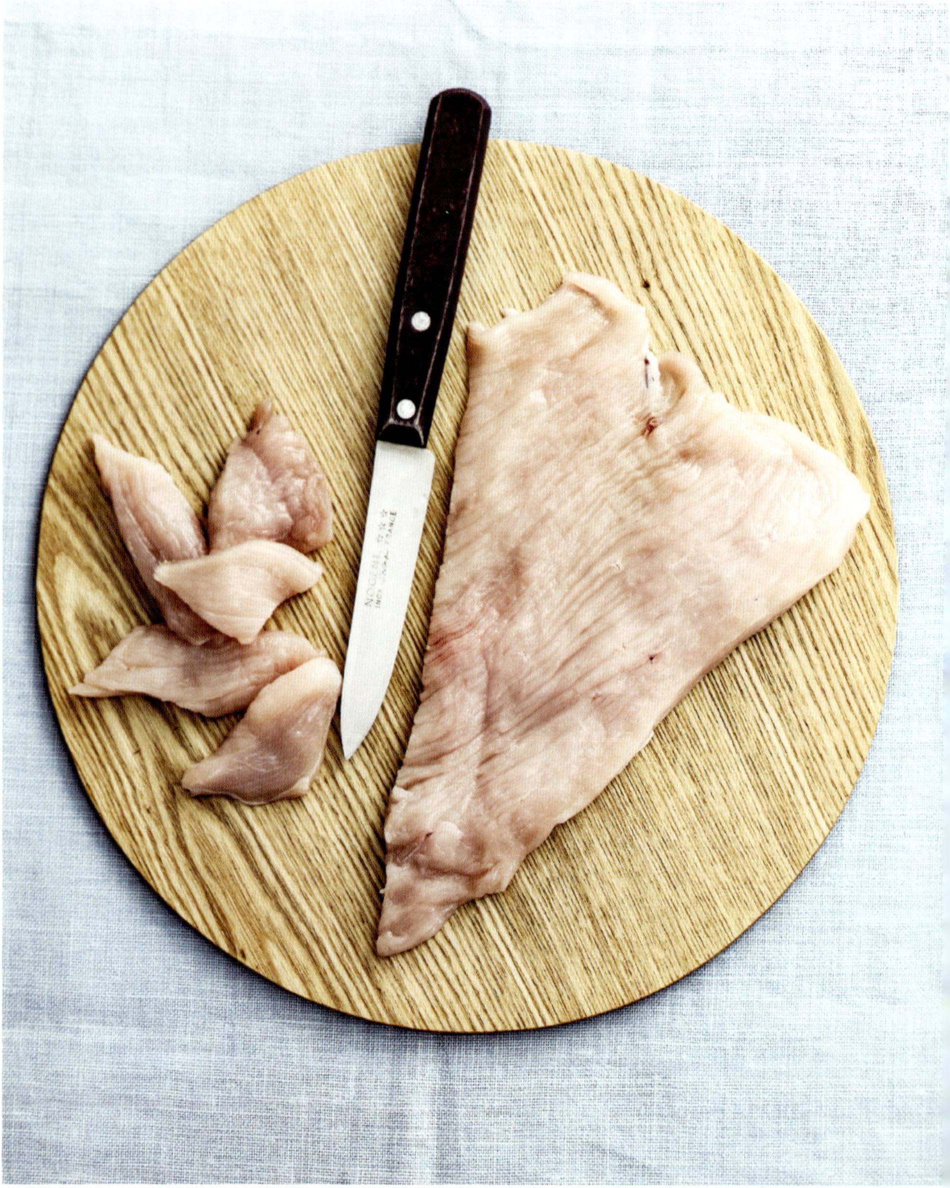

ÉMINCÉ DE DINDE SAUCE AIL ET FINES HERBES

PLAT

INGRÉDIENTS POUR 1 PERSONNE :

- 1 escalope de dinde (150 g)
- 1/2 oignon
- 1 carotte
- 1/2 cube de bouillon de volaille
- 25 g de fromage frais ail et fines herbes
- Poivre en grains

1. Peler et émincer l'oignon. Laver, peler et couper la carotte en rondelles.
2. Les faire revenir dans une cocotte à revêtement antiadhésif. Une fois colorés, les réserver.
3. Couper l'escalope de dinde en fines lanières et les faire revenir dans la cocotte à sec.
4. Y ajouter les légumes, le bouillon émietté et 1/4 de verre d'eau.
5. Poursuivre la cuisson 10 min et y faire fondre le fromage ail et fines herbes, poivrer à votre goût et servir sans attendre.

PROPRIÉTÉS NUTRITIONNELLES

La dinde est une volaille très peu calorique avec seulement 112 kcal/100 g et seulement 3 % de lipides.

La dinde est une source intéressante de vitamines du groupe B, en particulier des vitamines B3 (ou PP), B5, B6 : 100 g de sa chair permettent de couvrir jusqu'à 55 % des apports journaliers recommandés en cette dernière.

Elle est également une source intéressante de phosphore, de fer, de zinc et de sélénium.

LE SAVIEZ-VOUS ?

La dinde est par définition la femelle du dindon. C'est une grosse volaille à chair blanche et sèche, encore moins grasse que celle du poulet, l'escalope demeurant la partie la plus maigre.

33. LE CANARD

MALADIES CARDIOVASCULAIRES (ET PRÉVENTION)

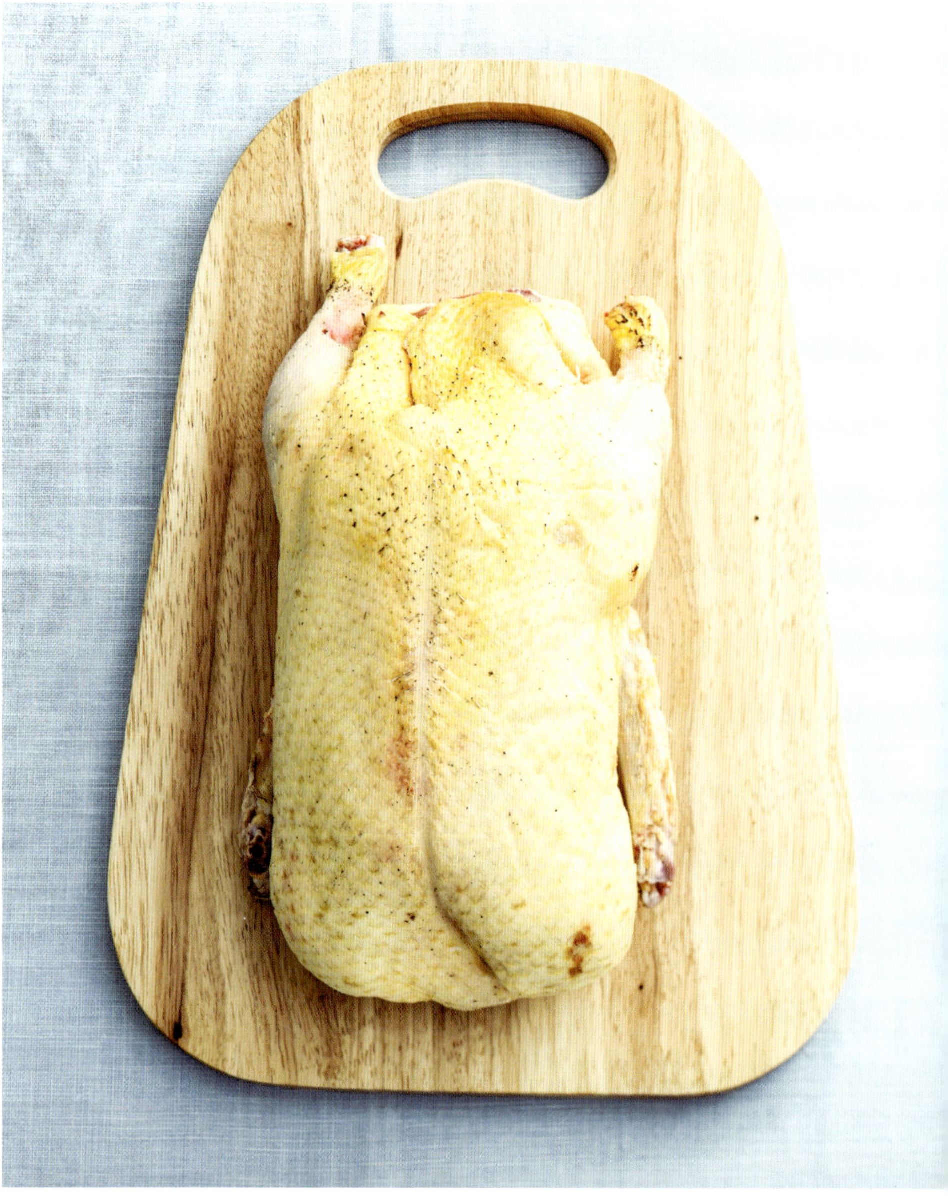

AIGUILLETTES DE CANARD AUX ABRICOTS SECS

PLAT

Ingrédients pour 1 personne :

- 100 g d'aiguillettes de canard
- 30 g d'abricots secs
- 1 branche de thym
- 1 c. à s. de vinaigre balsamique
- 1 c. à c. d'huile d'olive
- 1 pincée de noix de muscade
- Sel, poivre en grains

1. Faire dorer les aiguillettes de canard dans une poêle avec l'huile d'olive. Saupoudrer de muscade, puis réserver.
2. Couper les abricots secs en petits dés et les faire revenir dans la poêle à feu moyen.
3. Ajouter le vinaigre balsamique, un peu d'eau, le thym et laisser compoter à feu doux.
4. En fin de cuisson, ajouter les aiguillettes de canard sur le dessus, chauffer quelques minutes et servir aussitôt.

PROPRIÉTÉS NUTRITIONNELLES

Le canard est plus calorique (178 kcal/100 g) et plus gras que les autres volailles (10 % de lipides) mais reste tout de même plus diététique que certains morceaux de viande d'agneau, de veau ou de bœuf. De plus, ses lipides contiennent 1/3 d'acides gras mono-insaturés ainsi que 1/3 d'acides gras polyinsaturés (Oméga-3 et 6), favorables au bon fonctionnement du système cardiovasculaire.

Le canard est une source intéressante de vitamines du groupe B, en particulier des vitamines B2, B5, B12 et B3 (ou PP), 100 g de sa chair permettent de couvrir jusqu'à 62 % des apports journaliers recommandés.

Elle est également une source intéressante de phosphore, de fer, de zinc, de cuivre et de sélénium.

LE SAVIEZ-VOUS ?

Le canard est une volaille palmipède élevée essentiellement pour son magret et son foie gras. Le canard sauvage offre une chair plus ferme, moins grasse et au goût plus fort. Elle est considérée comme du gibier.

34. LE FOIE DE VEAU

MALADIES DE LA VISION ET DE LA PEAU • RHUMATISMES
CHEVEUX ET ONGLES ABÎMÉS ET CASSANTS • RICHE EN ACIDE URIQUE ET CHOLESTÉROL

À éviter en cas de grossesse.

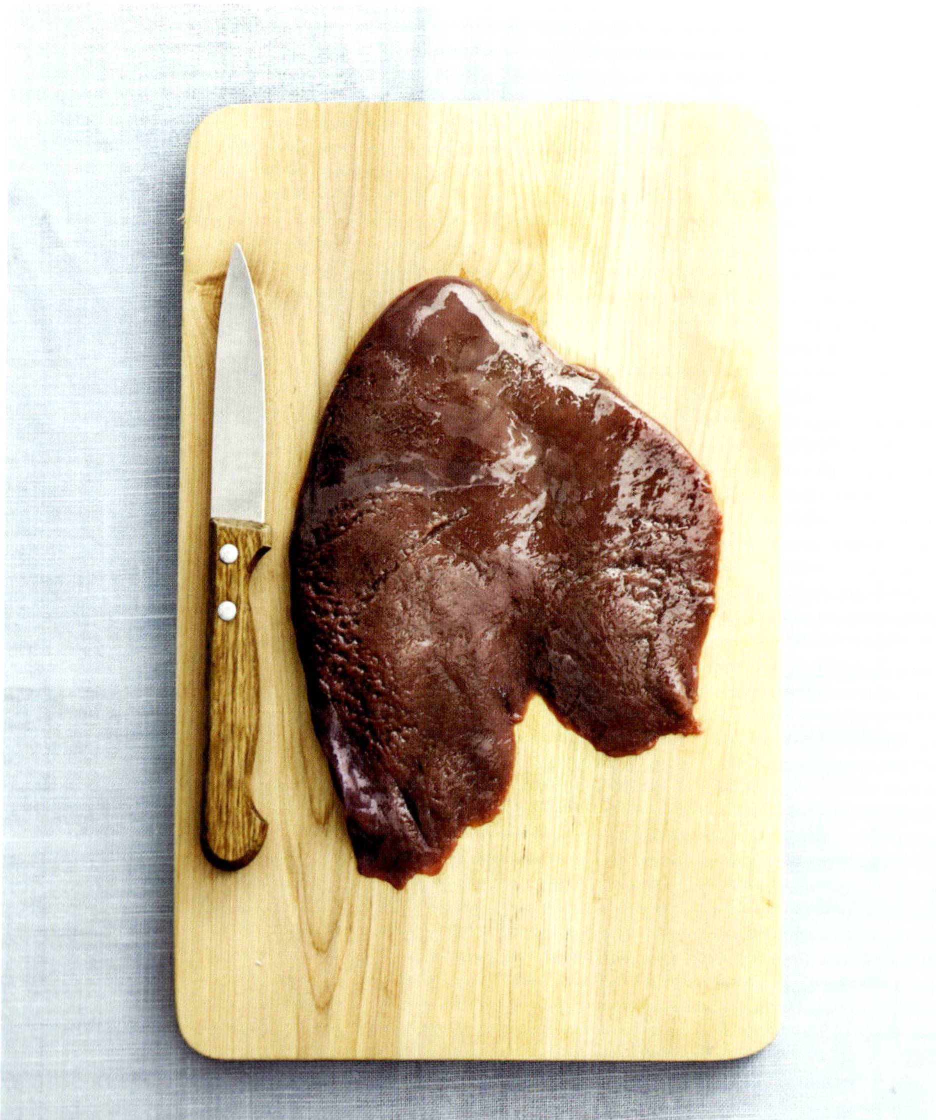

FOIE DE VEAU POÊLÉ AU VINAIGRE DE FRAMBOISE

PLAT

Ingrédients pour 1 personne :

- 90 g de foie de veau
- 1 échalote
- 1 c. à s. de vinaigre de framboise
- 1 c. à s. de crème fraîche
- 10 g de parmesan en poudre
- 1 brin de persil plat
- Sel et poivre

1. Éplucher l'échalote et l'émincer. Découper le foie de veau en lanières.
2. Dans une poêle à revêtement antiadhésif, faire fondre l'échalote à sec. Déglacer avec le vinaigre de framboise jusqu'à ce qu'elle devienne transparente. Réserver.
3. Faire dorer les lanières de foie à sec jusqu'à ce qu'elles soient bien dorées. Saler, poivrer, ajouter la préparation aux échalotes et laisser mijoter 10 min.
4. En fin de cuisson, ajouter la crème, remuer quelques minutes.
5. Saupoudrer de parmesan et parsemer de persil plat ciselé. Servir immédiatement.

PROPRIÉTÉS NUTRITIONNELLES

Le foie de veau est certes peu calorique (193 kcal/100 g) et relativement peu gras (6,5 % de lipides), mais il est surtout réputé pour son incroyable teneur en vitamines et minéraux.

Ainsi, le foie de veau apparaît particulièrement riche en vitamine A et provitamine A. 100 g de foie couvrent jusqu'à 2 294 % des apports nutritionnels conseillés. En vitamine B2, 100 g de foie couvrent jusqu'à 204 % des ANC ; en vitamine B3, 100 g de foie couvrent jusqu'à 144 % des ANC ; en vitamine B5, 100 g de foie couvrent jusqu'à 142 % des ANC ; en vitamine B12, 100 g de foie couvrent 3 021 % des ANC. Le foie est également riche en B6 et en B9 (folates présents naturellement).

Les minéraux ne sont pas en reste puisque 100 g de foie couvrent jusqu'à 149 % des ANC en zinc, 1 033 % des ANC en cuivre et sont riches en phosphore et en sélénium.

LE SAVIEZ-VOUS ?

Le foie de veau est un aliment appartenant aux abats « rouges », c'est-à-dire consommables en l'état, et ne nécessite pas de préparation préalable importante.

35. LE JAMBON CUIT DÉCOUENNÉ ET DÉGRAISSÉ

RÉGIME HYPOCALORIQUE

À éviter en cas de régime pauvre en sel.

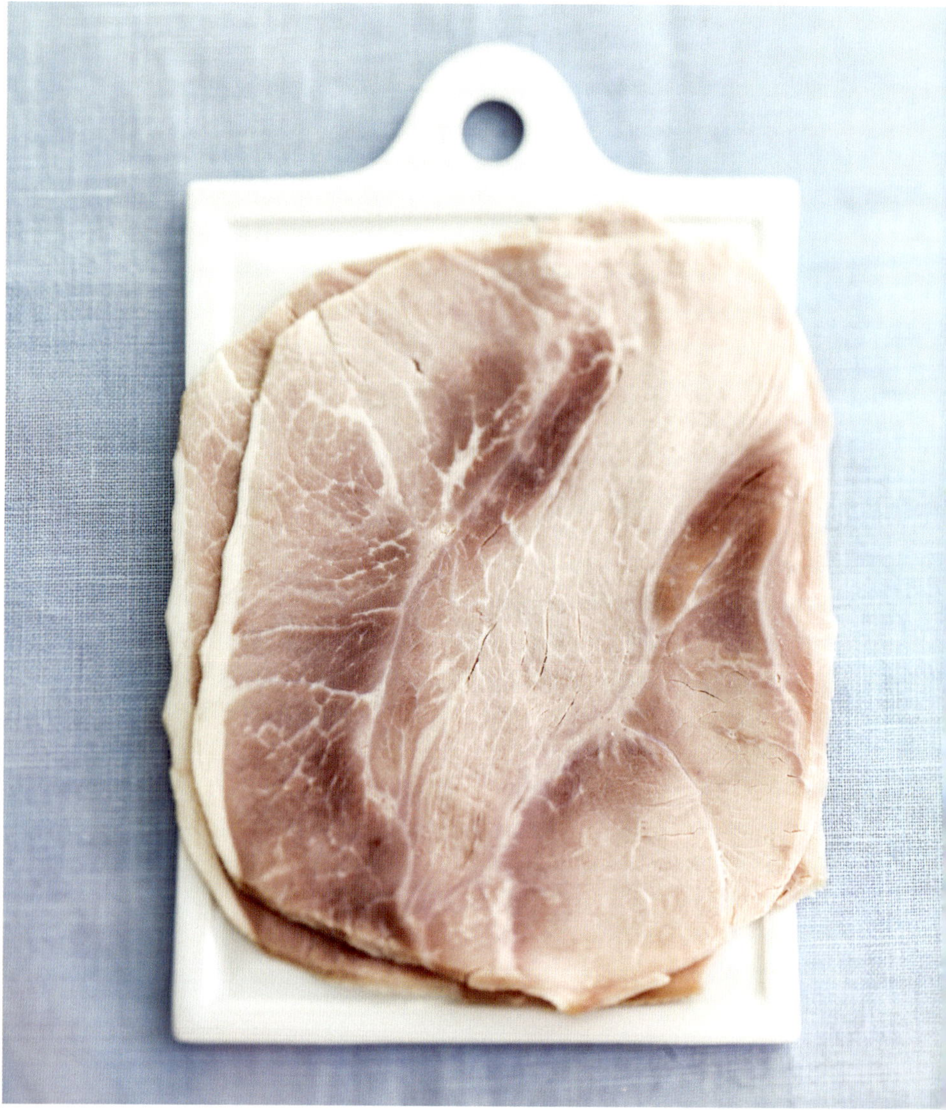

CANNELLONI DE JAMBON

PLAT

Ingrédients pour 1 personne :

- 130 g de jambon blanc découenné et dégraissé en tranches
- 100 g d'épinards surgelés
- 100 g de courgettes
- 1/2 oignon émincé
- 2 petits-suisses nature à 20 % de MG
- 50 g de coulis de tomate nature
- 1 c. à s. de persil ciselé
- Sel et poivre

1. Préchauffer le four à 210 °C (th. 7).
2. Décongeler les épinards au four à micro-ondes.
3. Laver et râper les courgettes.
4. Faire revenir ces deux légumes dans un poêle à revêtement antiadhésif avec l'oignon émincé.
5. Mélanger les petits-suisses et les légumes. Saler et poivrer.
6. Étaler cette farce sur chaque tranche de jambon et les rouler pour former des cannelloni.
7. Déposer les rouleaux dans un plat à gratin recouvert de papier cuisson.
8. Napper de sauce tomate et d'un peu de persil, puis enfourner pour 10 min.
9. Servir bien chaud !

PROPRIÉTÉS NUTRITIONNELLES

Le jambon cuit est peu calorique, 100 g de jambon cuit supérieur n'apportent que 113 kcal. Ce produit est également riche en protéines. D'origine animale, ces protéines possèdent une excellente valeur biologique. Le jambon découenné et dégraissé ne contient que 2 à 3 g/100 g de lipides. Ainsi, il est aussi maigre que le blanc de poulet par exemple.

Enfin, le jambon cuit est une source de vitamines, essentiellement du groupe B.

LE SAVIEZ-VOUS ?

Le jambon cuit est un produit de charcuterie provenant de la cuisson de la partie haute de la cuisse du porc. Le jambon supérieur ne doit contenir aucun produit d'addition autre que le sel de cuisine, le sel nitrité et le sucre, alors que les jambons d'autres catégories peuvent contenir des additifs divers et en particulier des polyphosphates.

36. LE SAUMON

RÉGIME HYPOCHOLESTÉROLÉMIANT • OSTÉOPOROSE (ET PRÉVENTION)

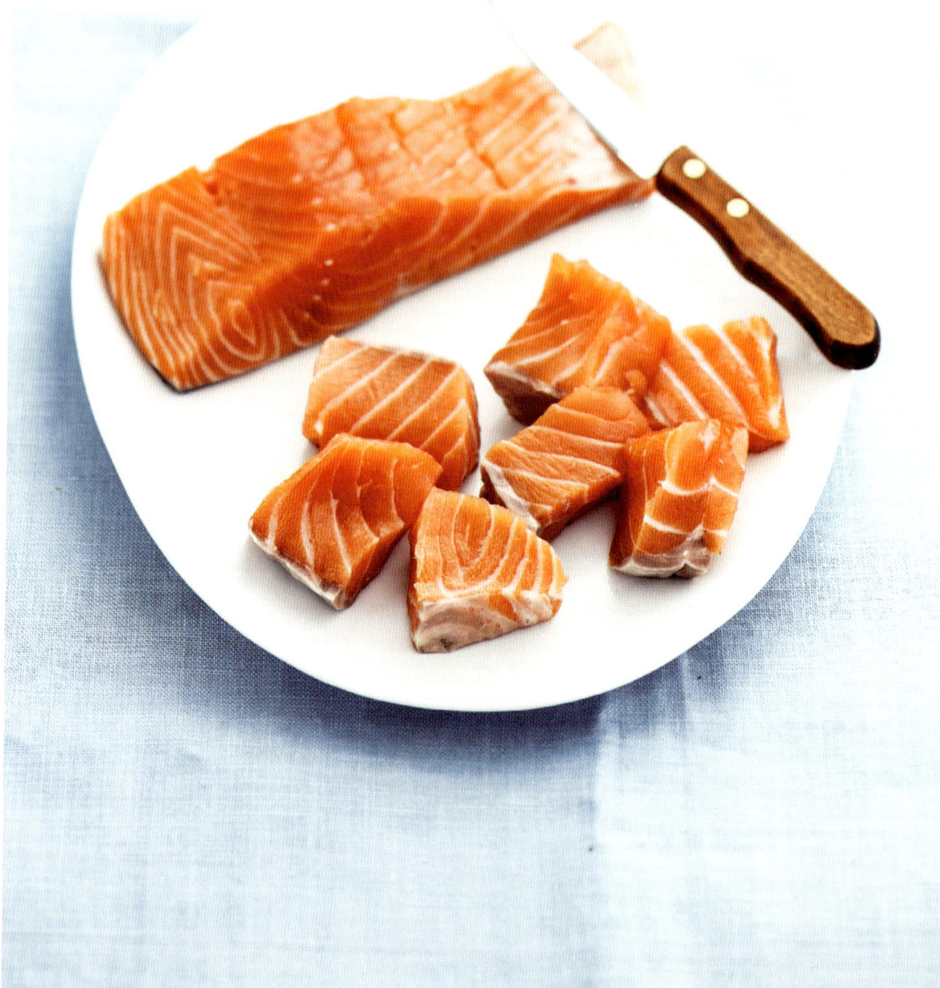

BROCHETTE DE SAUMON À L'ASIATIQUE

PLAT

Ingrédients pour 1 personne :

- 125 g de pavé de saumon
- 1/2 blanc d'œuf
- 1 c. à s. de coriandre en poudre
- 1 pincée de gingembre en poudre
- 1 c. à s. de sauce soja
- 1 c. à s. de coriandre fraîche ciselée
- Sel et poivre en grains

1. Couper le pavé de saumon en gros cubes. Les enfiler sur une pique à brochette.
2. Séparer le blanc du jaune d'œuf et battre le blanc d'œuf à la fourchette dans une assiette creuse, saler et poivrer.
3. Rouler la brochette de saumon dans le blanc d'œuf, puis la rouler dans la coriandre en poudre et le gingembre.
4. Dans une casserole, faire réduire la sauce soja.
5. Faire chauffer une poêle à revêtement antiadhésif sans matières grasses et y faire revenir la brochette à feu vif sur tous les côtés pour les faire dorer.
6. Servir la brochette nappée de la réduction de sauce soja et saupoudrée de coriandre fraîche.

PROPRIÉTÉS NUTRITIONNELLES

Le saumon est un poisson gras qui apporte en moyenne 12,9 % de lipides avec des variantes allant de 10 à 17 % selon les espèces et les origines. Ces lipides sont constitués essentiellement d'acides gras insaturés dont les fameux Oméga-3 ayant des effets protecteurs sur le système cardiovasculaire. On note également la présence des précieux EPA et DHA, des acides gras essentiels qui agissent comme précurseurs pour un bon fonctionnement immunitaire, circulatoire et hormonal.

Le saumon contient en moyenne 20 % de protéines d'excellente qualité puisqu'elles renferment tous les acides aminés essentiels. La couleur de la chair varie de rose clair à orange foncé, avec l'ajout fréquent de caroténoïdes dans l'alimentation des saumons dans les élevages, ce qui participe à l'enrichir en vitamine A. Le saumon contient 10 µg/100 g de vitamine D, cette vitamine indispensable à notre santé osseuse.

Côté minéraux, le saumon apporte du magnésium, du fer et surtout du phosphore en quantités intéressantes. Le sélénium, antioxydant recherché, est également bien représenté.

Le saumon est carnivore, il est donc courant de trouver des traces de métaux lourds dans sa chair, d'autant plus importantes s'il est sauvage.

LE SAVIEZ-VOUS ?

La plupart des saumons consommés aujourd'hui en France proviennent de fermes d'élevage. Le saumon est ainsi devenu plus abordable financièrement, mais sa chair apparaît moins fine et plus grasse que celle du saumon sauvage.

37. LA TRUITE

RÉGIME HYPOCHOLESTÉROLÉMIANT • OSTÉOPOROSE (ET PRÉVENTION) • RÉGIME PAUVRE EN GRAISSES
RÉGIME HYPOCALORIQUE • DIGESTION DIFFICILE

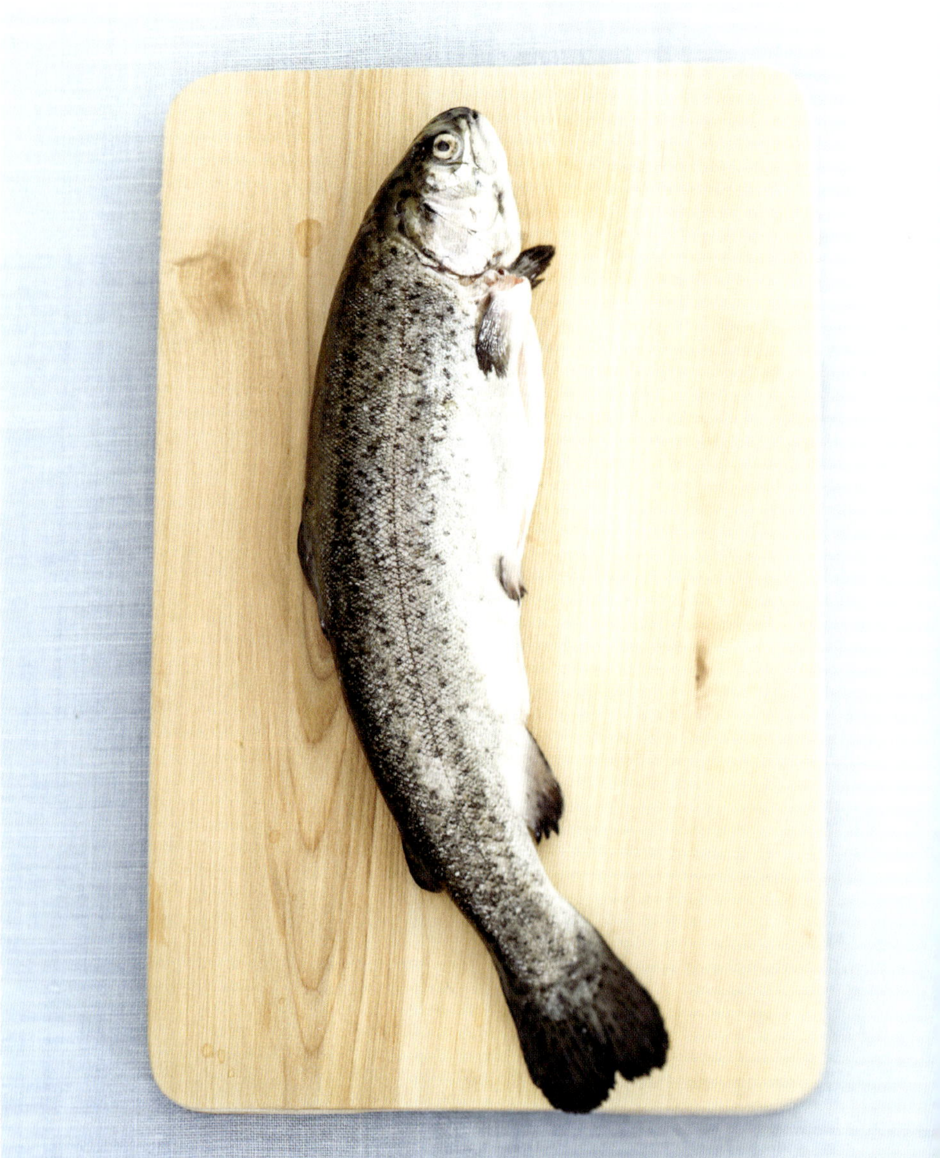

TRUITE AUX HERBES EN PAPILLOTE

PLAT

INGRÉDIENTS POUR 1 PERSONNE :

- 1 truite
- 2 branches de persil
- Quelques feuilles d'estragon
- 1 échalote
- 1 c. à c. d'huile d'olive
- 1/4 de verre de vin blanc
- Sel et poivre en grains

1. Préchauffer le four à 180 °C (th. 6).
2. Vider et nettoyer la truite.
3. Laver les herbes et les essorer à l'aide de papier absorbant.
4. Les ciseler finement et hacher l'échalote.
5. Mélanger dans un bol les herbes, l'échalote ciselée, l'huile d'olive, saler et poivrer.
6. Farcir la truite de cette préparation.
7. Placer la truite au centre d'une feuille de papier cuisson dans un plat allant au four.
8. L'arroser de vin blanc et fermer la papillote.
9. Enfourner pour 20 min.

PROPRIÉTÉS NUTRITIONNELLES

La truite contient 19,5 % de protéines, soit autant que la plupart des viandes. Bien qu'elle soit souvent considérée comme un poisson semi-gras voire gras, la truite n'apporte que 3,5 % de lipides ! Il s'agit en fait d'un aliment protidique relativement maigre. D'autant que la qualité de ses lipides est particulièrement intéressante. Riche en acides gras mono- et polyinsaturés (Ω 3), la truite contribue à la prévention des maladies cardiovasculaires.

Côté vitamines, on retiendra en particulier des apports élevés en vitamine D, avec 2,1 µg/100 g, soit 42 % des apports nutritionnels conseillés. Avec 1,4 mg/100 g, la vitamine E est également bien représentée : une portion de 180 g de poisson couvre plus de 20 % des ANC.

Sa faible teneur en tissus conjonctifs en fait un poisson léger et facile à digérer.

LE SAVIEZ-VOUS ?

Voisin du saumon, ce carnassier possède une chair fine et estimée. La truite de rivière préfère les eaux vives et aérées. Lorsque sa chair se colore en rose, on la qualifie de truite saumonée. La truite de mer, elle, vit dans les fleuves côtiers et descend jusqu'à la mer pour s'y nourrir.

38. L'ÉGLEFIN OU AIGLEFIN

RÉGIME HYPOCALORIQUE ET PAUVRE EN GRAISSES • OSTÉOPOROSE (ET PRÉVENTION)
CHUTE DES CHEVEUX • DÉPRESSION-IRRITABILITÉ

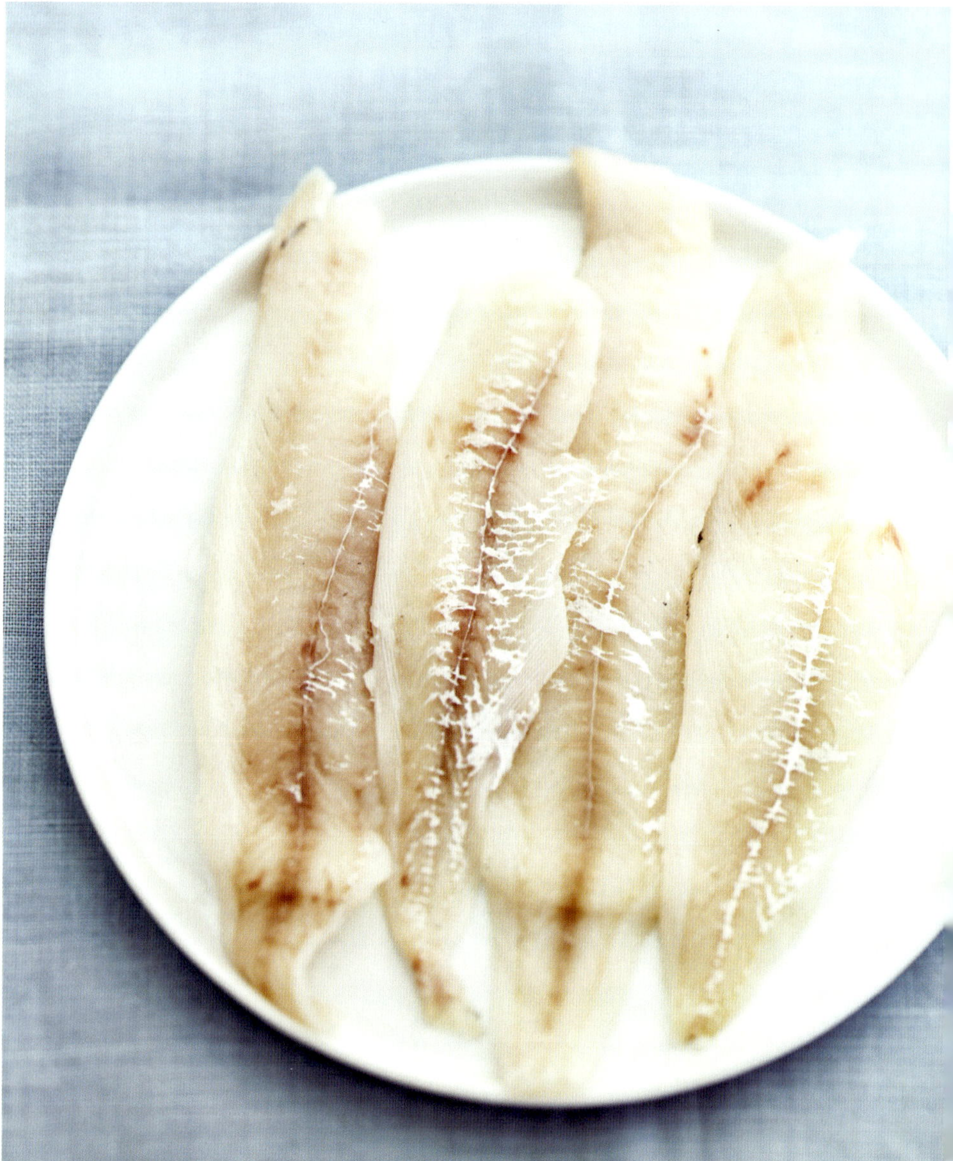

PAPILLOTE D'ÉGLEFIN ET SES TAGLIATELLES DE LÉGUMES

PLAT

INGRÉDIENTS POUR 1 PERSONNE :

- 180 g de filet d'églefin
- 1/4 d'oignon jaune
- 2 carottes
- 2 poireaux
- Le jus de 1/2 citron
- Sel et poivre en grains

1. Préchauffer le four à 160 °C (th. 5-6).
2. Peler l'oignon et les carottes, retirer le vert des poireaux.
3. Laver tous les légumes. Émincer l'oignon.
4. Couper les blancs de poireaux en tronçons de 5 cm, puis les détailler finement dans la longueur.
5. Réaliser des tagliatelles de carottes en les pelant à l'aide d'un économe.
6. Découper un grand rectangle de papier cuisson et déposer un nid de légumes au milieu : oignon, poireau émincé, tagliatelles de carottes, puis déposer le filet de poisson, saler, poivrer et arroser de jus de citron. Refermer la papillote.
7. Enfourner pour 15 min. Servir bien chaud !

PROPRIÉTÉS NUTRITIONNELLES

Frais ou fumé, l'églefin demeure un poisson très maigre apportant moins de 1 % de lipides. Le haddock, du fait du fumage qui élimine de l'eau, apparaît légèrement plus riche en sels minéraux et contient également du sodium (sel).

L'églefin offre de bons apports en phosphore, sélénium et vitamine B12. Ainsi 100 g de chair d'églefin permettent de couvrir près d'un tiers des apports journaliers recommandés en phosphore, 50 % en sélénium et près de 60 % en vitamine B12.

LE SAVIEZ-VOUS ?

Ce poisson d'eau de mer est classé parmi les poissons maigres. Fumé, il change de nom, on l'appelle alors haddock. Sa chair blanche rosée est de saveur douce et contient peu d'arêtes. Il peut être consommé grillé, bouilli ou poché (le plus souvent dans du lait).

39. LE CABILLAUD OU MORUE

RÉGIME PAUVRE EN PURINE (CONTRE L'EXCÈS D'ACIDE URIQUE) • DOULEURS ARTICULAIRES
RÉGIME HYPOCALORIQUE • RÉGIME HYPOCHOLESTÉROLÉMIANT

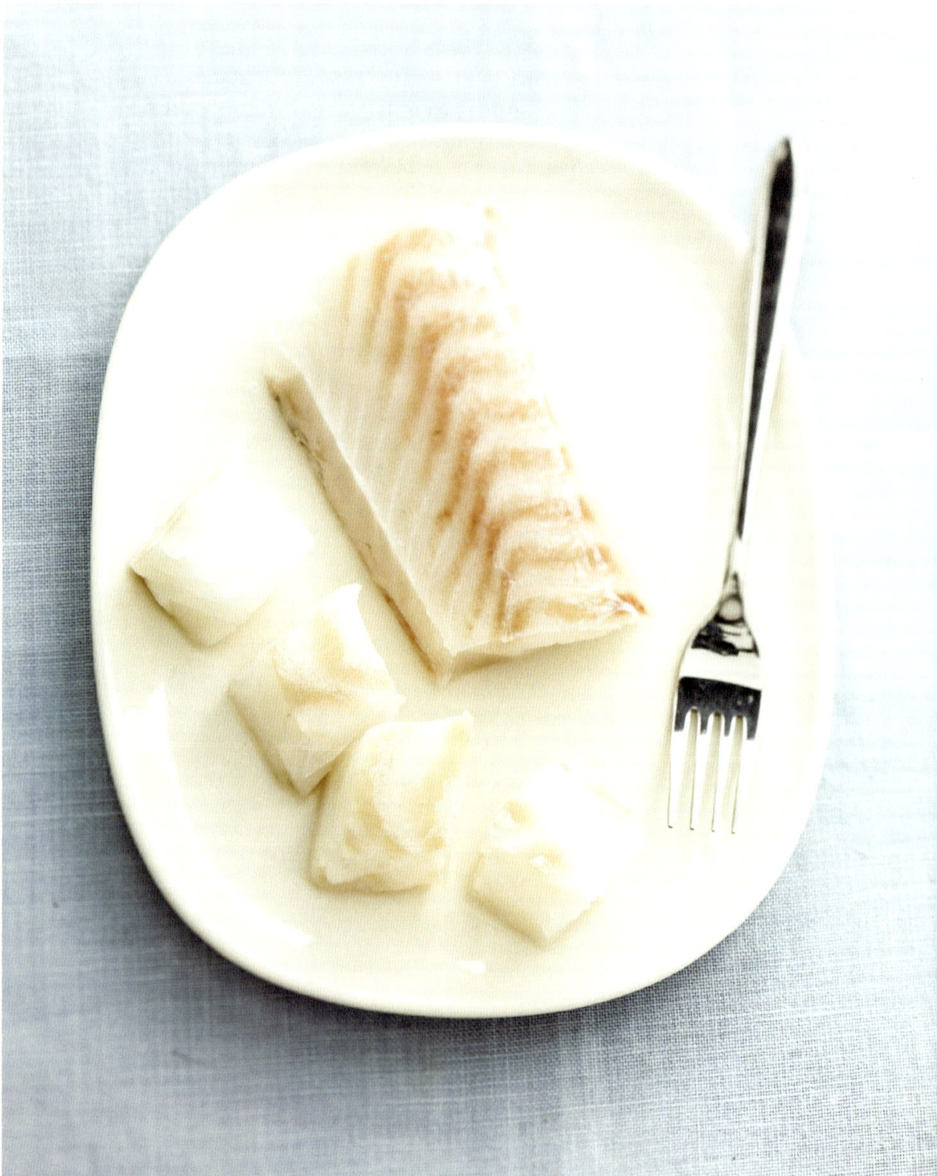

PAPILLOTE DE CABILLAUD SAVEURS DU SUD

PLAT

Ingrédients pour 1 personne :

- 180 g de filet de cabillaud
- 1 pincée de cumin en poudre
- 150 g de tomates cerise
- 15 g d'olives noires dénoyautées
- 10 g de câpres
- 1 c. à c. de coulis de tomate
- 1 c. à c. d'huile d'olive
- 1 c. à s. de basilic ciselé
- Sel et poivre en grains

1. Préchauffer le four à 220 °C (th. 7).
2. Laver et essuyer le poisson. Disposer sur une feuille de papier cuisson et saupoudrer de cumin en poudre.
3. Laver et couper les tomates cerise en deux.
4. Couper finement les olives et les câpres. Mélanger avec le coulis de tomate, l'huile d'olive et le basilic.
5. Étaler cette préparation sur le filet de poisson.
6. Disposer les tomates cerise, saler, poivrer et fermer hermétiquement.
7. Enfourner pour 20 à 30 min selon l'épaisseur du poisson. Déguster bien chaud.

PROPRIÉTÉS NUTRITIONNELLES

Avec seulement 105 kcal/100 g et moins de 1 % de lipides, le cabillaud est un aliment diététique par définition. Il est également riche en protéines avec 23 g/100 g.

Côté vitamines, il présente un intérêt pour la niacine (vitamine B3 ou PP) et pour la vitamine B12 dont il apporte, pour chacune, 45 %/100 g des apports nutritionnels conseillés pour un adulte.

Côté sels minéraux, le cabillaud est une source intéressante de phosphore avec près de 20 % des ANC pour un adulte pour 100 g de chair de poisson. Il est également riche en sélénium et 100 g de poisson offrent 60 % des apports journaliers recommandés chez un adulte.

LE SAVIEZ-VOUS ?

Le cabillaud est un poisson d'eau de mer classé parmi les poissons maigres. Lorsqu'il est vendu séchéet salé, il est alors appelé « morue ». On le reconnaît à sa moustache au niveau du menton, à sa grosse tête verdâtre et tachetée et à sa ligne blanche sur le dos. Sa chair blanche contient des arêtes.

40. LE CRABE

SOURCE D'ANTIOXYDANTS

À éviter chez les personnes souffrant de goutte (excès d'acide urique).

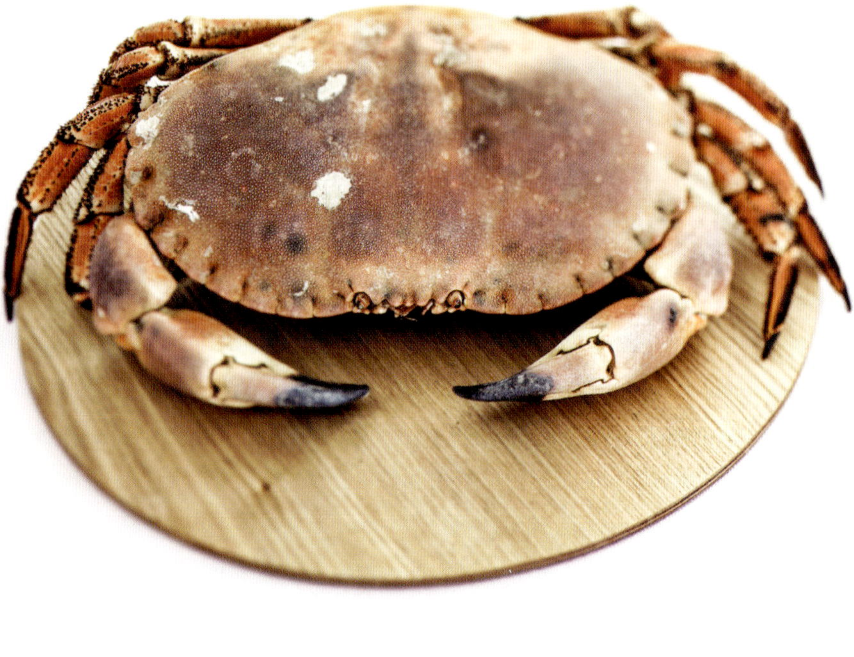

TOMATE SURPRISE

PLAT

Ingrédients pour 1 personne :

- 1 tomate à farcir
- 50 g de germes de soja frais
- 5 radis roses
- 120 g de chair de crabe
- 2 c. à s. de ciboulette ciselée
- 1 c. à c. de jus de citron
- 50 g de fromage blanc nature à 20 % de MG
- Sel et poivre

1. Laver la tomate, ôter son chapeau et l'évider.
2. Laver les pousses de soja. Préparer les radis roses et les couper en rondelles.
3. Dans un saladier, mélanger la chair de crabe, les pousses de soja, les rondelles de radis, la ciboulette ciselée et le jus de citron.
4. En dernier, compléter avec le fromage blanc. Saler et poivrer.
5. Garnir la tomate de la farce au crabe, remettre son chapeau et réserver au frais au moins 1 h avant dégustation.
6. Servir bien frais.

PROPRIÉTÉS NUTRITIONNELLES

La chair du crabe est peu calorique et pauvre en graisses mais contient des acides gras essentiels Oméga-3, qui contribuent à la prévention des maladies cardiovasculaires. Elle offre une excellente source de vitamine B12, de sélénium, de cuivre et de zinc.

N.B. : Le surimi est un concentré de protéines de poisson, auquel on ajoute entre autres des agents de conservation, du colorant artificiel ainsi que la saveur désirée (crabe, homard, pétoncle, etc.). Prêt à manger, le surimi est plus économique que les fruits de mer frais, mais offre un apport en vitamines et en minéraux moins important. La présence en sodium et en additifs est également relativement élevée.

LE SAVIEZ-VOUS ?

L'espèce la plus consommée est le tourteau, plus gros crabe d'Europe. Sa carapace épaisse est d'un brun orangé tendre et ses grosses pinces au bout noir le différencient des autres espèces.

41. LES COQUILLES SAINT-JACQUES

RÉGIME PAUVRE EN GRAISSES • RHUMATISMES • RÉGIME HYPOCALORIQUE • INFECTIONS

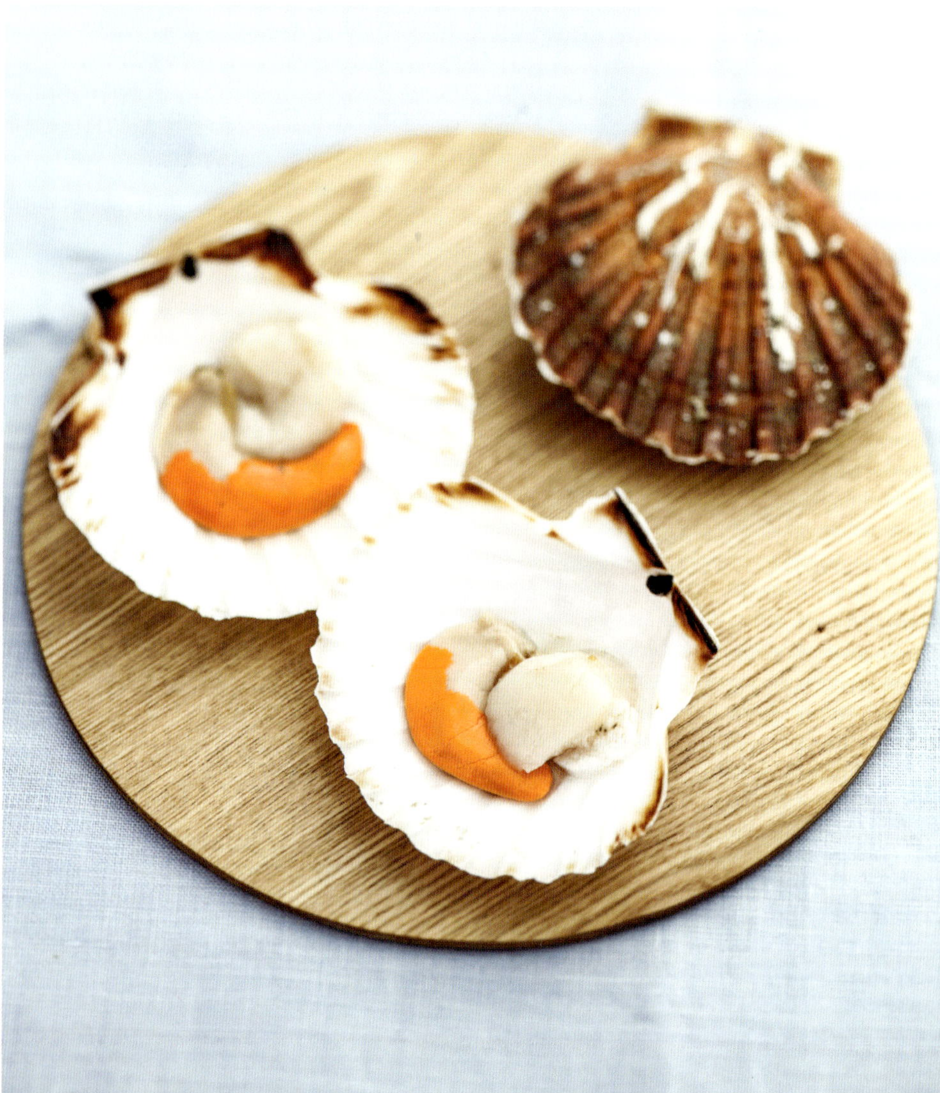

NOIX DE SAINT-JACQUES AUX ASPERGES VERTES, CRÈME D'ESTRAGON SAFRANÉE

PLAT

INGRÉDIENTS POUR 1 PERSONNE :

- 160 g de noix de Saint-Jacques
- 300 g d'asperges vertes
- 1 c. à s. de vinaigre balsamique blanc
- 1 c. à s. de crème fraîche
- 1 pincée de safran
- 1 c. à c. d'estragon haché
- Sel et poivre

1. Peler et bien éplucher les asperges. Les cuire à la vapeur.
2. Saisir les noix de Saint-Jacques dans une poêle à revêtement antiadhésif, à sec. Déglacer avec le vinaigre balsamique blanc, laisser réduire, puis ajouter la crème, le safran et l'estragon. Rectifier l'assaisonnement et poursuivre la cuisson 2 min.
3. Servir les Saint-Jacques et les asperges sur une assiette et napper de sauce à la crème.

PROPRIÉTÉS NUTRITIONNELLES

Les noix de Saint-Jacques sont faiblement caloriques avec seulement 74 kcal/100 g et on observe des lipides à l'état de traces (0,19 %). En revanche, ce taux monte à 106 kcal/100 g si on y ajoute le corail.

Les coquilles Saint-Jacques apparaissent riches en cuivre (10 mg/100 g), un oligo-élément nécessaire à la formation de l'hémoglobine et qui intervient dans la fonction immunitaire et contre le stress oxydant.

Elles sont également riches en potassium (420 mg/100 g), un minéral qui participe à la contraction musculaire, notamment celle du cœur.

LE SAVIEZ-VOUS ?

La chair blanche de ce coquillage est constituée d'un muscle : la noix, très prisée en gastronomie. Le corail (glandes génitales) est riche en protéines.

42. LA MOULE

RÉGIME HYPOCALORIQUE ET PAUVRE EN GRAISSES • OSTÉOPOROSE (ET PRÉVENTION)
ECZÉMA • ANÉMIE • TROUBLES DE LA CIRCULATION • DOULEURS ARTICULAIRES • PROBLÈMES DE THYROÏDE

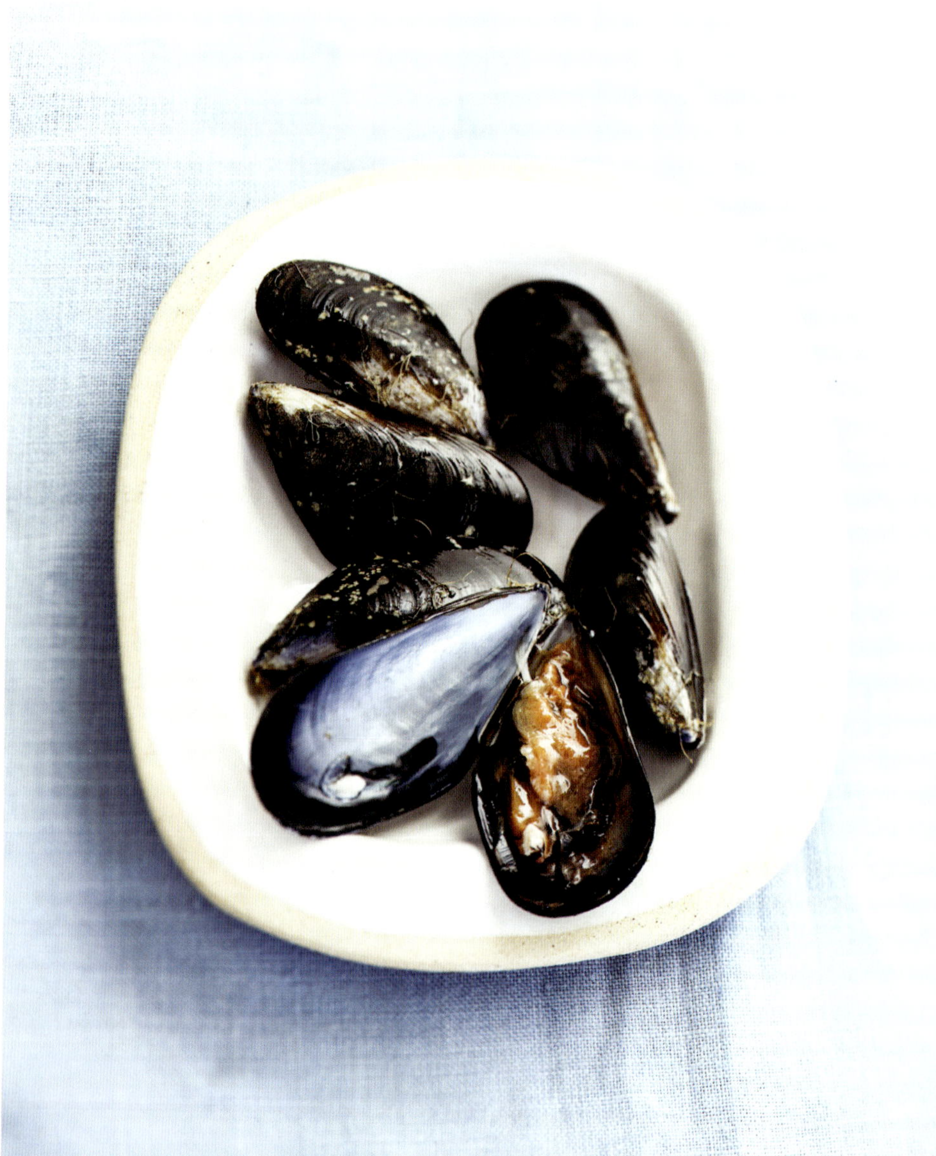

GRATIN DE MOULES PROVENÇAL

PLAT

Ingrédients pour 1 personne :

- 130 g de moules cuites, décoquillées, surgelées au naturel
- 1 échalote
- 1/2 gousse d'ail
- 1 c. à s. de crème fraîche à 15 % de MG
- 150 g de tomates pelées, concassées
- 1 pincée de paprika en poudre
- 10 g de fécule de maïs
- Quelques feuilles de basilic
- 20 g d'emmental râpé
- Sel et poivre

1. Préchauffer le four à 180 °C (th. 6).
2. Faire bouillir de l'eau et plonger les moules encore surgelées pendant quelques minutes. Les égoutter.
3. Dans une casserole faire revenir l'échalote pelée et l'ail haché pendant 1 min.
4. Ajouter la crème, les tomates concassées, le paprika, le sel et le poivre.
5. Faire bouillir 30 secondes. Ajouter la fécule de maïs diluée dans un peu d'eau, puis ajouter les moules.
6. Ciseler les feuilles de basilic et les ajouter hors feu.
7. Mettre la préparation dans un plat à gratin et la recouvrir d'emmental râpé puis la passer 10 min au four. Terminer la cuisson 5 min en position gril.

PROPRIÉTÉS NUTRITIONNELLES

Ce mollusque présente une bonne alternative aux poissons maigres puisqu'il apporte une quantité non négligeable de protéines (12 %) et moins de 2,5 % de lipides. D'autre part il se révèle être une source intéressante de vitamines et de minéraux. 100 g de chair de moules apportent en effet dix fois les apports journaliers recommandés chez l'adulte en vitamine B12, un tiers des apports en vitamine B2, 84 % chez l'homme et 42 % chez la femme en fer, plus de 100 % en sélénium et deux fois les apports conseillés en iode.

LE SAVIEZ-VOUS ?

La moule est un coquillage marin bivalve à deux coquilles noires, lisses et légèrement bombées. Sa chair goûteuse est blanche ou orangée selon les variétés.

43. LE TOFU

RÉGIME HYPOCALORIQUE • RÉGIME HYPOCHOLESTÉROLÉMIANT • RÉGIME VÉGÉTARIEN

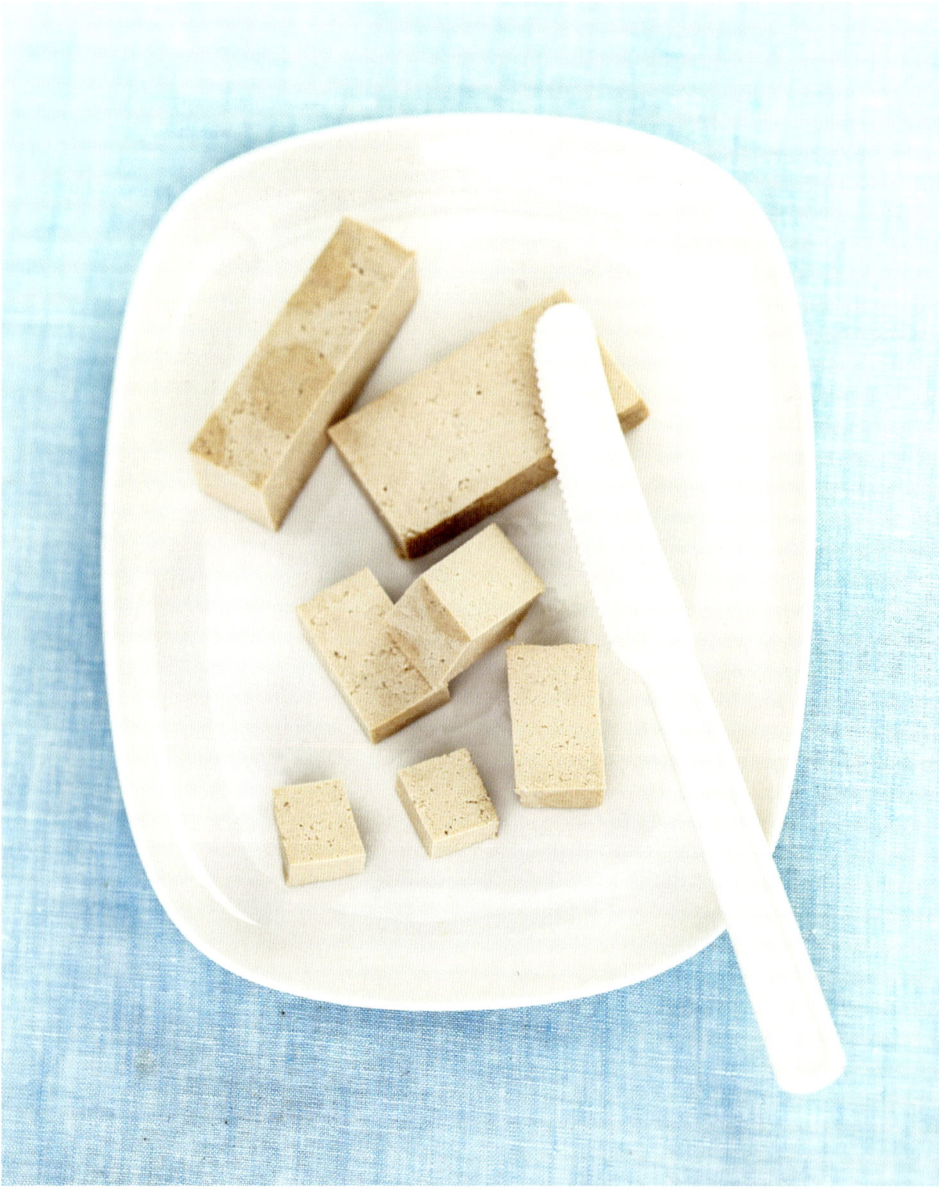

BROCHETTES DE TOFU À LA PROVENÇALE

PLAT

Ingrédients pour 1 personne :

- 120 g de tofu
- 1 c. à c. de concentré de tomate
- 1 pincée de cumin en poudre
- 1 tomate
- 1/2 courgette

1. Préchauffer le four à 180 °C (th. 6).
2. Couper le tofu en gros cubes réguliers.
3. Dans un saladier, délayer le concentré de tomate dans un peu d'eau et le cumin. Bien mélanger avec les dés de tofu.
4. Laver, peler et épépiner les légumes. Les couper en gros cubes de la taille de ceux de tofu.
5. Sur les pics à brochettes, alterner les dés de tofu et les légumes.
6. Disposer sur la plaque du four recouverte de papier cuisson et enfourner pour 20 min.

PROPRIÉTÉS NUTRITIONNELLES

Riche en protéines végétales (14,6 %) d'excellente qualité, le tofu, comme le steak de soja, est une des solutions dont disposent les végétariens pour entretenir leur masse musculaire et ainsi maintenir un métabolisme bon consommateur d'énergie.

On compte une portion de 120 g de tofu nature à la place de la viande, du poisson ou des œufs. Consommé nature, il constitue également une source intéressante d'acides gras Oméga-3, de calcium et de magnésium.

LE SAVIEZ-VOUS ?

Cette pâte blanche est issue du caillage du lait de soja, le tonyu. Consommé par les Asiatiques depuis des centaines d'années, le tofu est de plus en plus apprécié en France.

44. LE JAUNE D'ŒUF DE POULE

ANÉMIE • OSTÉOPOROSE (ET PRÉVENTION)

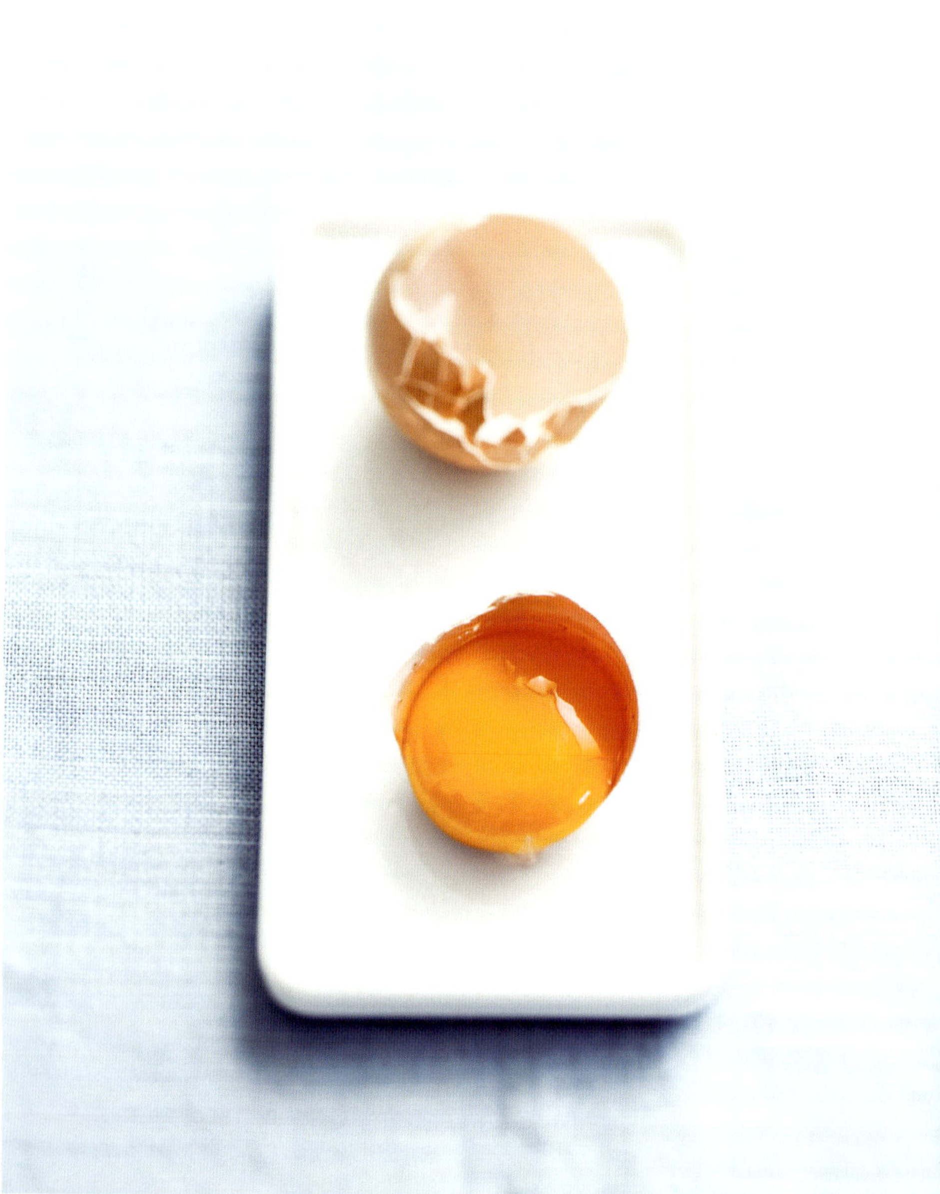

PÂTES CARBONARA AU BACON

PLAT

Ingrédients pour 1 personne :

- 60 g de filet de bacon
- 50 g poids cru de *penne* intégrales
- 1/2 oignon
- 1 c. à s. de crème fraîche à 15 % de MG
- 1 pincée de noix de muscade râpée
- 1 jaune d'œuf
- 10 g de parmesan râpé
- 1 c. à c. de persil ciselé
- Sel et poivre

1. Faire cuire les *penne* dans un grand volume d'eau salée.
2. Pendant ce temps, émincer l'oignon, le faire revenir à sec dans une poêle à revêtement antiadhésif.
3. Couper le bacon en petits dés et les ajouter dans la poêle. Verser la crème, puis mélanger.
4. Assaisonner de sel, poivre et saupoudrer de noix de muscade râpée.
5. Dans une grande assiette, disposer les *penne*, les napper de sauce et disposer le jaune d'œuf au centre.
6. Saupoudrer de parmesan râpé.
7. Décorer de persil ciselé et servir chaud.

PROPRIÉTÉS NUTRITIONNELLES

Le jaune est constitué d'un tiers de lipides, plus particulièrement d'acides gras insaturés.

Un jaune d'œuf contient en moyenne 0,25 g de cholestérol. Il est donc faux de mettre systématiquement en cause les œufs en cas d'hypercholestérolémie et de les supprimer. Les limiter à deux par semaine semble suffisant.

Le jaune d'œuf représente une excellente source de fer et couvre 15 % des apports journaliers recommandés, notamment aux enfants et aux femmes qui en ont le plus besoin.

Avec l'huile de foie de morue et le beurre, l'œuf est parmi les meilleures sources alimentaires de vitamine A. Plus le jaune est clair, plus il est riche en vitamine A (100 g de jaune couvrent 71 % des apports en vitamine A d'une femme).

Le jaune d'œuf apporte également une quantité appréciable de vitamine D (20 % des apports nutritionnels conseillés pour 100 g de jaune).

LE SAVIEZ-VOUS ?

Le jaune d'œuf est la partie de l'œuf qui sert de source de nourriture pour le développement de l'embryon. Il est maintenu en suspension dans le blanc d'œuf par des filaments torsadés de tissus cellulaires appelés « chalazes ».

45. LE BLANC D'ŒUF DE POULE

RÉGIME HYPOCALORIQUE ET HYPERPROTIDIQUE

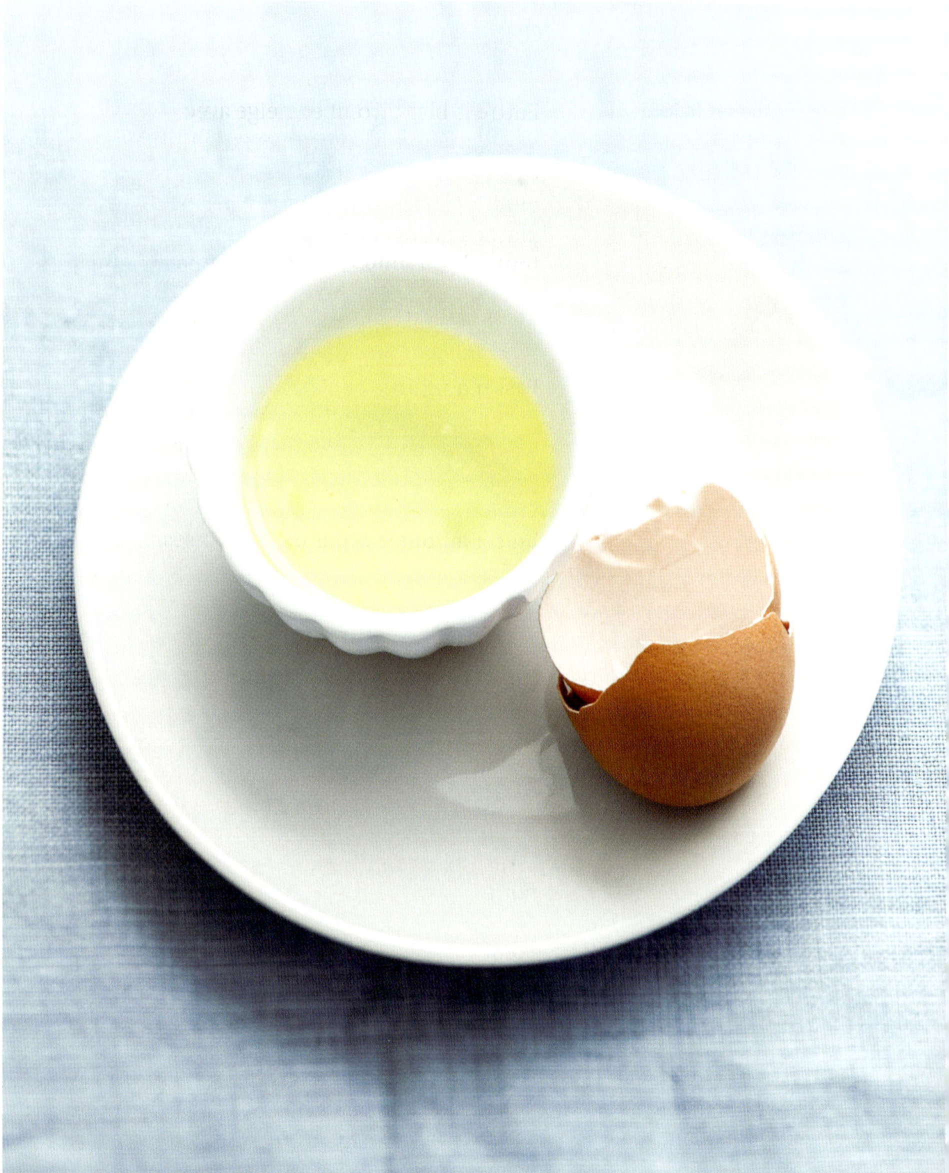

MOUSSE GLACÉE DE BANANE AU COULIS DE FRAMBOISES

DESSERT

Ingrédients pour 1 personne :

- 1/2 banane
- 50 g de framboises fraîches
- 50 g de fromage blanc à 20 % de MG
- 1 pincée de cannelle
- 1 c. à c. de sucre en poudre
- 1 blanc d'œuf
- Quelques gouttes de jus de citron
- Sel

1. Mixer la banane avec le fromage blanc. Ajouter la cannelle et le sucre.
2. Battre le blanc d'œuf en neige avec une pincée de sel. L'incorporer délicatement à la purée de banane.
3. Verser la préparation dans un récipient, puis placer au congélateur pendant 2 h en remuant toutes les 20 min afin d'obtenir une mousse à la fois solide et légère.
4. Pendant ce temps, mixer les framboises avec le jus de citron (conserver 1 framboise entière). Passer au chinois.
5. Sur une petite assiette, dresser une quenelle de mousse glacée à la banane à l'aide de deux cuillères à soupe. Décorer avec la framboise entière.
6. Verser autour le coulis de framboises.

PROPRIÉTÉS NUTRITIONNELLES

Avec seulement 48 kcal/100 g, le blanc d'œuf est un aliment très léger. Il apporte 90 % d'eau, près de 10 % de protéines et aucune graisse !

Il est LA protéine de référence, celle qui sert d'étalon aux autres, et possède tous les acides aminés essentiels dont notre organisme a besoin.

Côté micronutriments, le blanc d'œuf apparaît comme une source intéressante de vitamines B2, B3 et de sélénium. 100 g de blanc suffisent à couvrir 25 % des apports journaliers recommandés pour ces deux vitamines.

LE SAVIEZ-VOUS ?

Le blanc d'œuf est composé à 90 % d'eau. Parmi les autres constituants, on trouve essentiellement des protéines, la principale étant appelée ovalbumine. C'est elle qui permet de stabiliser la mousse des blancs en neige.

46. LE PETIT-SUISSE NATURE À 20 % DE MG

RÉGIME HYPOCALORIQUE • OSTÉOPOROSE (ET PRÉVENTION)
GROSSESSE ET ALLAITEMENT • PÉRIODE DE CROISSANCE

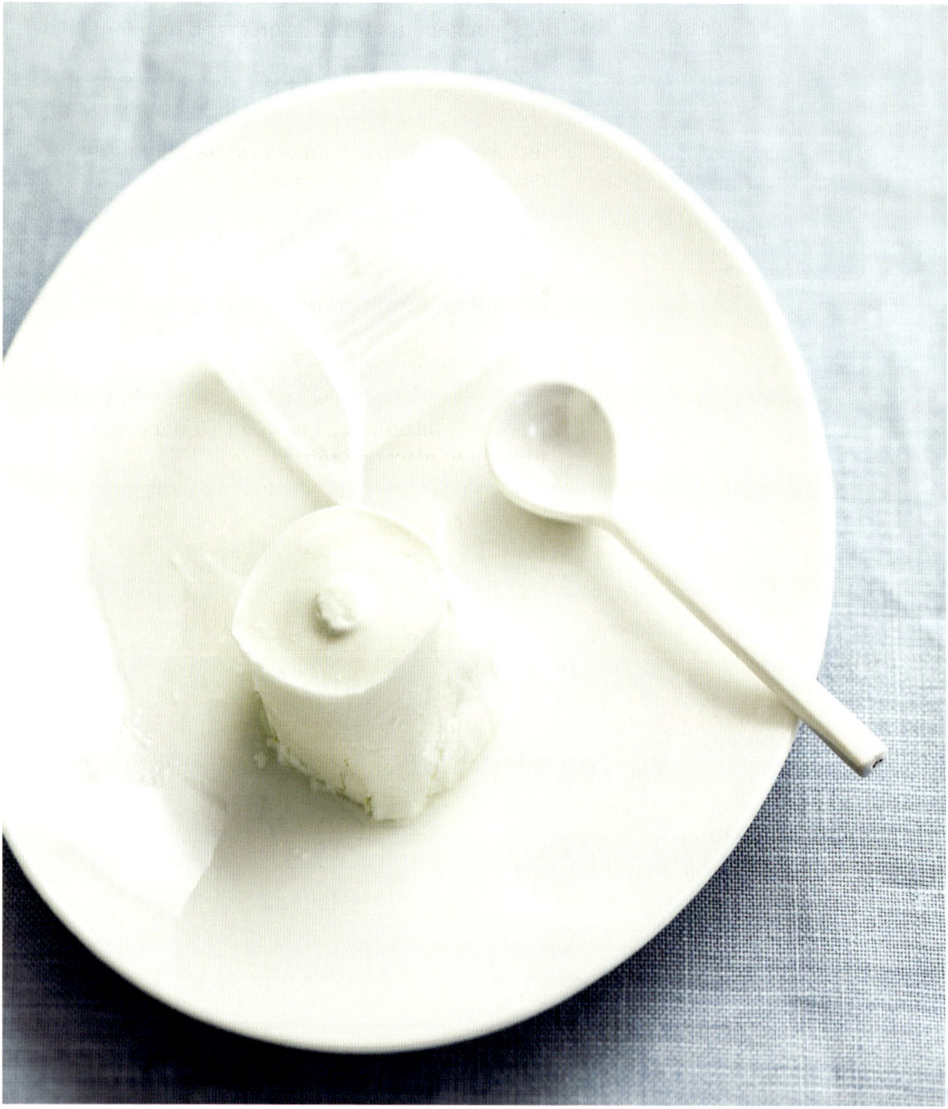

ROULÉS DE CHOU VERT AUX PETITS-SUISSES, JAMBON ET TOMATES

ENTRÉE

Ingrédients pour 1 personne :

- 130 g de jambon cuit supérieur, découenné et dégraissé
- 3 grandes feuilles de chou vert
- 2 petits-suisses nature à 20 % de MG
- 1 pincée de curcuma
- 1 c. à s. de ciboulette ciselée
- 2 tomates
- Sel et poivre

1. Laver les feuilles de chou, les blanchir à l'eau bouillante salée pendant 10 à 15 min. Les plonger aussitôt dans un grand récipient rempli d'eau glacée pour stopper la cuisson, puis les égoutter sur du papier absorbant.
2. Dans un bol, mélanger les petits-suisses, le sel, le poivre, un peu de curcuma et de ciboulette. Couper les tomates en tout petits dés.
3. Sur le plan de travail, poser à plat une feuille de chou, tartiner une fine couche de mélange aux petits-suisses, disposer dessus une tranche de jambon, terminer par un peu de mélange aux petits-suisses et quelques dés de tomates. Rouler l'ensemble de manière bien serrée afin d'obtenir un petit rouleau. En faire de même jusqu'à épuisement du jambon. Filmer chaque rouleau et placer au réfrigérateur.
4. Avant de servir, retirer le film alimentaire et couper en petits rouleaux de 5 cm environ.

PROPRIÉTÉS NUTRITIONNELLES

Le petit-suisse est finalement pauvre en matière grasse. Il ne contient en effet que 3,8 % de MG sur produit fini. Il est reconnu pour sa richesse en phosphore (63 mg/pot) et en calcium (67 mg/pot), qui en font une référence pour la solidité des os et la prévention contre l'ostéoporose.

On note également que le petit-suisse est une source intéressante de vitamines B2 et B12.

LE SAVIEZ-VOUS ?

Le petit-suisse est un fromage frais, non salé, de consistance onctueuse, à base de lait de vache et enrichi de crème de lait de vache.

47. LA CANCOILLOTTE

OSTÉOPOROSE (ET PRÉVENTION) • RÉGIME HYPOCALORIQUE

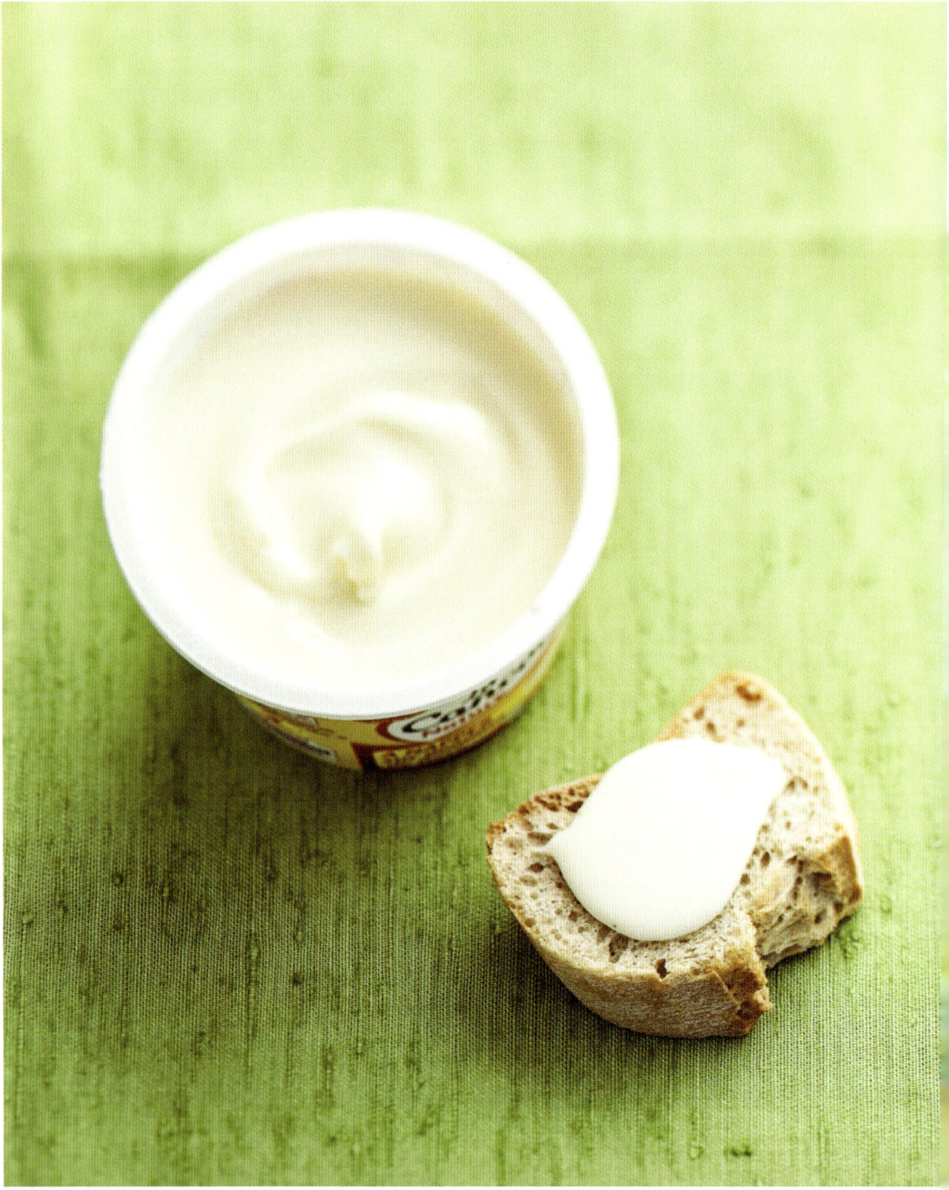

GRATIN DE CAROTTES À LA CANCOILLOTTE

PLAT

Ingrédients pour 1 personne :

- 30 g de cancoillotte
- 200 g de carottes
- 30 g de pain complet
- 1 pincée de thym
- 1 pincée de cumin en poudre
- Sel et poivre

1. Laver et éplucher les carottes. Les couper en fines rondelles et les faire cuire à la vapeur.
2. Mixer le pain complet avec le thym en une chapelure fine.
3. Préchauffer le four en position gril.
4. Dans un plat à gratin, verser les carottes et mélanger avec la cancoillotte. Saler, poivrer et saupoudrer de cumin.
5. Recouvrir avec la chapelure au thym et enfourner.
6. Sortir dès que la chapelure est bien dorée.

PROPRIÉTÉS NUTRITIONNELLES

La cancoillotte se révèle être l'un des fromages les moins caloriques qui existent. Avec seulement 107 kcal/100 g et moins de 4 % de lipides, la cancoillotte se range aux côtés des fromages allégés.

On note également un très faible taux de cholestérol (0,01 %), un record pour un fromage.

Enfin, la cancoillotte n'est pas en reste côté calcium, puisque 100 g de crème apportent 95 mg de calcium, soit 10 % des apports journaliers recommandés.

LE SAVIEZ-VOUS ?

La cancoillotte est un fromage sans croûte originaire de Franche-Comté. Fabriquée à partir du petit-lait de vache et de beurre, c'est une crème à tartiner onctueuse, épaisse, d'aspect jaune et collant.

Attention à la qualité de la cancoillotte que vous achetez : les cancoillottes industrielles présentent le plus souvent une longue liste d'additifs.

48. L'EMMENTAL

OSTÉOPOROSE (ET PRÉVENTION) • GROSSESSE ET ALLAITEMENT • PÉRIODE DE CROISSANCE

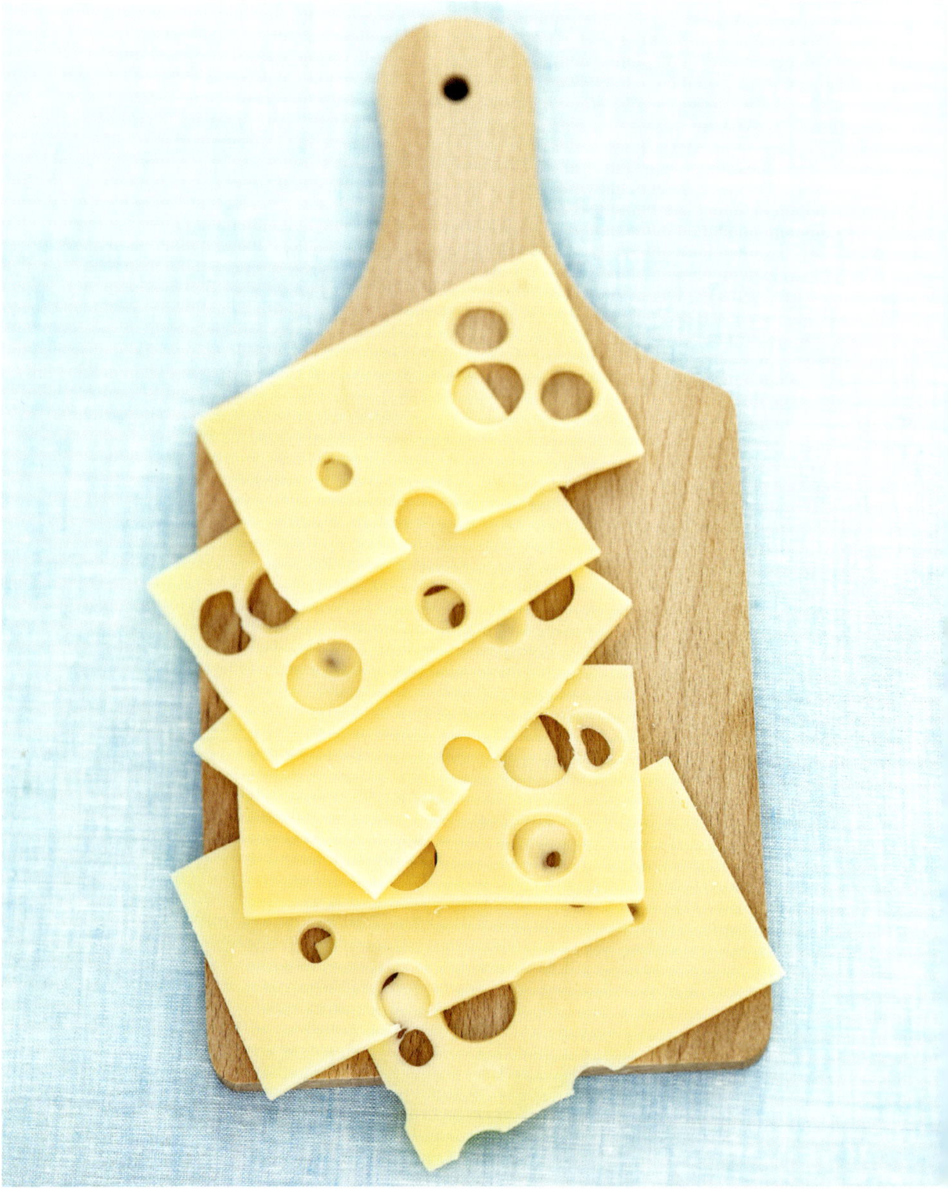

PLAT

GRATIN DE COURGETTES AU RIZ SAUVAGE

Ingrédients pour 1 personne :

- 30 g de riz sauvage (poids cru)
- 1 courgette
- 1/2 oignon
- 150 ml de lait demi-écrémé
- 20 g d'emmental râpé
- 1 c. à c. de noix de muscade râpée
- Sel et poivre

1. Préchauffer le four à 180 °C (th. 6).
2. Faire cuire le riz *al dente* (il terminera de cuire au four).
3. Pendant ce temps, laver la courgette et l'éplucher une rangée sur deux (pour garder de la peau verte qui donnera de la couleur).
4. Râper la courgette.
5. Peler et émincer l'oignon.
6. Mélanger la courgette avec l'oignon et le lait. Saler et poivrer.
7. Ajouter le riz cuit et égoutté.
8. Mettre le tout dans un plat à gratin.
9. Parsemer d'emmental et de noix de muscade.
10. Faire cuire au four pendant environ 20 min.

PROPRIÉTÉS NUTRITIONNELLES

Comme l'ensemble des fromages à pâte dure, l'emmental est très calorique avec 380 kcal/100 g et également très riche avec près de 28 % de lipides. Il n'en est pas moins un aliment santé au vu de ses apports bénéfiques en vitamines et minéraux. 100 g d'emmental offrent en particulier près de 25 % des apports nutritionnels conseillés en vitamine A et 20 % des ANC en vitamine B2, près de 50 % des ANC en vitamine B3 et 140 % en B12. Côté minéraux, l'emmental est extrêmement bien pourvu en phosphore et en calcium. Une portion de 20 g seulement suffit à couvrir 15 % des ANC en phosphore et 22 % des ANC en calcium.

LE SAVIEZ-VOUS ?

L'emmental, ou emmenthal, est un fromage suisse à pâte dure dont le nom provient de la vallée de l'Emme.
C'est un fromage à pâte pressée cuite, fabriqué à partir de lait de vache.

49. LE YAOURT NATURE CLASSIQUE

INTOLÉRANCE AU LACTOSE • OSTÉOPOROSE (ET PRÉVENTION)
RÉGIME HYPOCALORIQUE • GROSSESSE ET ALLAITEMENT • PÉRIODE DE CROISSANCE

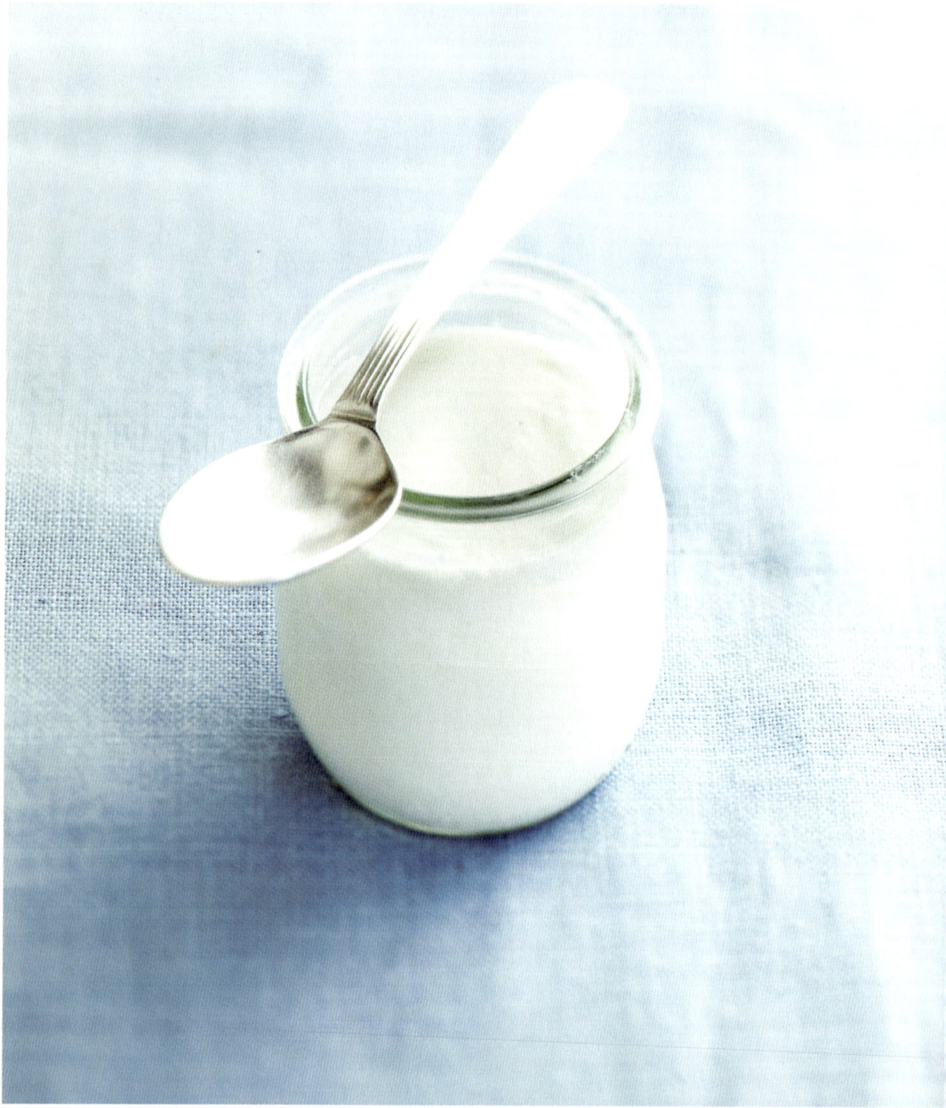

YAOURT GLACÉ FAÇON STRACCIATELLA

DESSERT

Ingrédients pour 1 personne :

- 1 yaourt nature classique
- 1 cm de gousse de vanille
- 15 g de chocolat noir
- 1 c. à s. de sucre en poudre
- 1 pincée de cannelle en poudre

1. Fendre la gousse de vanille et récupérer les graines à l'aide de la pointe d'un couteau.
2. Râper le chocolat sur une râpe à gros trous pour obtenir de gros copeaux.
3. Mélanger le yaourt avec le sucre, les graines de vanille, la cannelle et les copeaux de chocolat noir. Conserver quelques copeaux pour la décoration.
4. Placer la préparation dans une verrine, recouvrir de film alimentaire et placer au congélateur pendant 30 à 45 min, le temps que le yaourt se solidifie légèrement.
5. Déguster bien frais, décoré de quelques copeaux de chocolat.

PROPRIÉTÉS NUTRITIONNELLES

Le yaourt classique est finalement pauvre en matière grasse. Il ne contient en effet que 1,5 % de MG sur produit fini. Ce produit est reconnu pour sa richesse en phosphore et en calcium, qui en font un emblème de la solidité des os et de la prévention contre l'ostéoporose. On note également que le yaourt est source de vitamines B2 et B12 et de zinc.

Tout comme le yaourt à proprement parlé, le lactosérum est source de protéines et de calcium, il est donc conseillé de ne pas le jeter !

Au cours de la fermentation lactique, la production d'acide lactique par les bactéries à partir du lactose modifie également la structure des protéines du lait et conduit à la prise en masse de celui-ci. Le lactose ainsi transformé en acide lactique, les yaourts sont bien acceptés par les personnes intolérantes au lactose.

LE SAVIEZ-VOUS ?

Le yaourt est un produit laitier composé de lait pasteurisé de vache, de chèvre ou de brebis et de deux ferments, le *Lactobacillus bulgaricus* qui acidifie et le *Streptococcus thermophilus* qui aromatise.

Une petite quantité de poudre de lait est ensuite ajoutée pour obtenir un yaourt bien ferme.

50. LE LAIT DE VACHE DEMI-ÉCRÉMÉ

PÉRIODE DE CROISSANCE • GROSSESSE ET ALLAITEMENT • OSTÉOPOROSE (ET PRÉVENTION)

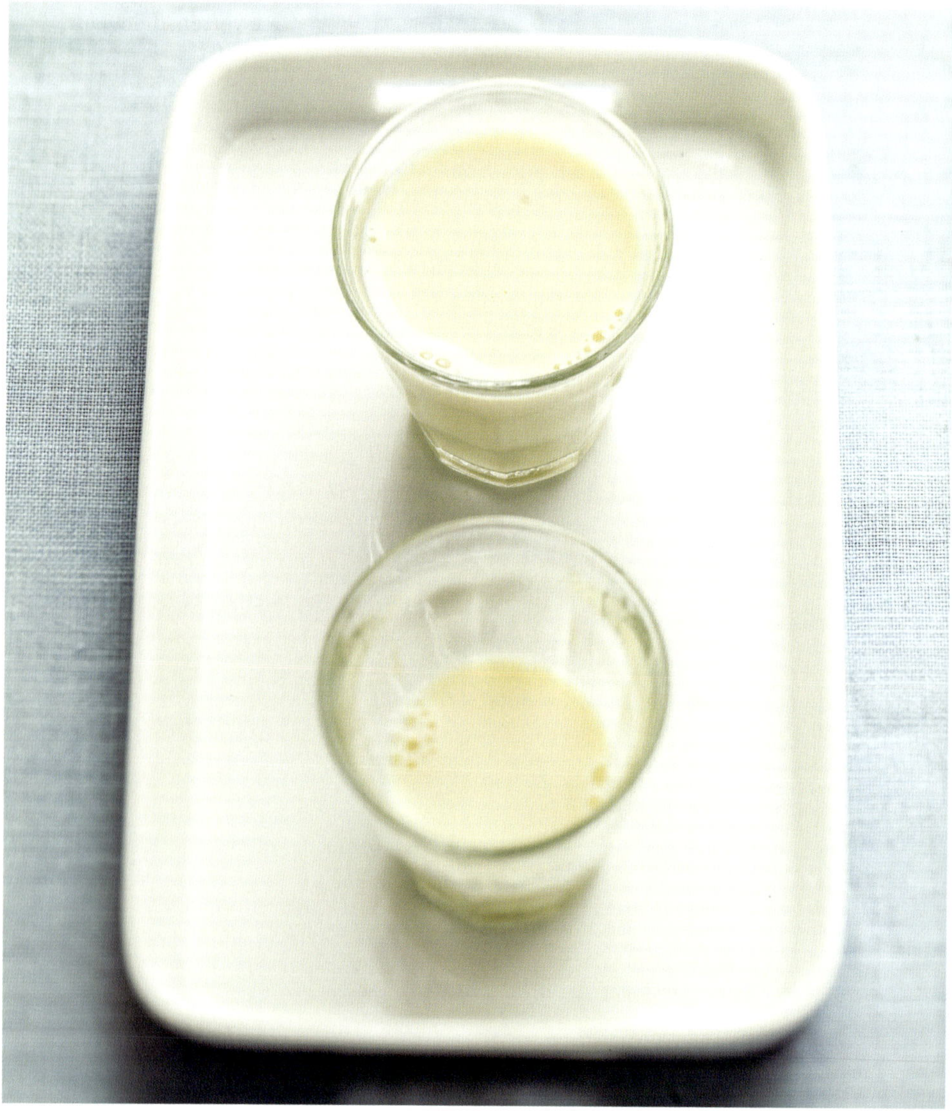

PUDDING BANANE-CANNELLE

DESSERT

Ingrédients pour 1 personne :

- 40 g de pain rassis
- 1/2 banane
- 150 ml de lait demi-écrémé
- 1 œuf
- 1 c. à s. de zestes d'orange
- 1 c. à c. de sucre
- 1 c. à c. de cannelle

1. Préchauffer le four à 180 °C (th. 6).
2. Émietter le pain dans un saladier.
3. Porter le lait à ébullition et le verser sur le pain.
4. Couvrir pour laisser le pain gonfler et ramollir pendant 5 à 10 min.
5. Éplucher la 1/2 banane et la couper en dés. Râper quelques zestes d'orange.
6. Battre l'œuf en omelette et le mélanger avec le pain. Ajouter les dés de banane et les zestes d'orange, le sucre et la cannelle.
7. Dans un ramequin allant au four et chemisé de papier sulfurisé, verser la préparation et faire cuire 45 minutes au four.
8. Laisser tiédir, démouler et conserver au réfrigérateur.
9. Servir bien frais.

PROPRIÉTÉS NUTRITIONNELLES

Le lait demi-écrémé est naturellement riche en protéines de bonne qualité. Il offre une des meilleures sources de calcium avec 125 mg de calcium/100 ml.
Il est également relativement pauvre en matières grasses avec moins de 2 % de lipides.
Comme la plupart des produits laitiers, le lait demi-écrémé est une source intéressante de vitamines B2 et B12, de phosphore et de vitamine D.

LE SAVIEZ-VOUS ?

Le lait est un aliment physiologique fabriqué par l'organisme des mammifères sous l'influence de conditionnements hormonaux à partir du sang et des produits de la nutrition que celui-ci transporte.

51. LE LAIT ÉCRÉMÉ ENRICHI EN VITAMINE D

RÉGIME HYPOCALORIQUE • OSTÉOPOROSE (ET PRÉVENTION) • CARENCE EN VITAMINE D

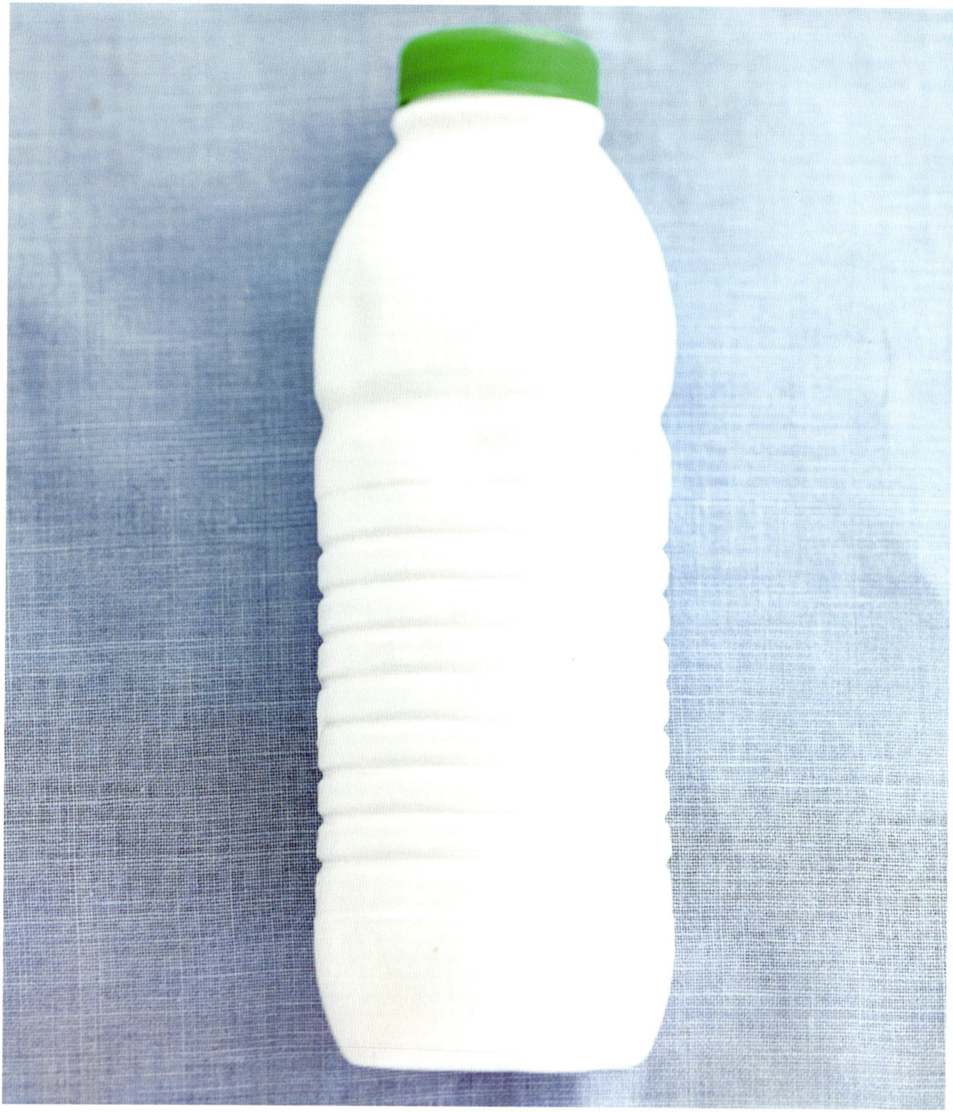

CRÈME AU CHOCOLAT ET FRUITS ROUGES

DESSERT

Ingrédients pour 2 personnes :

- 4 c. à s. de mélange de fruits rouges surgelés
- 300 ml de lait écrémé enrichi en vitamine D
- 2 c. à s. de crème à 15 % de MG
- 30 g de chocolat noir pâtissier
- 2 c. à s. de sucre en poudre
- 40 g de fécule de maïs

1. Si nécessaire, faire décongeler les fruits rouges quelques minutes au four à micro-ondes, puis les égoutter.
2. Faire chauffer le lait, la crème, le chocolat cassé en morceaux et le sucre en poudre à feu doux.
3. Une fois le chocolat bien fondu, délayer la fécule de maïs dans un bol avec un peu de lait chocolaté, puis verser le mélange dans une casserole.
4. Porter à feu doux et mélanger jusqu'à épaississement.
5. Disposer 2 cuillerées à soupe de fruits rouges dans des ramequins et recouvrir de crème au chocolat.
6. Laisser tiédir, puis réserver au réfrigérateur avant dégustation.

PROPRIÉTÉS NUTRITIONNELLES

Le lait écrémé enrichi en vitamine D est naturellement pauvre en graisse et riche en protéines de bonne qualité. Il offre une des meilleures sources de calcium avec 125 mg/100 ml de calcium.

Comme pour les produits laitiers, le lait écrémé enrichi en vitamine D est une source intéressante de vitamines B2 et B12 et de phosphore.

Enfin, il est bien évidemment riche en vitamine D, un bol de 250 ml permettant de couvrir 37 % des apports journaliers recommandés en cette vitamine.

LE SAVIEZ-VOUS ?

La vitamine D est une vitamine liposoluble présente naturellement dans la partie grasse du lait. Le lait écrémé, exempt de matière grasse, est donc privé de cette vitamine indispensable, d'où l'idée de l'enrichir. Plusieurs marques de lait liquide ou en poudre proposent cet alicament.

52. LES BOISSONS VÉGÉTALES NATURE ENRICHIES EN CALCIUM

INTOLÉRANCE AU LACTOSE • RÉGIME VÉGÉTARIEN • RÉGIME HYPOCHOLESTÉROLÉMIANT

À ne pas donner aux enfants sauf recommandation spécifique du pédiatre.

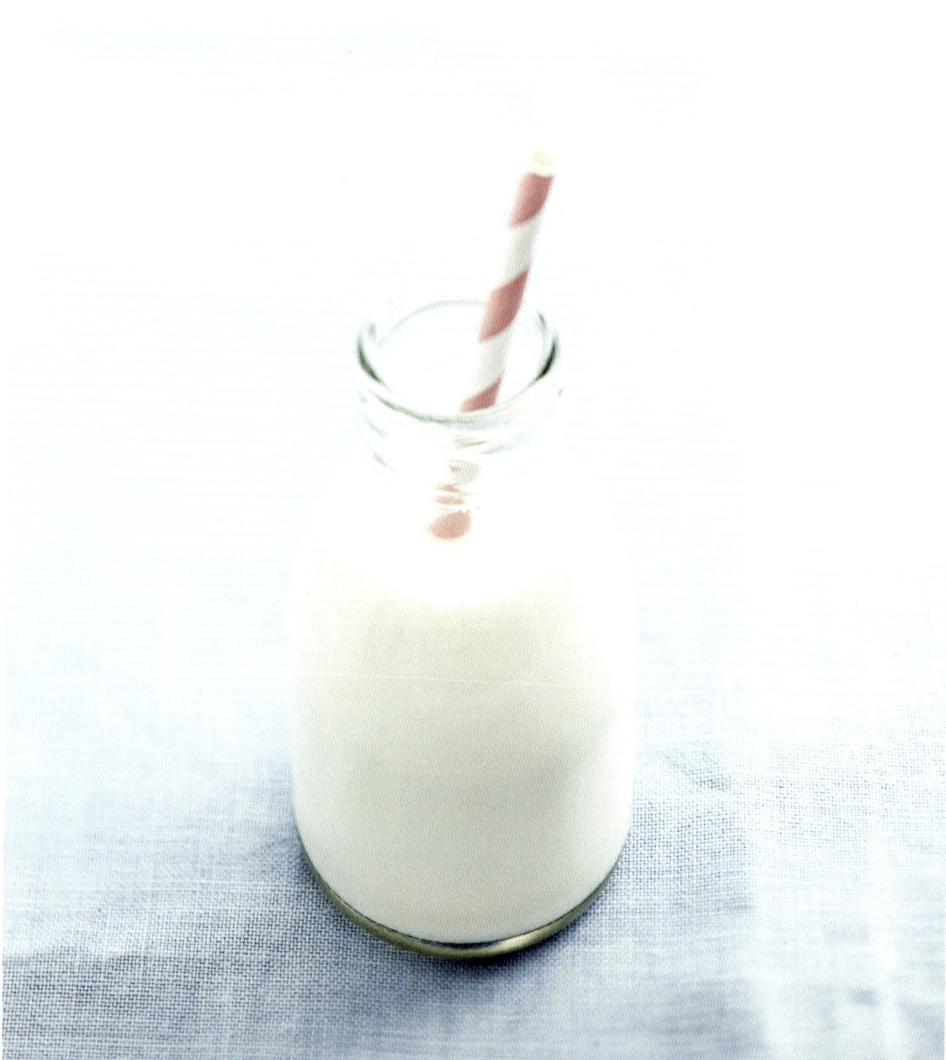

SHAKE VÉGÉTAL AUX FRUITS

DESSERT

Ingrédients pour 1 personne :

- 150 ml de boisson végétale nature enrichie en calcium
- 170 g d'ananas (ou 1/2 mangue ou 200 g de mélange de fruits rouges…)
- 1 c. à s. rase de sucre en poudre
- Le jus de 1 quartier de citron
- 2 c. à s. de glace pilée (environ 2 petits glaçons)

1. Peler l'ananas et le couper grossièrement.
2. Le placer dans un mixeur avec la boisson végétale, le sucre, le jus de citron et la glace pilée.
3. Mixer l'ensemble quelques secondes et servir dans un verre frais.

PROPRIÉTÉS NUTRITIONNELLES

Composées exclusivement d'eau et d'ingrédients végétaux, les boissons végétales sont source d'oligo-éléments, de vitamines et de minéraux, ainsi que de protéines végétales d'excellente qualité, notamment pour la boisson au soja, seule boisson végétale dans laquelle tous les acides aminés essentiels sont présents et en quantité suffisante. Au soja ou au riz, les boissons végétales sont riches en acides gras polyinsaturés jouant un rôle favorable sur le système cardiovasculaire.

Entièrement végétales, elles ne contiennent ni lactose ni cholestérol.

Enfin, grâce à l'algue marine naturelle qu'elles comprennent, les boissons végétales enrichies en calcium contiennent du calcium dans de bonnes proportions (120 mg/100 ml, soit 15 % des apports journaliers recommandés).

LE SAVIEZ-VOUS ?

Un lait végétal est une boisson produite à base de végétaux (soja, avoine, amande, riz, etc.) et qui présente des aspects proches de ceux des laits d'origine animale. On lui ajoute fréquemment du calcium d'origine minérale ou végétale pour lui donner un taux proche de celui du lait de vache.

53. LE YAOURT AU SOJA NATURE ENRICHI EN CALCIUM

RÉGIME HYPOCHOLESTÉROLÉMIANT • RHUMATISMES • OSTÉOPOROSE (ET PRÉVENTION)
INTOLÉRANCE AU LACTOSE • ALLERGIES AUX PROTÉINES DE LAIT DE VACHE

Ne pas donner aux enfants sauf avis contraire du pédiatre. À éviter chez les femmes enceintes et allaitantes.
À éviter chez les personnes ayant ou ayant eu un cancer hormono-dépendant.

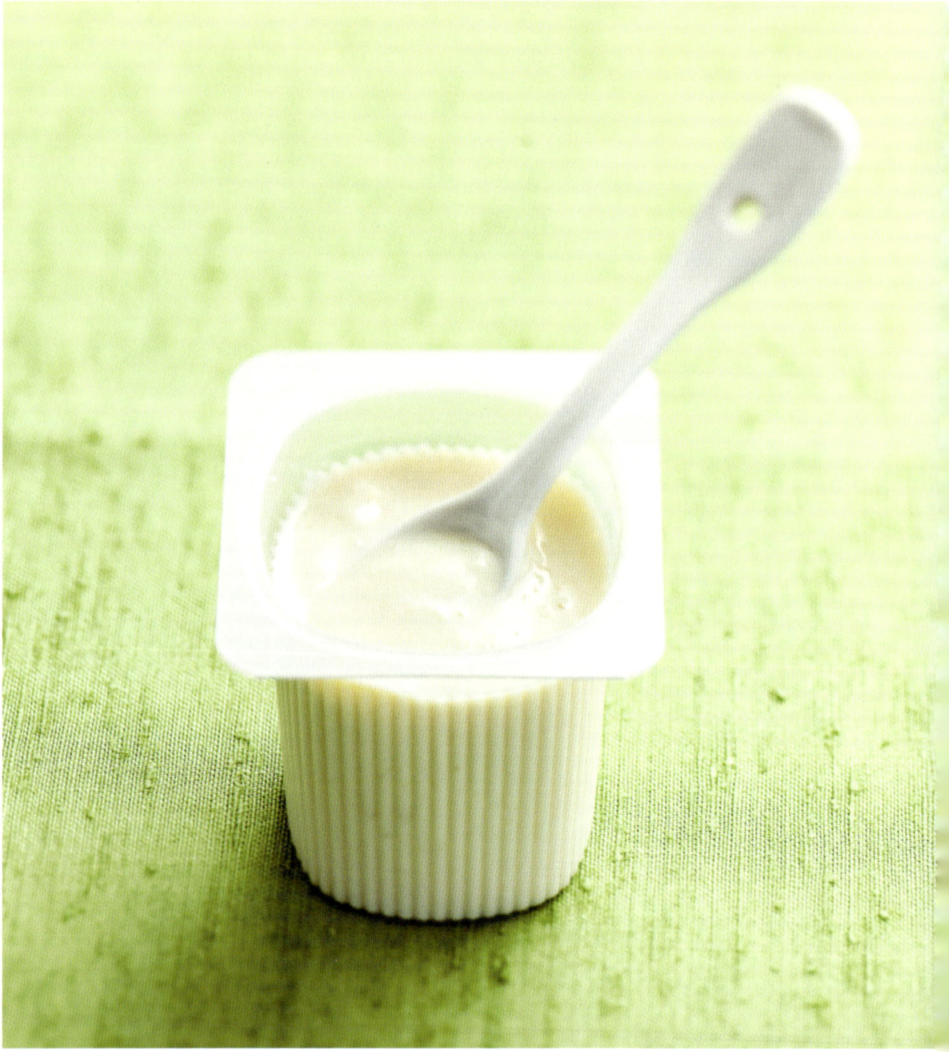

YAOURT SOJA ANANAS-COCO

DESSERT

Ingrédients pour 1 personne :

- 1 yaourt au soja nature enrichi en calcium
- 2 c. à s. de lait de coco
- 1 c. à c. de sucre en poudre
- 180 g d'ananas frais
- 1 feuille de menthe

1. Fouetter le yaourt avec le lait de coco et le sucre.
2. Couper l'ananas en petits dés en éliminant la partie dure centrale.
3. Dans un verre transparent, disposer la préparation yaourt-coco, puis la moitié des dés d'ananas, recouvrir avec le reste de yaourt et terminer par le reste d'ananas.
4. Décorer avec la feuille de menthe fraîche et déguster bien frais.

PROPRIÉTÉS NUTRITIONNELLES

Le yaourt au soja nature enrichi en calcium se caractérise par son faible apport calorique (51 kcal par pot de 100 g), pour moins de 3 % de lipides, des valeurs comparables à un yaourt nature au lait de vache.

Il est également une source de protéines végétales non négligeable avec 4,6 % de protéines.

Entièrement d'origine végétale, il ne contient ni cholestérol, ni lactose et se présente comme un aliment spécifique à certaines personnes.

Le soja ne contenant naturellement que très peu de calcium, ces yaourts sont enrichis de ce sel minéral grâce au phosphate de calcium. Un pot de 100 g offre ainsi une source de calcium avec 120 mg, soit 15 % des apports journaliers recommandés chez l'adulte.

LE SAVIEZ-VOUS ?

L'appellation « yaourt » de ce dessert n'est pas conventionnelle et permet simplement aux industriels d'étiqueter ce produit comme un produit équivalent au yaourt au lait de vache, ce qui n'est pas réellement le cas. Cette spécialité est réalisée à base de tonyu (eau et graines de soja), de ferments et enrichie en calcium.

54. LE POIVRON

SOURCE D'ANTIOXYDANTS • RÉGIME HYPOCALORIQUE • CONSTIPATION

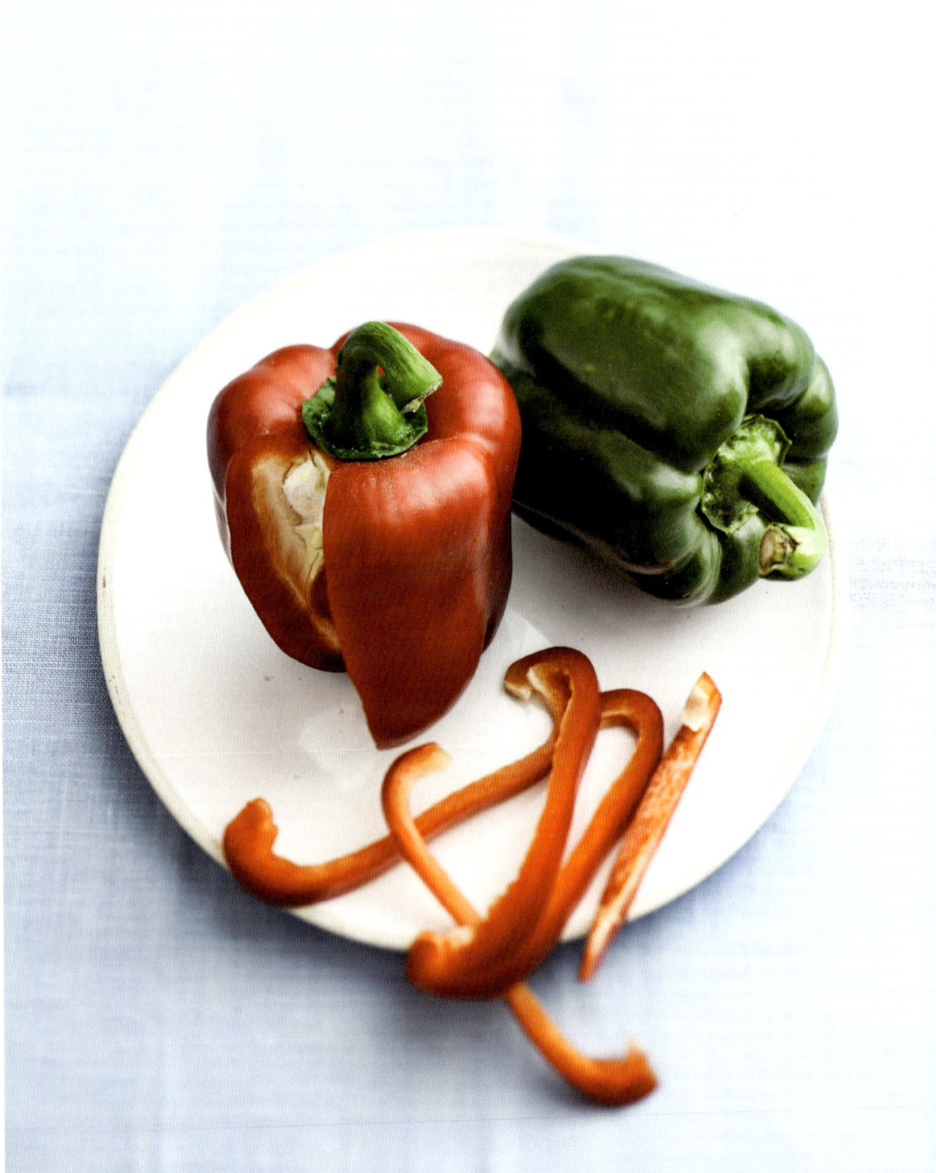

VELOUTÉ FROID DE TOMATES-POIVRONS AU PIMENT D'ESPELETTE

ENTRÉE

INGRÉDIENTS POUR 1 PERSONNE :

- 100 g de poivron rouge
- 150 g de tomates pelées au jus
- 1/4 de gousse d'ail
- 1 c. à c. de vinaigre de vin
- 100 g de fromage blanc nature à 20 % de MG
- 1 pincée de piment d'Espelette
- 1 c. à c. de persil ciselé
- Sel et poivre

1. Peler et presser la gousse d'ail.
2. Laver le poivron, le couper grossièrement, puis mixer tous les ingrédients ensemble pour obtenir une préparation homogène. Éventuellement, ajouter un peu d'eau pour détendre la préparation.
3. Rectifier l'assaisonnement si nécessaire. Réserver au frais jusqu'au service et parsemer de persil ciselé.

PROPRIÉTÉS NUTRITIONNELLES

Le poivron est un légume très peu calorique. Une portion de 50 g de poivron cru ne fournit que 10 kcal, et un plat de 200 g de poivron, 42 kcal.

Le poivron offre une teneur record en vitamine C. En effet, une portion de 50 g de poivron cru (dans une salade par exemple) couvre 75 % de l'apport journalier recommandé et 200 g de poivron cuit (en accompagnement), couvre encore, malgré la cuisson, 90 % des apports journaliers.

On note également la présence de pigments flavonoïdes qui améliorent l'action de la vitamine C.

Le poivron offre aussi une source intéressante de provitamine A et de fibres.

LE SAVIEZ-VOUS ?

Le poivron est vert avant maturité, puis jaune, orange et rouge.

Poivron (piment doux) et piment (condiment) sont issus de la même plante : c'est leur forme et leur saveur, plus ou moins irritante, qui les différencient.

55. L'ASPERGE

RÉGIME HYPOCALORIQUE • SOURCE D'ANTIOXYDANTS • DIURÉTIQUE

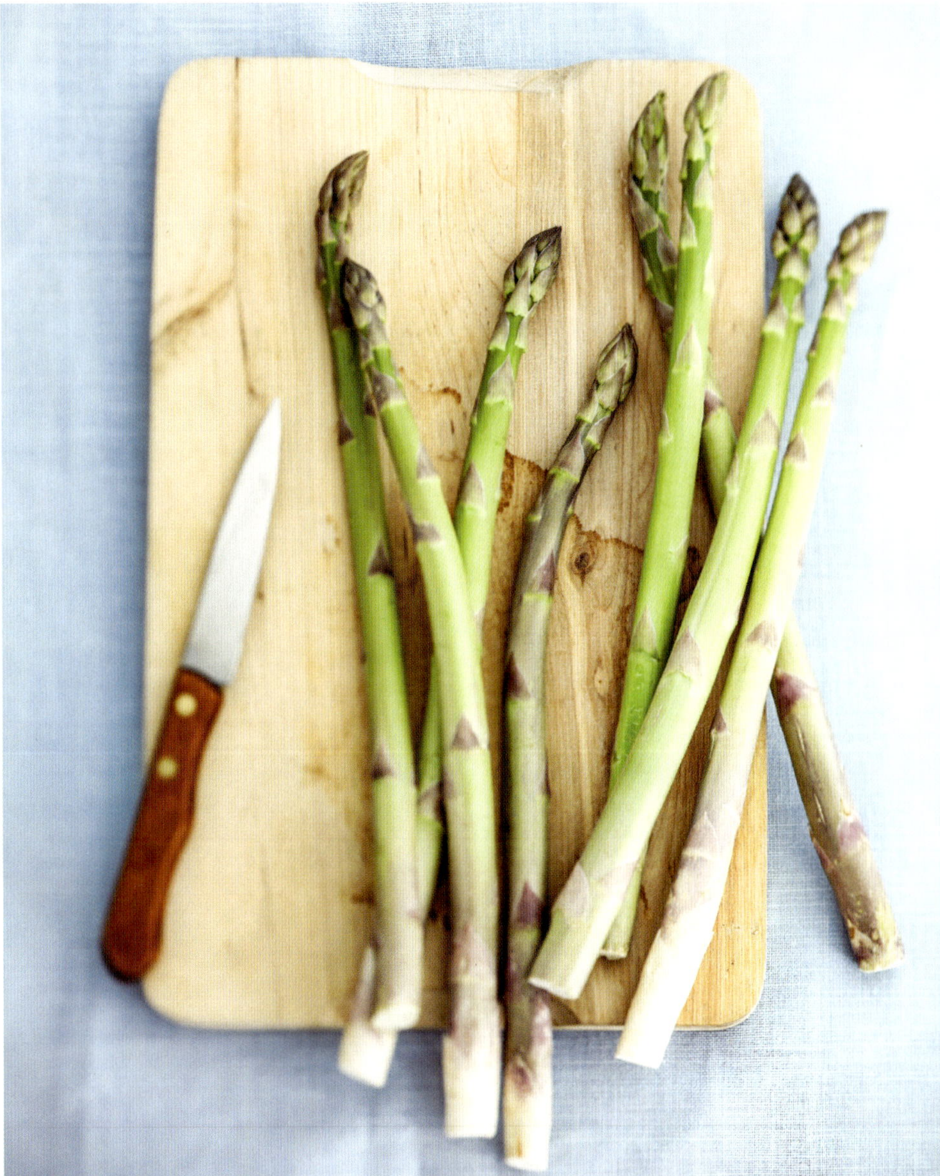

ROULÉS D'ASPERGES MIMOSA AU SAUMON FUMÉ

ENTRÉE

Ingrédients pour 1 personne :

- 200 g de pointes d'asperges vertes
- 1 tranche de saumon fumé
- 1 œuf dur
- 50 g de fromage blanc nature à 20 % de MG
- 1/4 de citron
- 1 pincée de safran
- 1 c. à c. d'estragon
- Sel et poivre

1. Cuire les pointes d'asperges à la vapeur.
2. Faire durcir l'œuf, puis l'écaler et le laisser refroidir.
3. Mélanger le fromage blanc avec le jus de citron, le safran et l'estragon. Saler et poivrer. Réserver au frais.
4. Couper la tranche de saumon en lanières.
5. Former de petits fagots avec les asperges et entourer chacun d'eux d'une lanière de saumon fumé.
6. Couper le blanc d'œuf finement et émietter le jaune. Répartir sur les asperges.
7. Servir avec la sauce fraîche.

PROPRIÉTÉS NUTRITIONNELLES

L'asperge est à la fois pauvre en calories et riche en qualités nutritionnelles. Ainsi, cette petite pousse verte est une source remarquable de vitamine C, A et E, de magnésium, de fer et de fibres.

On trouve dans l'asperge différents composants capables de stimuler l'élimination rénale, en proportion relativement importante. Par ailleurs, le rapport potassium/sodium élevé contribue aussi à favoriser la diurèse. L'asperge possède donc une action diurétique importante, visible même lors d'une consommation modérée.

Enfin, les fibres de l'asperge favorisent le bon fonctionnement des intestins : elles régularisent le transit intestinal tout en le stimulant.

LE SAVIEZ-VOUS ?

L'asperge est une plante potagère dont on consomme la jeune pousse. Si on la laisse mûrir, la pousse devient toxique. Le bourgeon est la partie tendre la plus vitaminée, la tige est la partie fibreuse.

56. L'AUBERGINE

RÉGIME HYPOCHOLESTÉROLÉMIANT • RÉGIME HYPOCALORIQUE • DIGESTION DIFFICILE

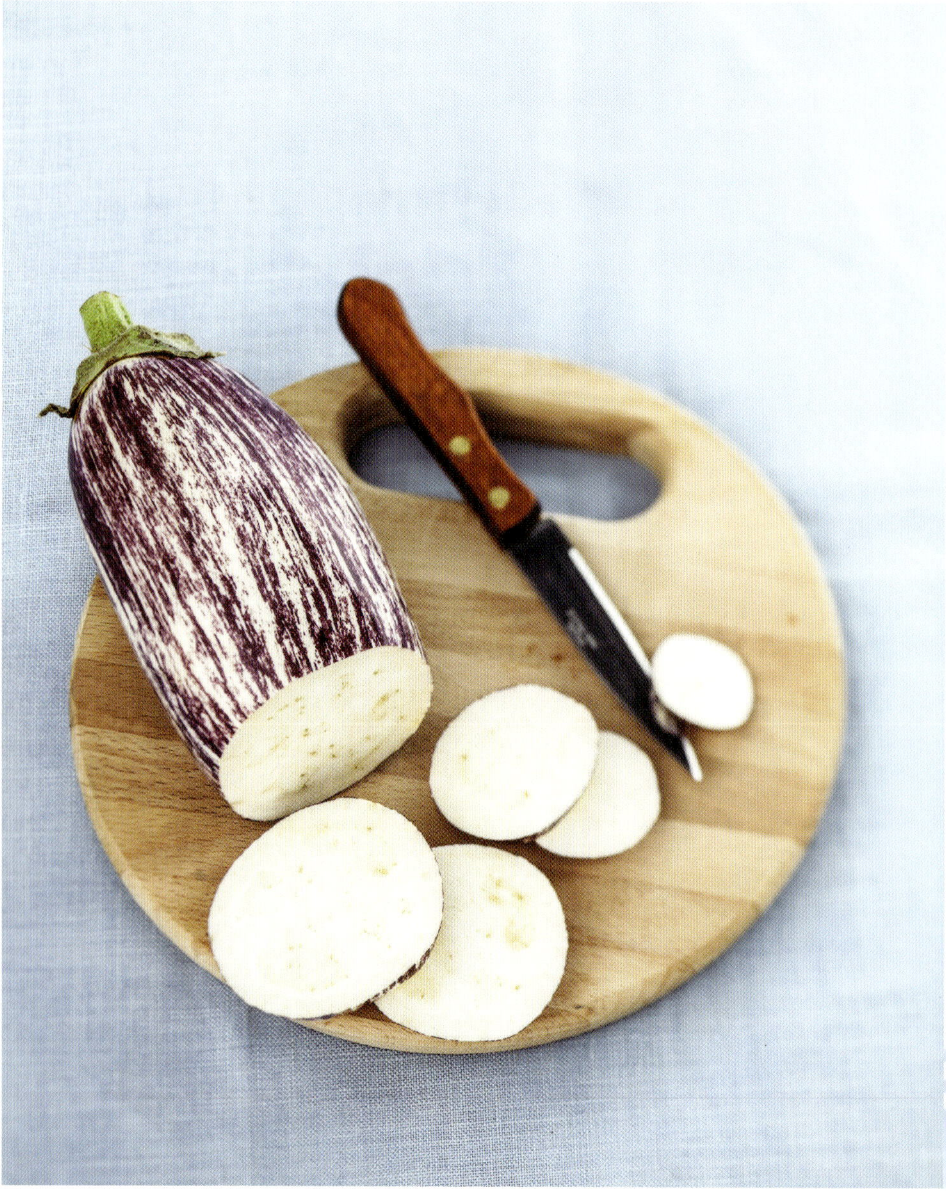

CURRY D'AUBERGINE

ENTRÉE

INGRÉDIENTS POUR 1 PERSONNE :

- 1 aubergine
- 1/2 oignon
- 1/2 c. à c. de poudre de curry
- 1 pincée de gingembre en poudre
- 1/2 c. à c. de graines de cumin
- 1 gousse d'ail
- 1 yaourt nature classique non sucré
- Le jus de 1/4 de citron
- 1 c. à c. de persil haché
- 1 c. à c. de coriandre ciselée
- Sel

1. Laver l'aubergine et la couper en deux dans le sens de la longueur. Saler et si possible laisser dégorger 20 min.
2. Hacher l'oignon, le faire revenir dans une cocotte à revêtement antiadhésif avec le curry, le gingembre et les graines de cumin jusqu'à ce qu'il soit bien doré.
3. Couper les aubergines en petits dés et les ajouter dans la cocotte ainsi que l'ail pressé.
4. Faire cuire à l'étouffée à feu doux en ajoutant un fond d'eau pendant 20 à 30 min jusqu'à ce que les aubergines soient bien fondantes.
5. Battre le yaourt avec le jus de citron, saler et poivrer.
6. Ajouter le yaourt avec les aubergines et mélanger quelques minutes sur le feu.
7. Parsemer d'herbes fraîches ciselées et servir sans attendre.

PROPRIÉTÉS NUTRITIONNELLES

L'aubergine est un légume pauvre énergétiquement avec 35 kcal/100 g, source intéressante de minéraux, fibres et vitamines.

Cuisinée sans matières grasses, l'aubergine est très digeste. Elle apporte 2,5 % de fibres bien tolérées par les intestins.

D'autre part, des études réalisées aux États-Unis et en Autriche ont montré que l'aubergine était capable de limiter l'augmentation des lipides et du cholestérol sanguins. En effet, elle renfermerait des substances ayant la propriété de maintenir le cholestérol dans la lumière de l'intestin. Cela permettrait au cholestérol d'être ainsi expulsé sans avoir été réabsorbé par la muqueuse, puis entraîné dans la circulation sanguine.

LE SAVIEZ-VOUS ?

L'aubergine est une plante potagère dont nous consommons le fruit comme légume. Cette grosse baie ronde ou allongée, violette ou noire, a une peau lisse, brillante et comestible.

57. LE CONCOMBRE

DIURÉTIQUE • RÉGIME HYPOCALORIQUE

À éviter en cas de traitement anticoagulant et de problèmes de digestion.

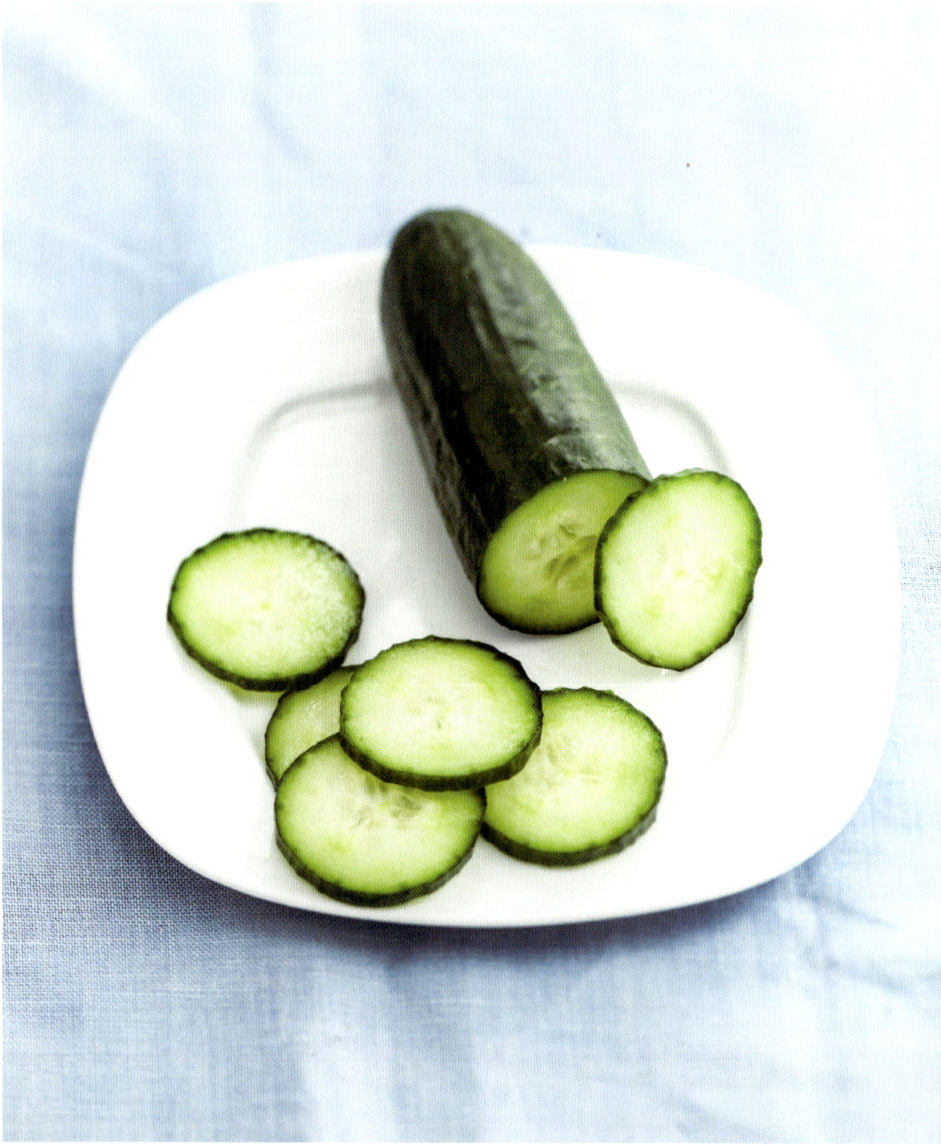

VERRINE DE BETTERAVE AU CONCOMBRE ET SA CRÈME ROSÉE

ENTRÉE

Ingrédients pour 1 personne :

- 1/4 de concombre
- 120 g de betterave rouge cuite
- Quelques feuilles de menthe fraîche
- Quelques feuilles de persil frais
- 50 g de fromage blanc nature à 20 % de MG
- 1 goutte de sauce pimentée
- 1 pincée de sel

1. Laver et peler le concombre. Le fendre en deux dans le sens de la longueur et retirer les pépins à l'aide d'une petite cuillère.
2. Mixer le concombre et le passer au chinois. Récupérer le jus.
3. Récupérer le jus de betterave du paquet. Couper la betterave en petits dés et les déposer dans le fond de la verrine.
4. Verser le jus de concombre filtré dans la verrine et réserver au frais.
5. Hacher finement les feuilles de menthe et de persil.
6. Battre au fouet le fromage blanc assaisonné de sel, de la sauce pimentée, de la menthe et du persil haché. Incorporer au fur et à mesure le jus de betterave.
7. Déposer la crème rosée sur le dessus de la verrine et décorer d'une feuille de menthe.

PROPRIÉTÉS NUTRITIONNELLES

Le concombre est composé à plus de 95 % d'eau. Son faible taux calorique (16 kcal/100 g) apparaît donc sans surprise. Du fait de sa teneur élevée en potassium et de son très faible taux en sodium, le concombre favorise le drainage de l'organisme, et la bonne élimination rénale : un rapport potassium/sodium élevé est en effet diurétique. Cette action est d'ailleurs accentuée ici par la présence de certains sucres (pentosanes, hexosanes).

Le concombre contient plusieurs vitamines et minéraux en petites quantités mais présente une grande richesse en vitamine K, 100 g de concombre couvrent en effet 25 % des apports nutritionnels conseillés en cette vitamine.

La texture particulière du concombre le rend parfois difficile à digérer par des personnes ayant un système digestif sensible.

LE SAVIEZ-VOUS ?

Le concombre est une plante potagère dont on consomme le fruit comme légume. Sa peau, le plus souvent verte mais aussi jaune ou blanche, est comestible.

58. LES HARICOTS VERTS

RÉGIME HYPOCALORIQUE • GROSSESSE

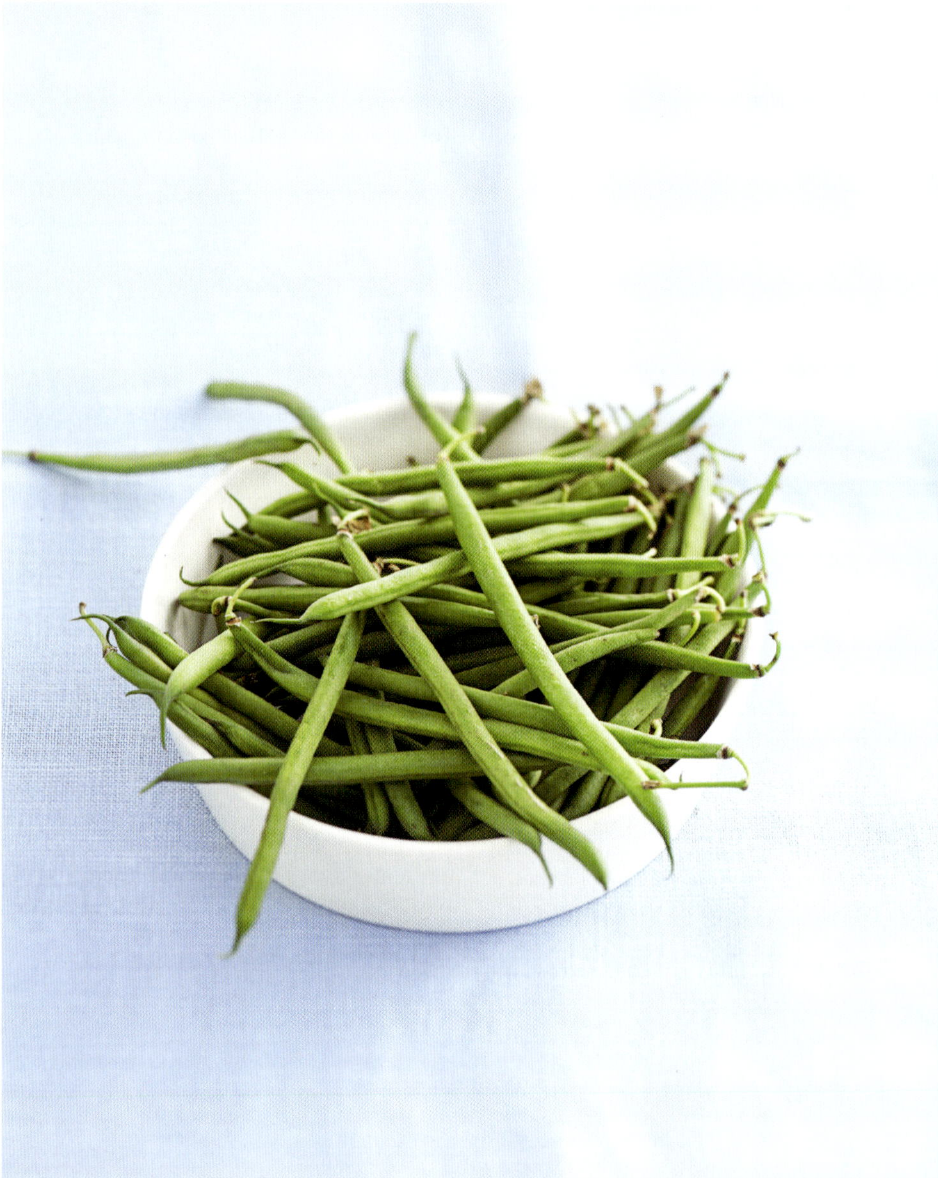

SALADE FRAÎCHE VERTE ET ROUGE

ENTRÉE

Ingrédients pour 1 personne :

- 100 g de haricots verts frais
- 50 g de poivron rouge
- 1 oignon rouge
- 1 c. à c. d'huile de colza
- 1 c. à c. de vinaigre de framboise
- 1 c. à s. de persil ciselé
- Sel et poivre

1. Équeuter les haricots verts et les laver rapidement sous l'eau froide. Les cuire à la vapeur pendant 5 min et les réserver.
2. Laver le poivron rouge, le couper en deux, retirer les graines et les parties blanches et le détailler en fines lamelles.
3. Peler et émincer l'oignon rouge.
4. Dans un bol, mélanger l'huile de colza et le vinaigre de framboise. Saler et poivrer.
5. Répartir les haricots verts, les lamelles de poivron rouge et l'oignon rouge émincé dans une assiette.
6. Arroser de sauce au vinaigre de framboise et parsemer de persil ciselé.

PROPRIÉTÉS NUTRITIONNELLES

Le haricot vert, consommé comme un légume frais, est modérément calorique (30 kcal/ 100 g) et, selon les variétés et le niveau de maturité, renferme 3,6 à 6 % de glucides.

Une partie de ces glucides (50 %) est constituée d'amidon, présent dans les graines, ce qui explique l'impossibilité de les consommer crus.

Les haricots verts représentent une source intéressante de protéines végétales (2,4 g/ 100 g), riches en lysine, un acide aminé qui fait défaut aux protéines céréalières.

Avec 3 % de fibres, les haricots sont bien tolérés par les intestins fragiles à condition de préférer les plus jeunes, appelés extra-fins, et d'éliminer les fils.

Enfin, c'est une source intéressante de potassium et l'acide folique (B9) est bien représenté.

LE SAVIEZ-VOUS ?

Les haricots verts sont des légumineuses consommées encore immatures. Ils sont disponibles frais en été et il existe des variétés de couleurs différentes allant du jaune (haricots beurre) jusqu'au violet.

59. LA CAROTTE

DIARRHÉE • RÉGIME PAUVRE EN FIBRES (JEUNES CAROTTES)

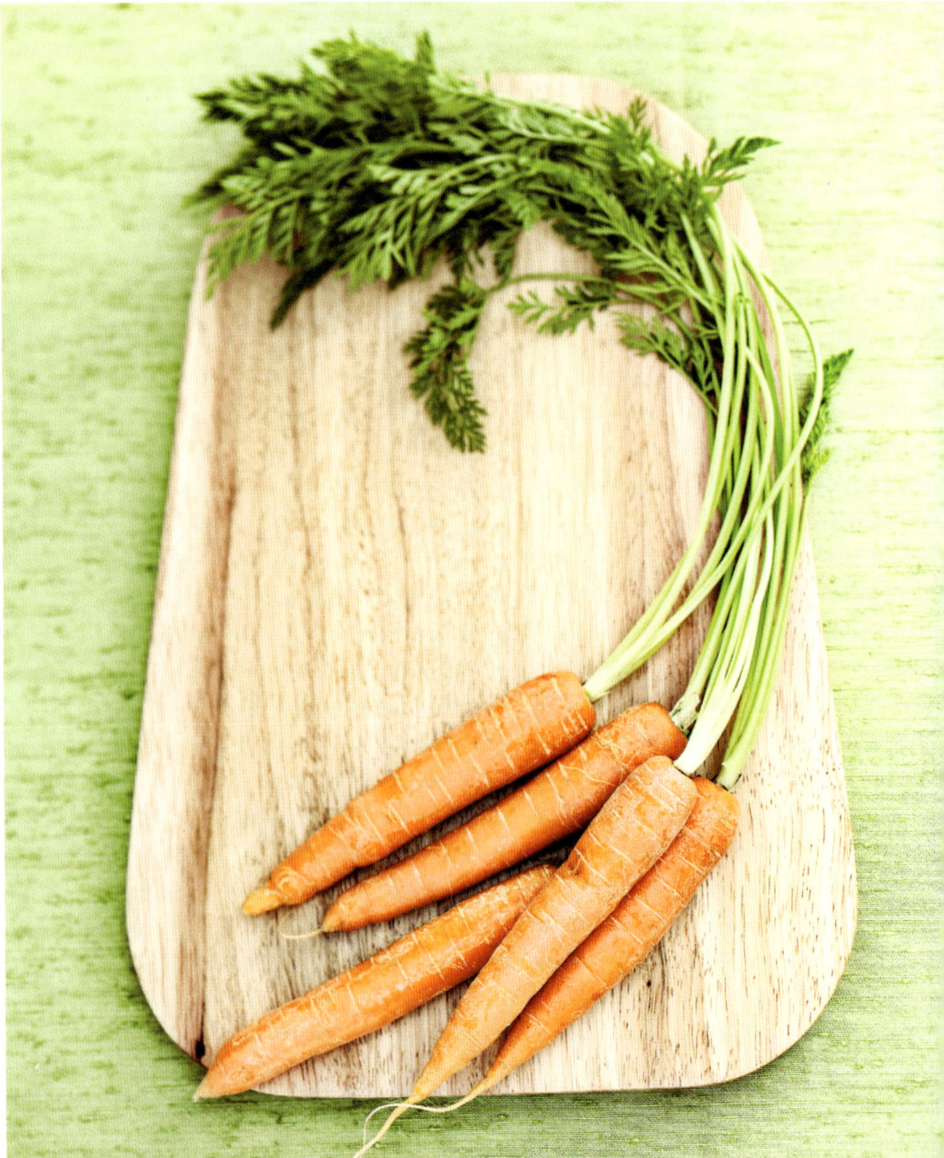

BÂTONNETS DE CAROTTES CARAMÉLISÉS À LA CORIANDRE

ENTRÉE

INGRÉDIENTS POUR 1 PERSONNE :

- 200 g de carottes
- 1 c. à c. de sucre en poudre
- 2 c. à s. de coriandre fraîche ciselée
- Sel et poivre en grains

1. Éplucher et laver les carottes.
2. Les couper en fins bâtonnets et les mettre à cuire dans un fond d'eau bouillante salée.
3. Compléter avec le sucre et le poivre.
4. Les piquer avec la pointe d'un couteau pour vérifier leur cuisson.
5. Juste avant de servir, ajouter la coriandre fraîche ciselée.

PROPRIÉTÉS NUTRITIONNELLES

En tant que légume-racine, la carotte concentre les réserves de glucides de la plante. Elle apporte environ 6 % de glucides et 33 kcal/100 g, ce qui est légèrement supérieur à la moyenne des légumes. Plus la carotte est colorée, plus elle est riche en pigments sous forme principalement de bêta-carotène.

Avec 100 g de carottes (7 mg de provitamine A), on couvre la moitié des besoins journaliers.

Les caroténoïdes étant des composés liposolubles, leur assimilation est optimisée quand on les associe à une petite quantité de matières grasses.

Enfin, la carotte est riche en fibres solubles, principalement des pectines et de la cellulose, qui stimulent le transit et sont aussi efficaces contre la diarrhée, grâce à leur pouvoir de rétention d'eau.

LE SAVIEZ-VOUS ?

La carotte est une plante potagère dont on consomme la racine de couleur orange pour les plus courantes, mais également des jaunes, rouges, blanches ou marron.

60. L'AVOCAT

ALIMENTATION DU SPORTIF • RÉGIME • HYPOCHOLESTÉROLÉMIANT

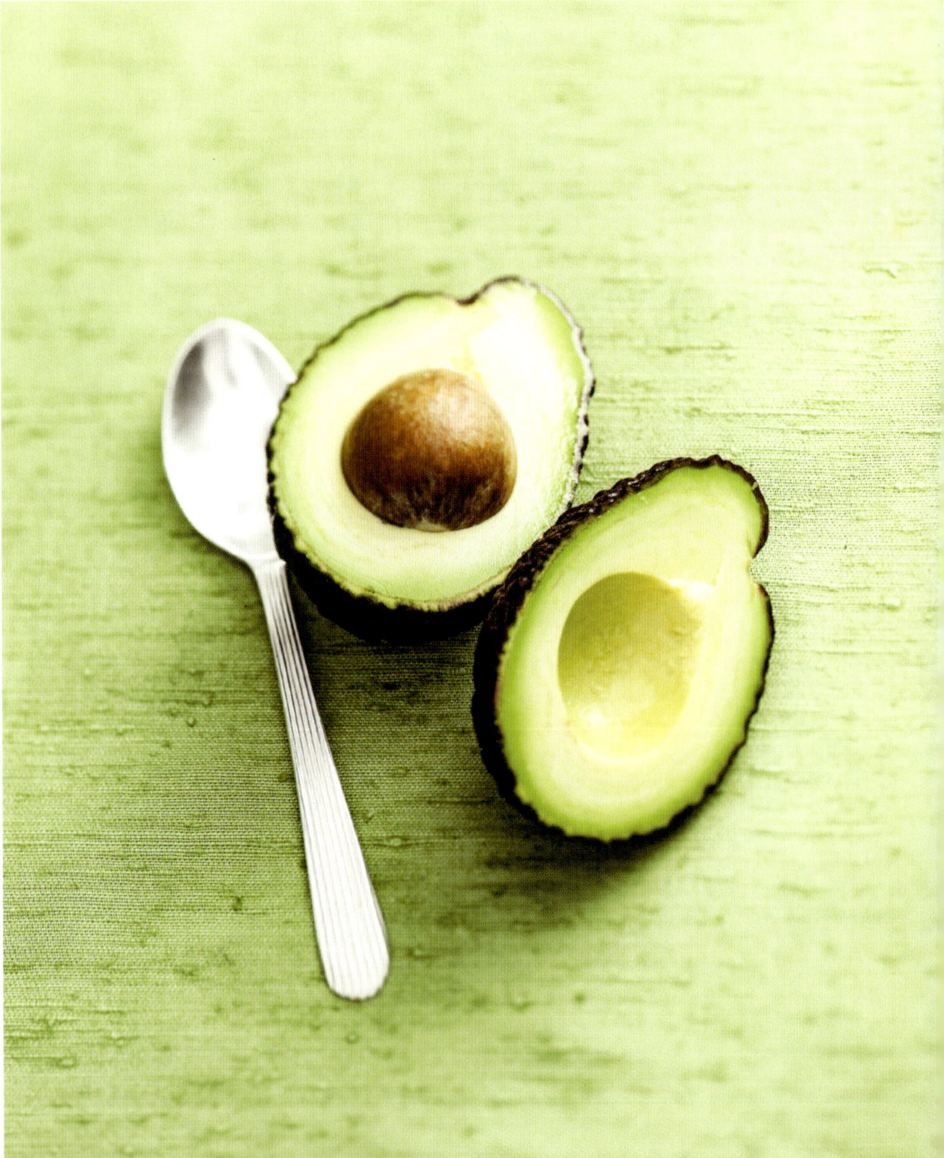

ROULÉS DE SAUMON FUMÉ À LA CRÈME D'AVOCAT

ENTRÉE

Ingrédients pour 1 personne :

- 80 g de saumon fumé (environ 2 tranches)
- 1/2 avocat
- 1/2 échalote
- 1 petit-suisse nature à 20 % de MG
- 1/4 de citron vert
- 1 c. à c. de coriandre
- 1 pincée de piment de Cayenne
- Sel et poivre

1. Éplucher et hacher l'échalote.
2. Écraser la pulpe de l'avocat avec le petit-suisse, le jus de citron vert, la coriandre, le piment et le poivre. Saler légèrement.
3. Étaler les tranches de saumon sur une feuille de film alimentaire. Tartiner chaque tranche avec la purée d'avocat et rouler bien serré.
4. Placer 30 min au congélateur, puis tailler en rondelles (éliminer le film).

PROPRIÉTÉS NUTRITIONNELLES

Avec 138 kcal/100 g et 14 % de lipides, l'avocat est souvent pointé du doigt à cause de sa richesse en graisses. En réalité, il s'agit en grande partie d'acide linoléique, un acide gras insaturé favorable au bon fonctionnement du système cardiovasculaire.

Dépourvu de cholestérol, il contient des traces de bêta-sitostérol, un stérol végétal qui entre en compétition avec le cholestérol au niveau de l'absorption intestinale, ce qui permet de réduire le taux de mauvais cholestérol sanguin tout en augmentant le bon cholestérol.

La teneur élevée en vitamine E antioxydante de l'avocat permet de protéger de façon optimale ces acides gras polyinsaturés de l'oxydation. Côté minéraux, l'avocat représente une grande source de magnésium, et surtout de potassium (550 mg/100 g), bénéfique pour réguler la tension artérielle, il favorise également l'élimination rénale. Veillez simplement à éviter l'ajout de mayonnaise et privilégiez le jus de citron qui, dans un même temps, évitera à l'avocat de noircir.

LE SAVIEZ-VOUS ?

L'avocat a la particularité de mûrir seulement après avoir été cueilli.

Le « Fuerte » en forme de poire, à la peau verte, fine et brillante, et le « Hass » à la peau noire et rugueuse sont les plus consommés en France.

61. LE POTIRON

RÉGIME CONTRÔLÉ EN FIBRES • RÉGIME HYPOCALORIQUE • RÉGIME HYPOSODÉ

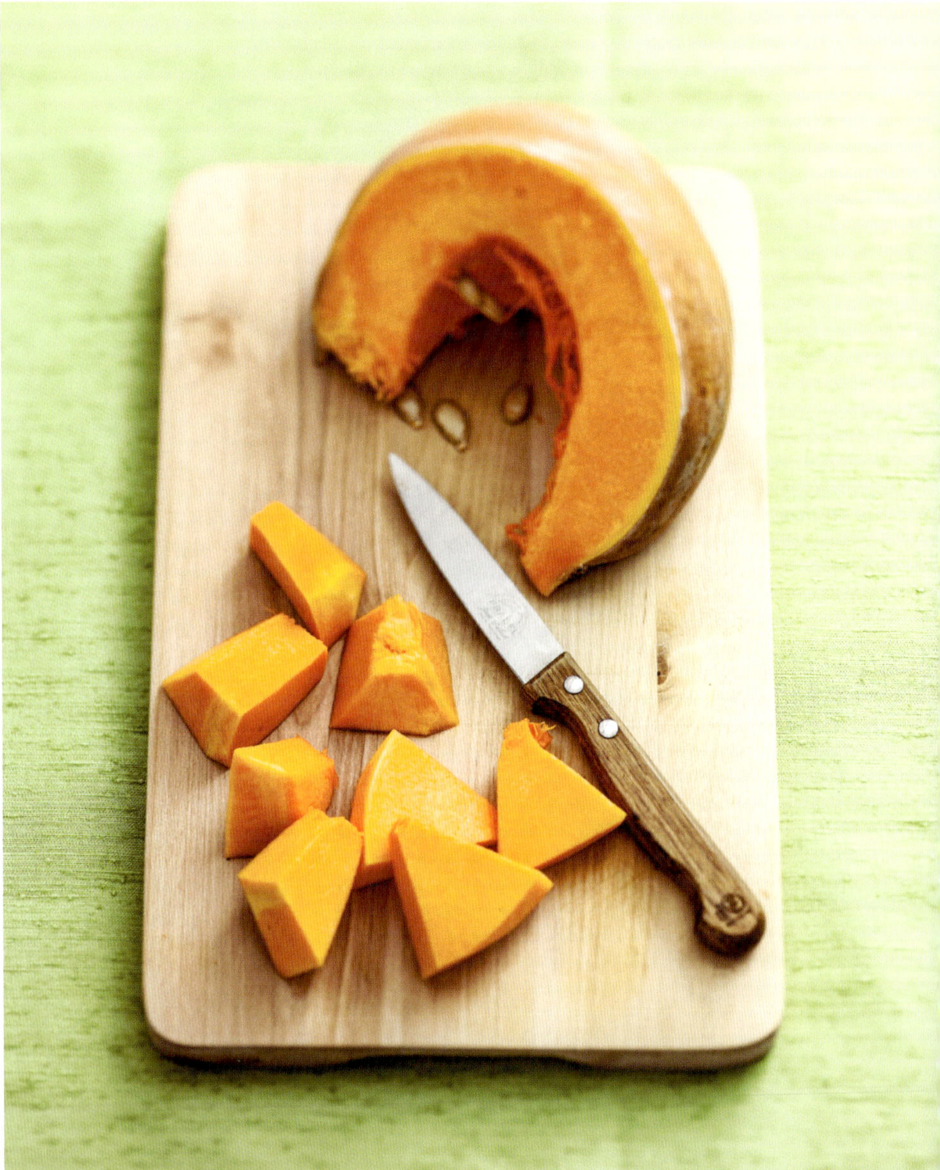

SOUPE DE POTIRON À L'ORANGE

ENTRÉE

Ingrédients pour 1 personne :

- 250 g de potiron
- 1/2 oignon
- 1 cube de bouillon de légumes dégraissé
- 200 ml d'eau
- Le jus de 1/4 d'orange et le zeste
- 1 pincée de noix de muscade
- 1 feuille de coriandre
- Sel et poivre

1. Peler, laver et couper le potiron en cubes. Peler l'oignon.
2. Dans une cocotte-minute mise à feu vif, disposer les dés de potiron, l'oignon, le cube de bouillon de légumes dégraissé, l'eau et le jus d'orange. Faire cuire sous pression 10 min.
3. Stopper la cuisson puis mixer en ajoutant un peu d'eau si la consistance est trop épaisse.
4. Saler, poivrer et servir avec une pincée de noix de muscade, une feuille de coriandre et quelques zestes d'orange très fins.

PROPRIÉTÉS NUTRITIONNELLES

Riche en eau à 92 %, le potiron apporte seulement 20 kcal/100 g, ce qui en fait un légume peu énergétique. Très bien pourvu en minéraux, il a la particularité d'apporter beaucoup de potassium (323 mg/100 g) et peu de sodium (moins de 2 mg/100 g). Il aide ainsi à la régulation de la pression artérielle et favorise la diurèse. Le calcium et le magnésium sont également présents en quantités intéressantes.

Le potiron apporte en moyenne 1,3 % de fibres qui, consommées cuites et mixées la plupart du temps, sont très bien tolérées. Les potirons les plus intensément colorés renferment un maximum de bêta-carotène aux propriétés vitaminiques et antioxydantes.

Avec 1,8 à 2 mg de provitamine A/100 g, une portion de 200 g de potiron suffit à couvrir les besoins journaliers.

LE SAVIEZ-VOUS ?

Le potiron est la plus ancienne des courges et se récolte d'octobre à décembre.

Il s'agit d'un légume très économique dont la chair se consomme le plus souvent en soupe, en gratin ou en purée.

Les graines sont également comestibles une fois grillées et salées.

62. L'ARTICHAUT

CONSTIPATION • RÉTENTION D'EAU • GROSSESSE

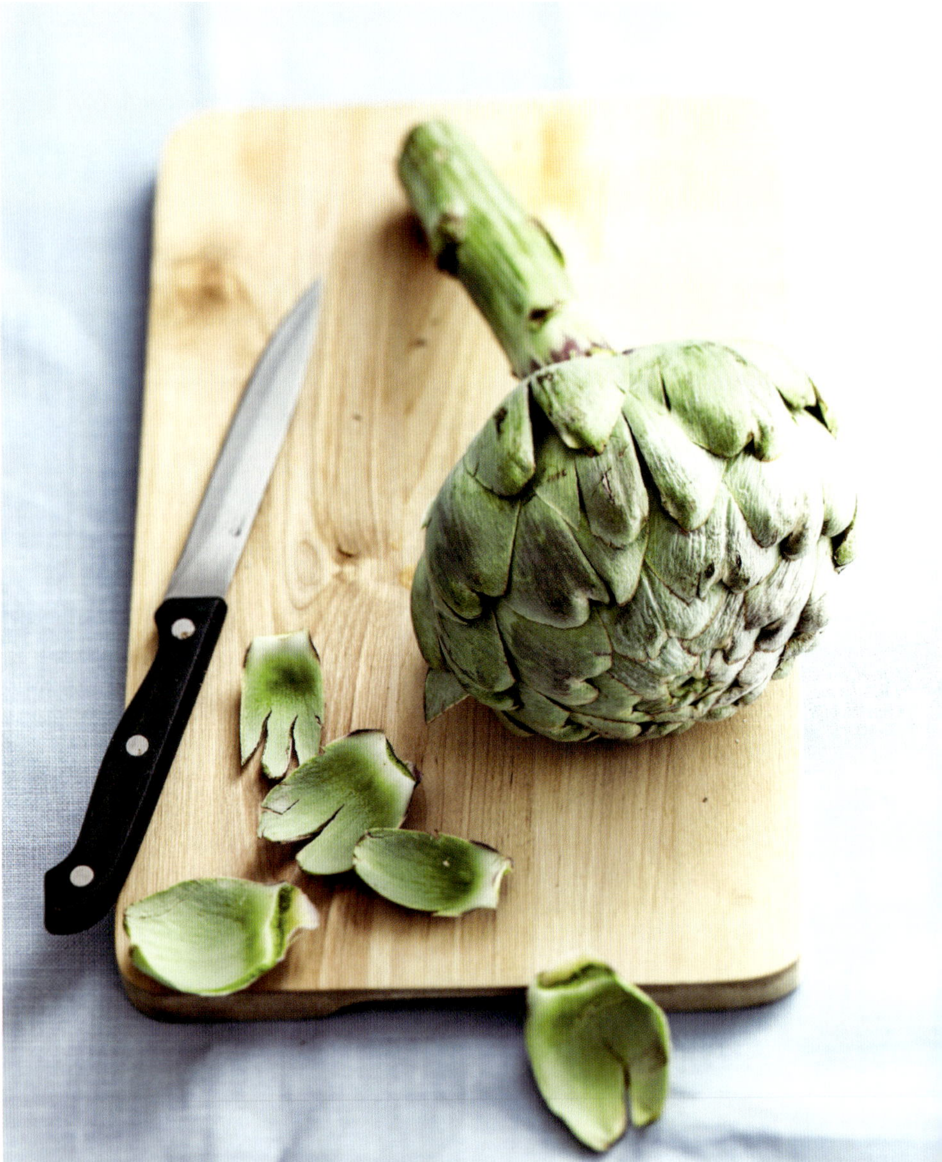

CRÈME D'ARTICHAUT

ENTRÉE

Ingrédients pour 1 personne :

- 200 g d'artichauts, frais ou surgelés, selon la saison
- 1 oignon blanc
- 1 c. à s. de crème fraîche à 15 % de MG
- 1 c. à s. de persil ciselé
- Sel et poivre

1. Éplucher l'oignon et le couper en fines lamelles.
2. Le faire fondre dans une grande casserole à revêtement antiadhésif.
3. Couper les artichauts en morceaux, les ajouter avec les oignons.
4. Une fois dorés, ajouter 300 ml d'eau, porter à ébullition et assaisonner.
5. Laisser cuire pendant 15 min environ.
6. Mixer, rectifier l'assaisonnement, ajouter la crème en quenelle et parsemer de persil.

PROPRIÉTÉS NUTRITIONNELLES

Plus riche en glucides que la moyenne des légumes avec 7,6 %, l'artichaut apporte environ 40 kcal/100 g.

Une partie des glucides sous forme d'inuline, non assimilable, agit comme une fibre et est fermentée par la flore bactérienne du côlon. On qualifie l'inuline de prébiotique avec une action bénéfique sur le transit mais, en trop grande quantité, elle peut provoquer des désordres intestinaux.

Riche en potassium, l'artichaut favorise l'élimination rénale et représente également une source intéressante de fer (1,3 mg/100 g), de calcium (47 mg/100 g), de magnésium (31 mg/100 g) et de cuivre. Les folates (B9) sont présents en quantité intéressante. Ils aident à lutter contre les anomalies de fermeture du tube neuronal pendant le premier trimestre de grossesse.

LE SAVIEZ-VOUS ?

L'artichaut est un chardon domestiqué et cultivé dont on consomme l'inflorescence avant que les fleurs ne se développent.

63. LA LAITUE

GROSSESSE • RÉGIME HYPOCALORIQUE • RÉGIME CONTRÔLÉ EN GLUCIDES

À contrôler en cas de traitement anticoagulant. À limiter en cas de régime pauvre en fibres.

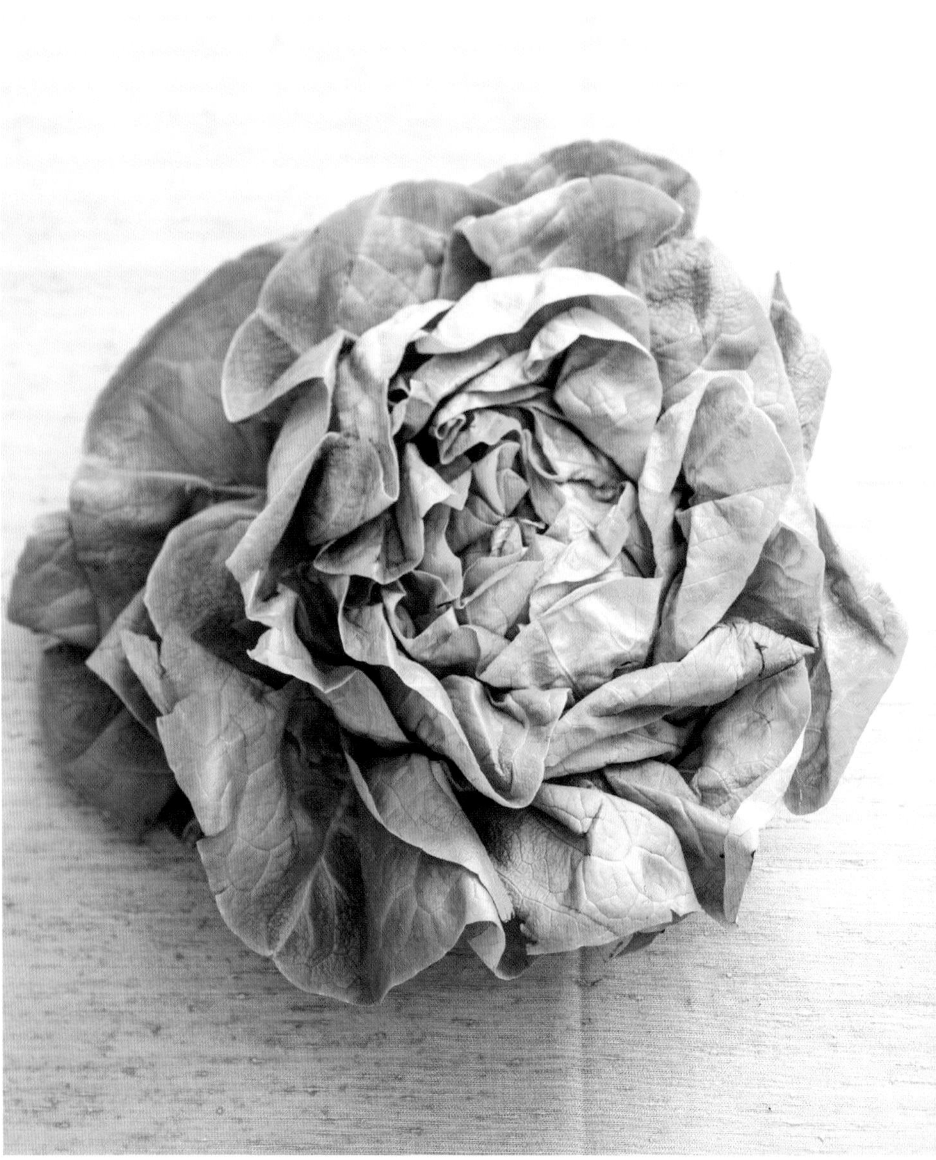

SOUPE CHINOISE

ENTRÉE

Ingrédients pour 1 personne :

- 30 g de champignons noirs séchés
- 50 g de laitue
- 50 g de tomate
- 50 g de carotte
- 250 ml d'eau
- 1 cube de bouillon de légumes dégraissé
- Quelques feuilles de coriandre
- 1 c. à c. de sauce soja
- Poivre de Sichuan

1. Faire tremper les champignons noirs 30 min dans de l'eau tiède, puis les rincer et les couper en fines lamelles.
2. Laver et égoutter la laitue. La couper en fines lanières.
3. Peler et épépiner la tomate. La couper en petits dés.
4. Peler, laver et couper la carotte en fins bâtonnets.
5. Dans une casserole, verser 250 ml d'eau et le cube de bouillon.
6. Dès que l'eau est frémissante, ajouter les légumes, la coriandre ciselée, la sauce soja et le poivre. Laisser mijoter 30 à 35 min.
7. Servir bien chaud.

PROPRIÉTÉS NUTRITIONNELLES

La laitue est très riche en eau (92 %) et apporte seulement 10 kcal/100 g.

Grâce à son volume et sa richesse en eau et en fibres, elle constitue une entrée rassasiante et de faible densité énergétique. Les fibres sous forme soluble sont bien tolérées.

Bien que les lipides soient peu présents, une fraction est sous forme d'acide linolénique (Oméga-3), soit près de 5 % de l'apport quotidien recommandé.

Les laitues contiendraient des quantités intéressantes de composés phénoliques et de bêta-carotène, connus pour leur pouvoir antioxydant, surtout pour les variétés rouges.

Les caroténoïdes étant mieux absorbés dans l'organisme s'ils sont couplés à une petite quantité de gras, l'ajout habituel de vinaigrette est bénéfique. Comme la plupart des légumes-feuilles, elle est source de vitamine K et de vitamine B9.

LE SAVIEZ-VOUS ?

Les laitues sont des plantes annuelles. Elles se déclinent en plusieurs variétés : frisée, Boston, Iceberg, romaine, pour lesquelles la couleur varie du vert plus ou moins foncé au rouge.

64. LES PETITS POIS

ALIMENTATION DU SPORTIF • CONSTIPATION

À limiter en cas de régime contrôlé en glucides ou régime hypocalorique.

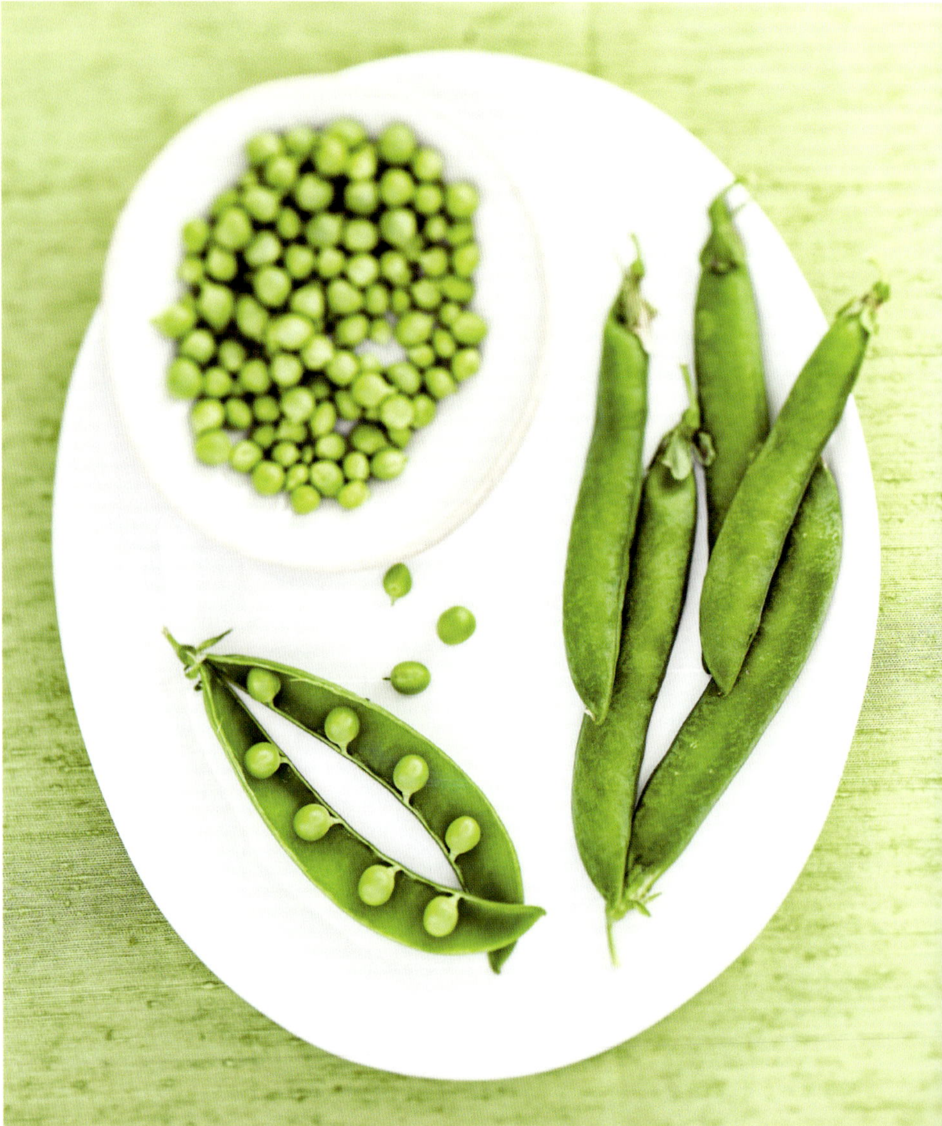

CRÈME DE PETITS POIS AU CURRY ET PETITS OIGNONS

ENTRÉE

Ingrédients pour 1 personne :

- 140 g de petits pois frais
- 2 petits oignons nouveaux
- 10 g de fécule de maïs
- 75 ml de lait demi-écrémé
- 1/2 c. à c. de curry
- Sel et poivre du moulin

1. Préchauffer le four à 180 °C (th. 6).
2. Laver et éplucher les oignons nouveaux. Les émincer et les faire revenir quelques minutes à sec dans une poêle.
3. Égoutter les petits pois et les passer au moulin à légumes afin d'obtenir une purée lisse et éliminer les peaux.
4. Délayer la fécule de maïs dans le lait froid. Ajouter le curry, saler, poivrer et porter à feu doux en remuant afin que la crème épaississe.
5. Ajouter alors la purée lisse de petits pois, bien mélanger.
6. Rectifier l'assaisonnement si nécessaire, ajouter les oignons nouveaux et enfourner pour 20 min.

PROPRIÉTÉS NUTRITIONNELLES

La composition des petits pois en fait un légume à part qui apporte en moyenne 70 kcal/100 g. Moins riche en eau que la moyenne des légumes frais, il est plus riche en matière sèche et notamment en glucides, de 10 % pour les petits pois jeunes extra-fins à plus de 15 %. La nature de ces glucides évolue également en cours de maturation, avec une diminution des sucres simples et une augmentation de la proportion d'amidon. Les protéines atteignent 6 %, ce qui est particulièrement élevé pour un légume. Par ailleurs, les petits pois contribuent activement à la reminéralisation de l'organisme, notamment en potassium, phosphore et magnésium. Les vitamines du groupe B sont abondantes et la vitamine C est intéressante avec environ 15 mg/100 g après cuisson. Riches en fibres avec près de 6 g/100 g, ils stimulent ainsi le transit en douceur lorsqu'ils sont jeunes. En vieillissant, les fibres solubles se transforment en partie en lignine, plus difficilement tolérée par les intestins fragiles.

LE SAVIEZ-VOUS ?

Les petits pois apparaissent sur les étals à partir du mois d'avril. On consomme en réalité les petites graines encore immatures de la plante.

Parfois, les graines et la cosse sont préparées ensemble et ils portent alors le nom de pois « mange-tout ».

65. LE RADIS

RÉTENTION D'EAU • RÉGIME HYPOCALORIQUE

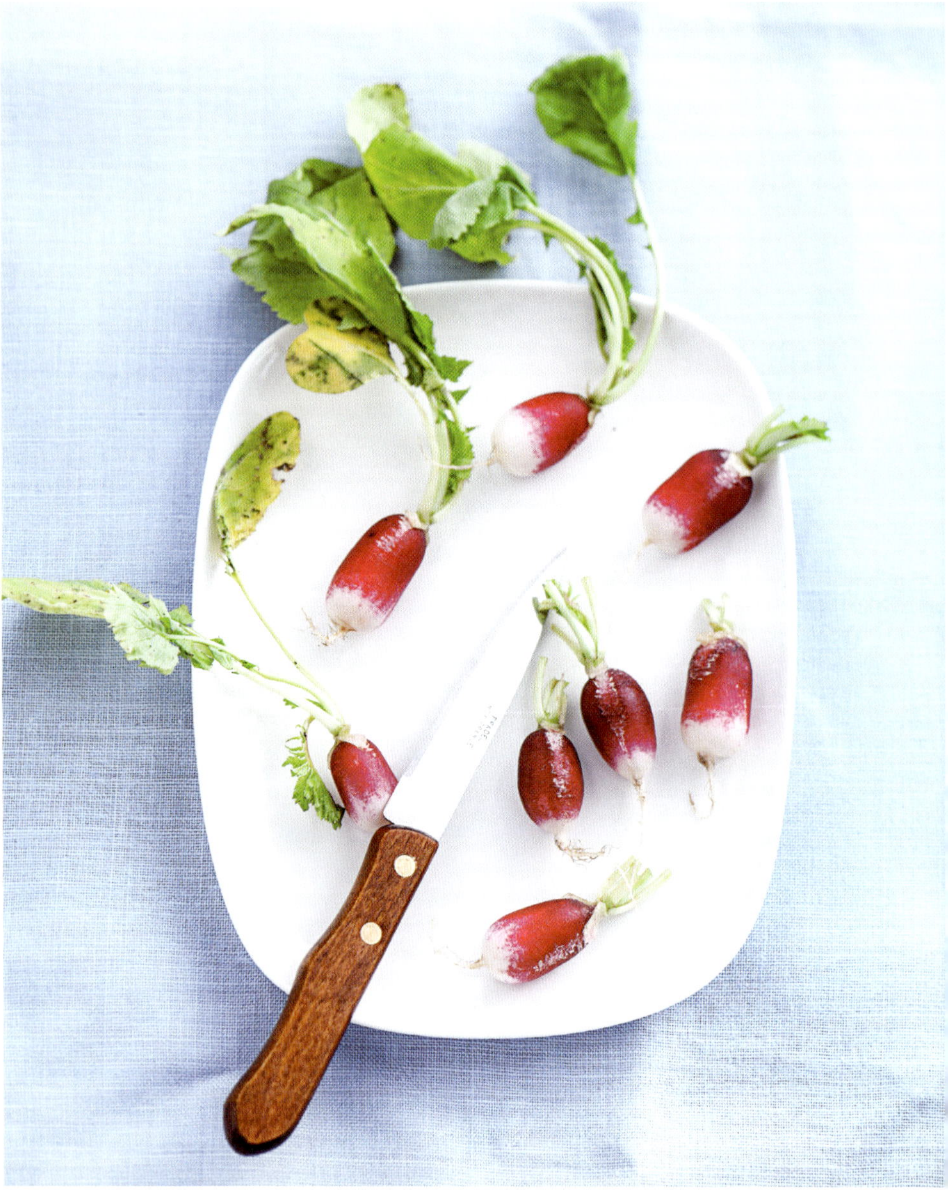

AMUSE-BOUCHES MARINS

ENTRÉE

Ingrédients pour 1 personne :

- 150 g de radis noirs
- 60 g de thon au naturel
- 1 petit-suisse nature à 20 % de MG
- 1 échalote
- 1 c. à c. de ciboulette
- Sel et poivre en grains

1. Laver puis peler le radis. Le couper en rondelles pas trop fines.
2. Dans un bol, émietter le thon, le mélanger avec le petit-suisse, l'échalote ciselée et la ciboulette. Assaisonner de sel et poivre selon votre goût.
3. Mettre la préparation sur les rondelles de radis noirs.
4. À déguster bien frais !

PROPRIÉTÉS NUTRITIONNELLES

Les radis roses sont riches en eau et peu caloriques, avec seulement 15 kcal/100 g et 3 g/100 g de glucides. Ils apportent des quantités intéressantes de potassium, de vitamines C et B9.

Les radis noirs sont bien plus riches, avec 57 kcal/100 g et 11 g/100 g de glucides et, dans un même temps, bien pourvus en potassium et en calcium.

Le rapport calcium sur phosphore est le plus souvent supérieur à 1, favorisant l'assimilation du calcium.

La teneur en vitamine C de 100 mg/100 g est remarquable, d'autant que cette vitamine est bien mieux préservée dans cette racine que dans les légumes-feuilles.

Riches en eau et en potassium, pauvres en sodium, les radis noirs et roses sont naturellement diurétiques. Ils représentent également une bonne source de fibres alimentaires, d'autant plus efficaces que les radis sont toujours consommés crus.

Comme les choux, ils renferment des composés appelés « indols », qui suscitent beaucoup d'intérêt dans la recherche contre le cancer.

LE SAVIEZ-VOUS ?

Il existe deux grandes familles de radis de consommation courante : les radis roses et les radis noirs. Ces derniers sont plus gros et ont un goût aigrelet plus prononcé.

66. LE BROCOLI

RÉGIME HYPOCALORIQUE • CONSTIPATION
SOURCE D'ANTIOXYDANTS • PÉRIODE PÉRICONCEPTIONNELLE • GROSSESSE

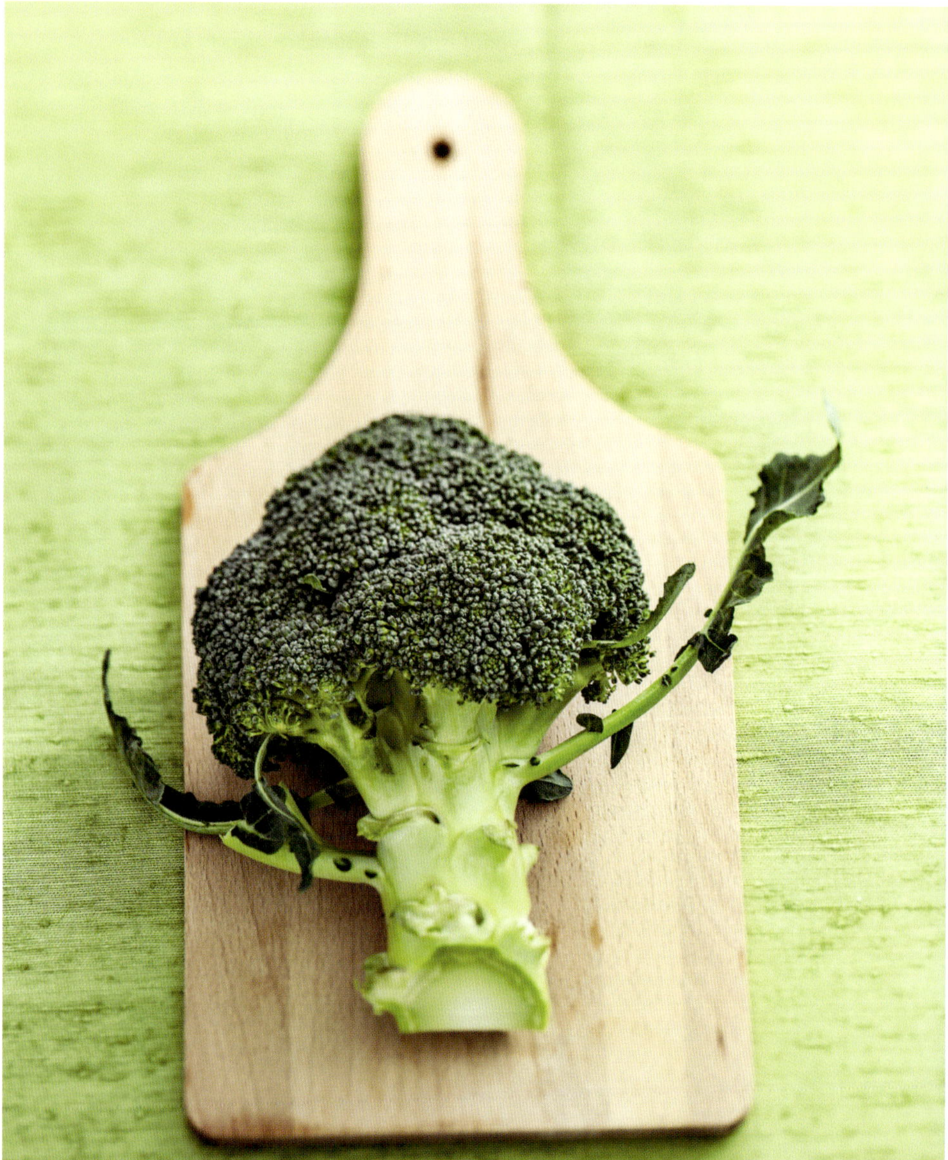

SPAGHETTIS AUX BROCOLIS

PLAT

Ingrédients pour 1 personne :

- 50 g de spaghetti (poids cru)
- 200 g de brocoli
- 10 g de pignon de pin
- 1/2 gousse d'ail
- Quelques feuilles de basilic frais
- 20 g de parmesan
- Sel et poivre

1. Cuire les fleurettes de brocoli à la vapeur.
2. Pendant ce temps, faire cuire les spaghettis dans de l'eau bouillante salée jusqu'à ce qu'ils soient *al dente*.
3. Torréfier les pignons de pin à sec dans une poêle en remuant sans arrêt. Les concasser.
4. Peler et écraser l'ail, ciseler le basilic frais, puis mélanger avec les pignons.
5. Sur une assiette, servir les spaghettis, les brocolis et recouvrir avec la sauce au pesto.
6. Saupoudrer de parmesan. Saler et poivrer.

PROPRIÉTÉS NUTRITIONNELLES

Très peu énergétique (25 kcal/100 g), le brocoli est une source remarquable de vitamines et minéraux. Ainsi, une portion de 200 g (en accompagnement), suffit à couvrir plus de 100 % de l'apport nutritionnel conseillé en vitamines C et K, près de 50 % en vitamine B9, 20 % en vitamines B2, B5, B6 et en calcium, 15 % en vitamine E et 10 % en magnésium et en fer.

À tout ceci s'ajoute une source de fibres intéressante (3 %).

LE SAVIEZ-VOUS ?

Le brocoli est un ensemble de jeunes pousses d'un chou formant un bouquet de boutons floraux verts. Il apparaît comme une variété de chou à part entière.

67. LA COURGETTE

RÉGIME HYPOCALORIQUE • RÉGIME HYPOSODÉ • PÉRIODE PÉRICONCEPTIONNELLE
GROSSESSE • HYPERTENSION (ET PRÉVENTION)

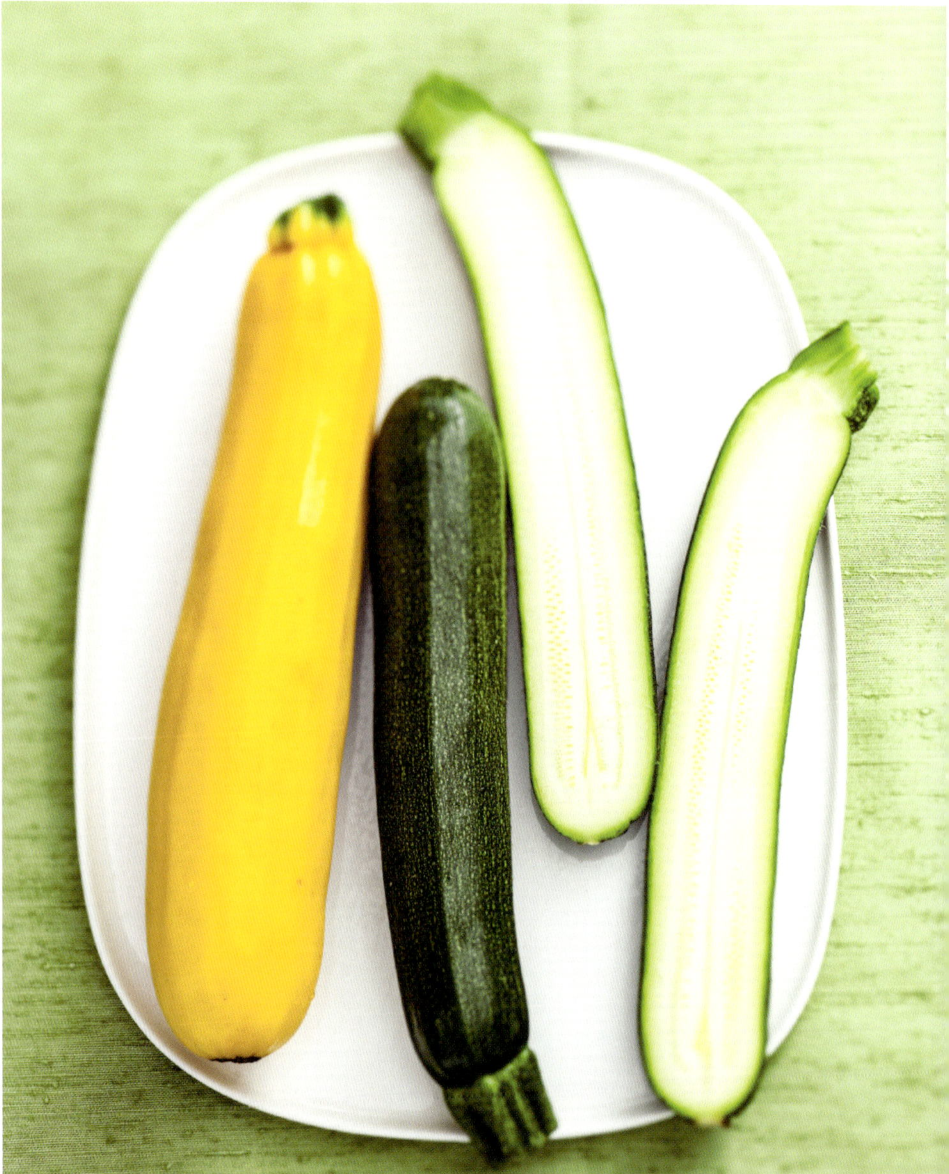

PURÉE FROIDE DE COURGETTES À LA PROVENÇALE

PLAT

Ingrédients pour 1 personne :

- 250 g de courgettes fraîches
- 1/2 oignon
- 1/2 gousse d'ail
- Le jus de 1/2 citron
- 1 c. à c. d'herbes de Provence
- Sel et poivre en grains

1. Laver et couper les courgettes en petits dés, peler et ciseler l'oignon, presser la gousse d'ail.
2. Faire revenir l'ail et l'oignon dans une casserole antiadhésive, ajouter ensuite les dés de courgettes.
3. Ajouter très peu d'eau et laisser mijoter 10 min environ.
4. Ajouter le jus de citron à la fin.
5. Si la compotée est trop liquide, la faire dessécher quelques minutes sur le feu.
6. Mixer ensuite l'ensemble, ajouter les herbes de Provence, saler et poivrer.
7. Laisser refroidir, puis mettre au réfrigérateur jusqu'au service.

PROPRIÉTÉS NUTRITIONNELLES

Comme l'ensemble des légumes verts, la courgette est composée essentiellement d'eau et est par conséquent très pauvre énergétiquement avec seulement 15 kcal/100 g. Elle n'est cependant pas laissée pour compte en matière de nutriments puisqu'une belle portion de 300 g de courgettes couvre 10 % des apports recommandés en fibres, près de 15 % du magnésium, 10 % de la vitamine B1 et 50 % de la vitamine B9. La richesse de la courgette en potassium (230 mg/100 g) est intéressante pour la santé cardiovasculaire : une alimentation riche en potassium possède des effets antihypertenseurs reconnus. Par ailleurs, grâce à sa très faible teneur en sodium (3 mg/100 g), la courgette peut parfaitement s'intégrer à un régime sans sel. Enfin, la courgette est d'autant plus digeste qu'elle est consommée jeune : elle est alors plus riche en fibres tendres, moins chargée en cellulose fibreuse et pratiquement dépourvue de petites graines centrales.

LE SAVIEZ-VOUS ?

La courgette est une variété de courge et le fruit d'une plante herbacée grimpante que l'on consomme comme légume à l'état jeune (avant maturité).

68. LE NAVET

RÉGIME HYPOCALORIQUE

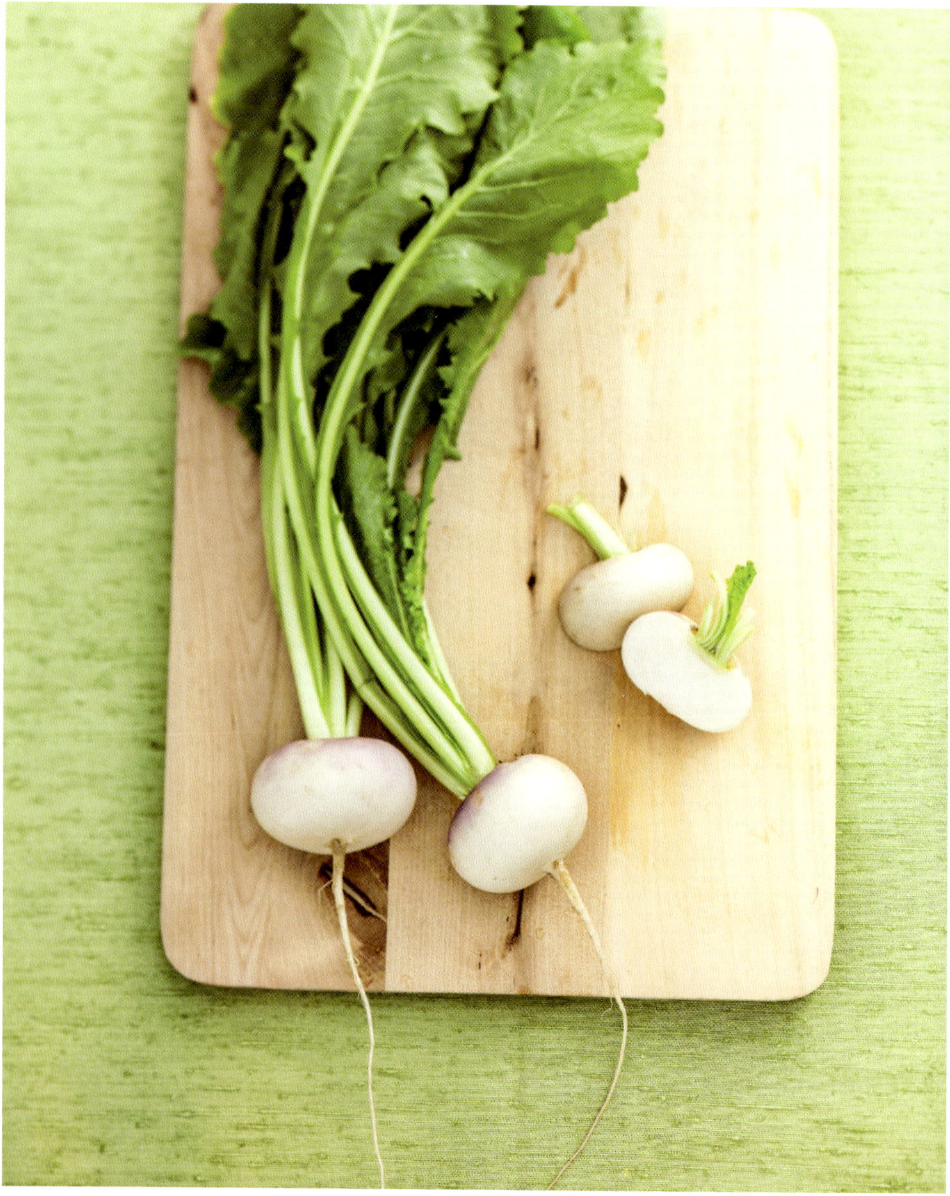

NAVETS EN MINI-COCOTTE

PLAT

INGRÉDIENTS POUR 1 PERSONNE :

- 300 g de navets
- 1/2 cube de bouillon de légumes dégraissé
- 10 g de fécule de maïs
- 150 ml de lait demi-écrémé
- 1 pincée de noix muscade râpée
- 130 g de jambon blanc découenné et dégraissé
- Sel et poivre

1. Préchauffer le four à 180 °C (th. 6).
2. Éplucher, laver et couper en tranches les navets, puis les blanchir dans l'eau bouillante salée pendant 5 min.
3. Égoutter les navets, puis les passer au micro-ondes puissance 900 W, avec le poivre, le 1/2 cube de bouillon émietté et un tout petit peu d'eau pendant 8 min.
4. Préparer la sauce : dans un bol, délayer la fécule de maïs avec un peu de lait froid.
5. Porter à ébullition le reste du lait dans une petite casserole.
6. Verser ce lait chaud dans le récipient contenant la fécule de maïs, bien mélanger, puis reporter le tout sur le feu jusqu'à épaississement sans cesser de remuer.
7. Assaisonner et saupoudrer de noix muscade.
8. Couper le jambon en lamelles.
9. Ranger les navets dans une mini-cocotte, répartir les lamelles de jambon, recouvrir de sauce.
10. Enfourner jusqu'à ce que les navets soient bien fondants.

PROPRIÉTÉS NUTRITIONNELLES

Le navet est un légume très faiblement énergétique avec seulement 22 kcal/100 g. Le navet permet de contribuer au bon équilibre de l'alimentation, grâce à la nature et aux proportions de ses composants nutritionnels. Ainsi, une portion de 150 g de navet couvre au moins 5 % de l'apport journalier recommandé en vitamines B1, B2, B6 et B9.

Il propose également un bel ensemble de minéraux (potassium, phosphore, calcium, magnésium, fer et zinc), mais en petites quantités.

Enfin, les hétérosides soufrés ou glucosinolates présents dans le navet seraient bénéfiques à la prévention des cancers pulmonaires, digestifs et du sein.

LE SAVIEZ-VOUS ?

Le navet est une plante potagère dont on consomme la racine charnue. Le plus courant sur nos marchés est de forme sphérique et aplatie, teinté à son collet de violet.

69. LE POIREAU

RÉTENTION D'EAU • RÉGIME HYPOCALORIQUE

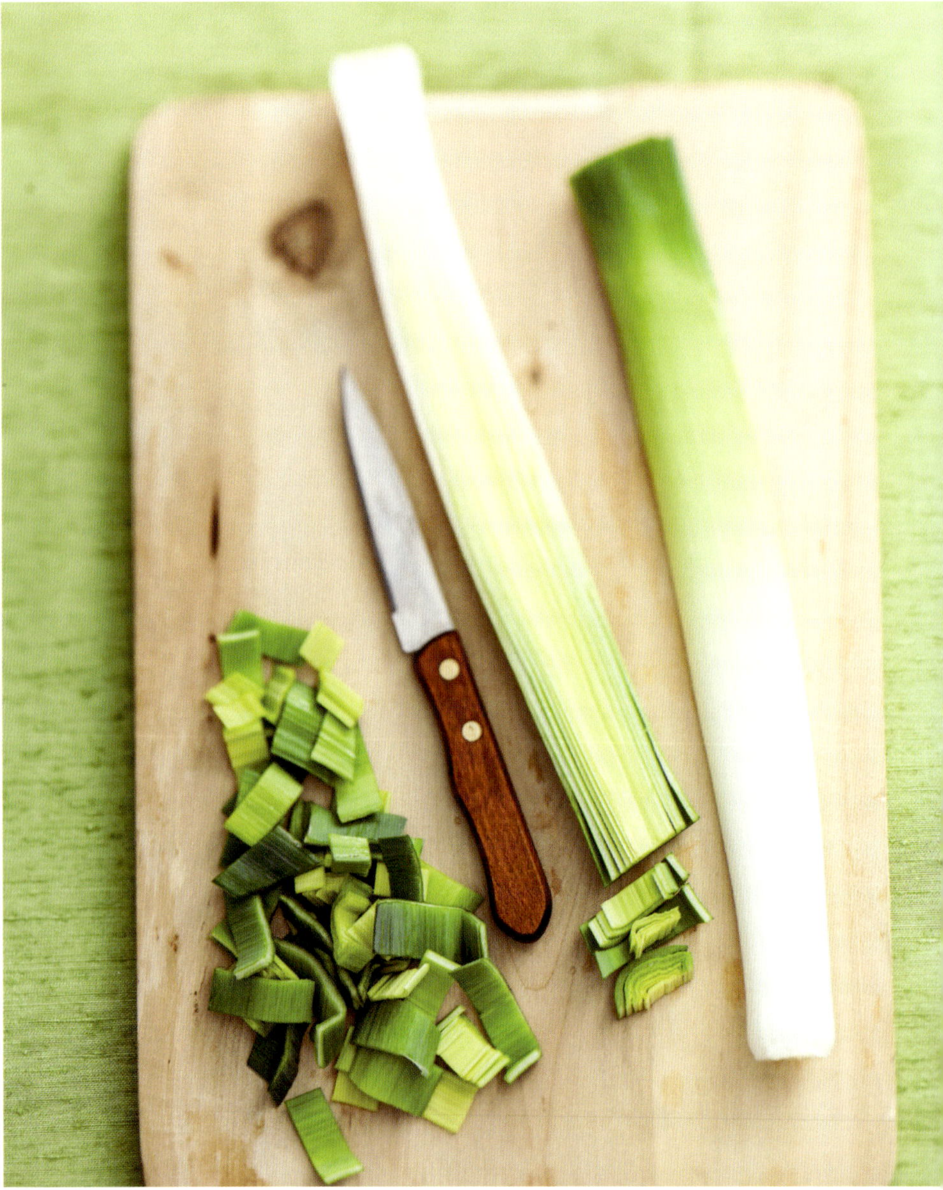

FONDUE DE POIREAUX À LA MANGUE

PLAT

Ingrédients pour 1 personne :

- 200 g de blancs de poireaux
- 1/2 mangue
- 1 pincée de gingembre en poudre
- 1 pincée de curry
- Sel et poivre

1. Laver les poireaux, séparer le vert du blanc et ne garder que ce dernier.
2. Émincer les blancs de poireaux le plus finement possible.
3. Laisser cuire 5 min en ajoutant de l'eau à mi-hauteur.
4. Poursuivre la cuisson jusqu'à totale évaporation.
5. Pendant ce temps, peler la mangue et la couper en petits dés.
6. Ajouter les dés de mangue avec les poireaux, saler, poivrer et ajouter les épices.
7. Poursuivre la cuisson pendant 10 min à couvert, le temps que les blancs de poireaux et les dés de mangue soient bien fondants.

PROPRIÉTÉS NUTRITIONNELLES

Riche en eau (85 %) et en fibres (3,5 %), le poireau apporte seulement 27 kcal/100 g. Dans le blanc, les fibres sont essentiellement des mucilages qui apportent le moelleux après cuisson alors que les celluloses et hémicelluloses du vert restent fibreuses, même après cuisson, et agissent en stimulant le transit intestinal. Bien pourvu en vitamine E, en provitamine A dans le vert en particulier (2 mg/100 g) et en vitamine C (30 mg dans le vert contre 18 mg dans le blanc), le poireau est également riche en potassium (256 mg/100 g) et pauvre en sodium, ce qui le rend particulièrement diurétique.

Enfin, comme l'ail et l'oignon, il est riche en composés soufrés qui peuvent rendre sa digestion difficile. Si vous y êtes particulièrement sensible, pensez simplement à le cuire à découvert afin que ces composés volatils s'évaporent.

LE SAVIEZ-VOUS ?

Le poireau est une plante du genre *Allium* comme l'ail, l'échalote et l'oignon.

C'est un légume d'hiver qui supporte bien le froid et arrive à maturité de novembre à février.

70. LE CHOU

RÉGIME HYPOCALORIQUE • PRÉVENTION DES CANCERS

À éviter en cas de d'intestin irritable ou de prise d'anticoagulants.

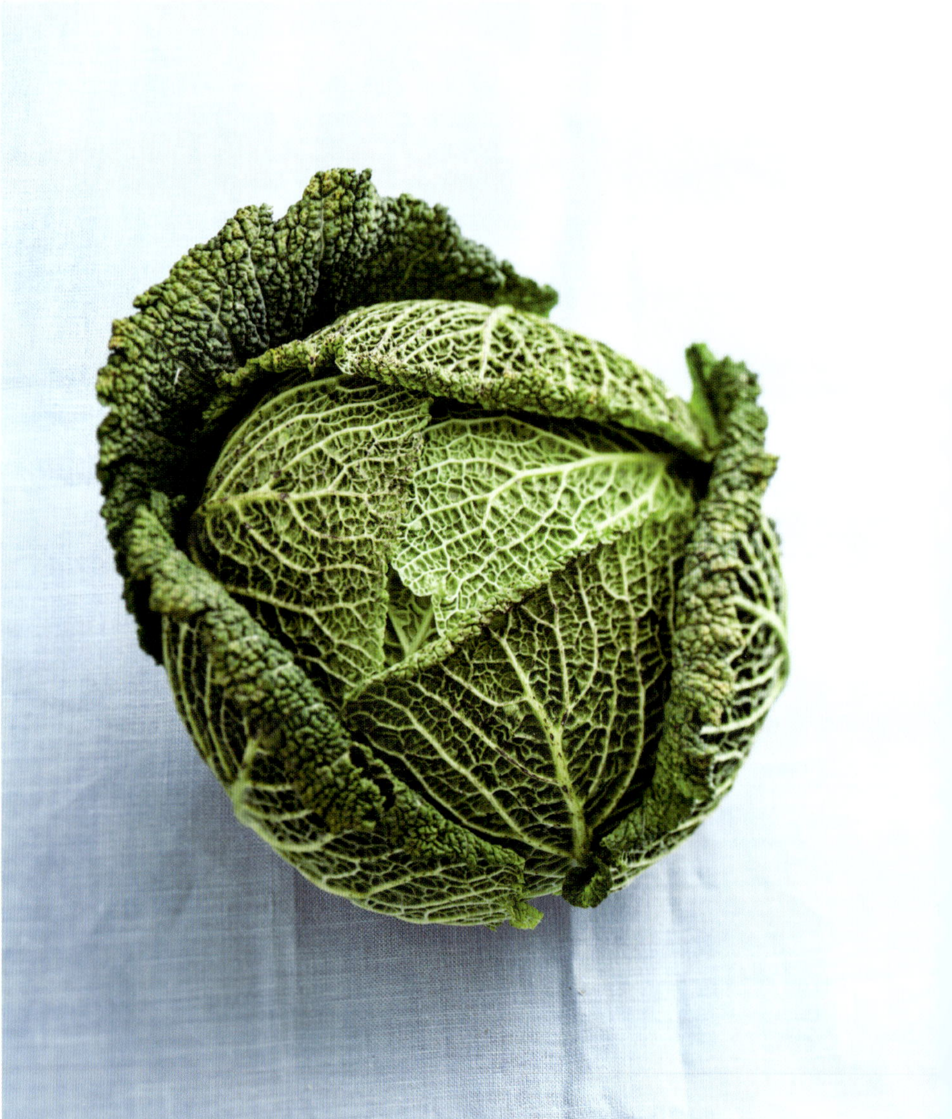

SOUPE FERMIÈRE

PLAT

Ingrédients pour 4 personnes :

- 4 tranches de filet de bacon fumé
- 200 g de filet de poulet
- 2 oignons
- 4 carottes
- 1/2 céleri-rave
- 1/4 de chou vert
- 1/4 de chou blanc
- 1/2 c. à c. de noix muscade râpée
- 1 branche de thym
- 1 feuille de laurier
- 1/2 cube de bouillon de volaille dégraissé

1. Éplucher et émincer les oignons.
2. Couper le filet de bacon et le poulet en fines lanières.
3. Éplucher et couper les carottes et le céleri-rave en julienne.
4. Effeuiller les choux et les hacher.
5. Dans le fond d'une cocotte, faire revenir les oignons à sec, puis ajouter les lanières de bacon et de poulet. Saupoudrer de muscade et laisser cuire.
6. Dès que les lanières de bacon et de poulet sont bien dorées, ajouter les légumes, le thym, le laurier, le cube de bouillon émietté et mouiller à mi-hauteur.
7. Laisser cuire 30 min et servir bien chaud.

PROPRIÉTÉS NUTRITIONNELLES

Le chou renferme seulement 25 kcal/100 g et figure parmi les légumes les mieux pourvus en vitamine C, tonifiante et anti-infectieuse. On la trouve plus particulièrement dans les feuilles extérieures et une portion de 200 g de chou cuit couvre 40 à 50 % du besoin quotidien. Provitamine A, vitamine B9 et calcium sont également bien représentés. De nombreuses substances soufrées caractéristiques du chou sont responsables de sa saveur et les pentosanes, glucides partiellement assimilables, expliquent les difficultés de digestion qu'il peut entraîner. Pour limiter ces effets, pensez à le cuire à découvert et à bien l'égoutter. Le chou rouge se distingue par son contenu plus élevé en flavonoïdes aux propriétés antioxydantes. Le chou vert, quant à lui, contient davantage de vitamine K, nécessaire à la coagulation sanguine, mais qui impose une limitation de consommation pour les personnes traitées par anticoagulants. Enfin, on remarque la présence de substances tels les indoles, les isothiocyanates et les dithiolthiones, qui semblent avoir des effets anticancers.

LE SAVIEZ-VOUS ?

Le chou est une plante potagère de la famille des crucifères comme le radis ou le navet. Facile à cultiver et résistant au froid, il est économique et se consomme d'octobre à mars, aussi bien cru que cuit.

71. LES ÉPINARDS

GROSSESSE • PÉRIODE PÉRICONCEPTIONNELLE • RÉGIME HYPOCALORIQUE

À éviter en cas de régime hyposodé strict, traitement anticoagulant et risque de lithiase urinaire.

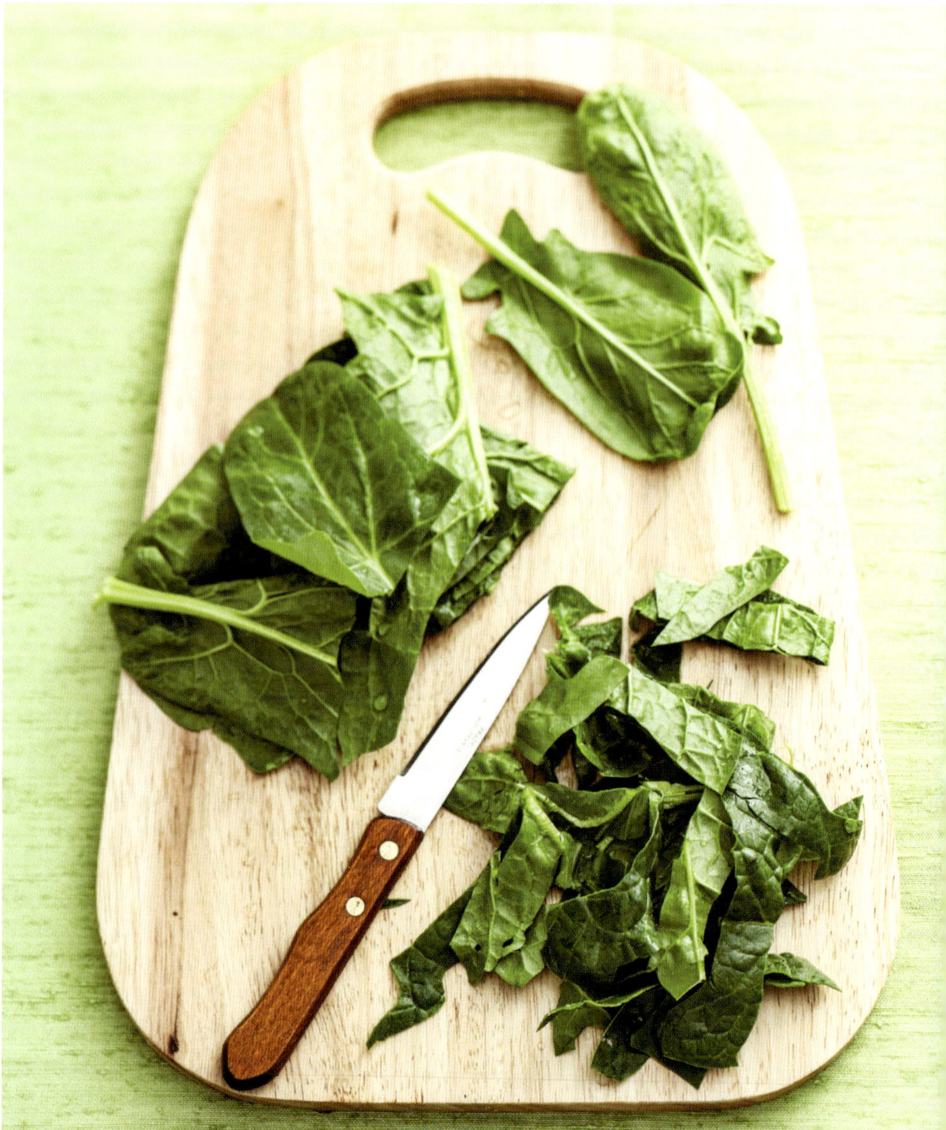

CANNELLONI VÉGÉTARIENS

PLAT

INGRÉDIENTS POUR 1 PERSONNE :

- 2 feuilles de lasagne
- 100 g d'épinards
- 100 g de courgettes
- 1/2 oignon émincé
- 50 g de pois chiches (poids cuit)
- 2 petits-suisses nature à 20 % de MG
- 50 g de coulis de tomate nature
- 1 c. à s. de persil ciselé
- Sel et poivre

1. Préchauffer le four à 210 °C (th. 7).
2. Décongeler les épinards au four à micro-ondes. Laver et râper les courgettes. Faire revenir ces deux légumes dans une poêle à revêtement antiadhésif avec l'oignon émincé.
3. Écraser les pois chiches à la fourchette.
4. Mélanger les petits-suisses, les pois chiches écrasés et les légumes. Saler et poivrer.
5. Cuire les feuilles de lasagne à l'eau bouillante salée pendant 1 à 2 min, puis les rincer délicatement à l'eau froide et les égoutter à plat sur un torchon propre.
6. Étaler la farce sur chaque feuille de lasagne et les rouler pour former des *cannelloni*.
7. Déposer les rouleaux dans un plat à gratin recouvert de papier cuisson.
8. Napper de coulis de tomate et d'un peu de persil, puis enfourner pour 10 min.

PROPRIÉTÉS NUTRITIONNELLES

L'épinard est un légume peu énergétique (18 kcal/100 g). Il se démarque des autres végétaux par une quantité plus importante de protéines de qualité satisfaisante et de lipides dont 89 mg/100 g d'acide linolénique. L'apport minéral est intéressant avec du potassium, du calcium, mais également une grande quantité de sodium. Le fer des épinards a souvent été mis en avant, mais en réalité seulement 5 % seraient absorbés, la présence de fibres (2,7 %) et d'acide oxalique gênant son assimilation. On conseille aux personnes à risque de lithiases urinaires (oxalate de calcium) de limiter leur consommation d'épinards. L'épinard est l'une des meilleures sources connues de vitamine B9 et il apporte également une quantité élevée de provitamine A, de vitamine C, mais aussi de vitamine K nécessaire à la coagulation du sang.

LE SAVIEZ-VOUS ?

L'épinard est un légume-feuille de la famille des chénopodiacées.

Il est utilisé cru sous forme de jeunes pousses ou cuit et il entre alors dans la réalisation de recettes qui portent le nom de « florentine ».

72. LE FENOUIL

RÉGIME HYPOCALORIQUE • CONSTIPATION • GROSSESSE

À éviter en cas de régime hyposodé strict (surtout cuit).
À contrôler en cas de régime hyposodé plus large.

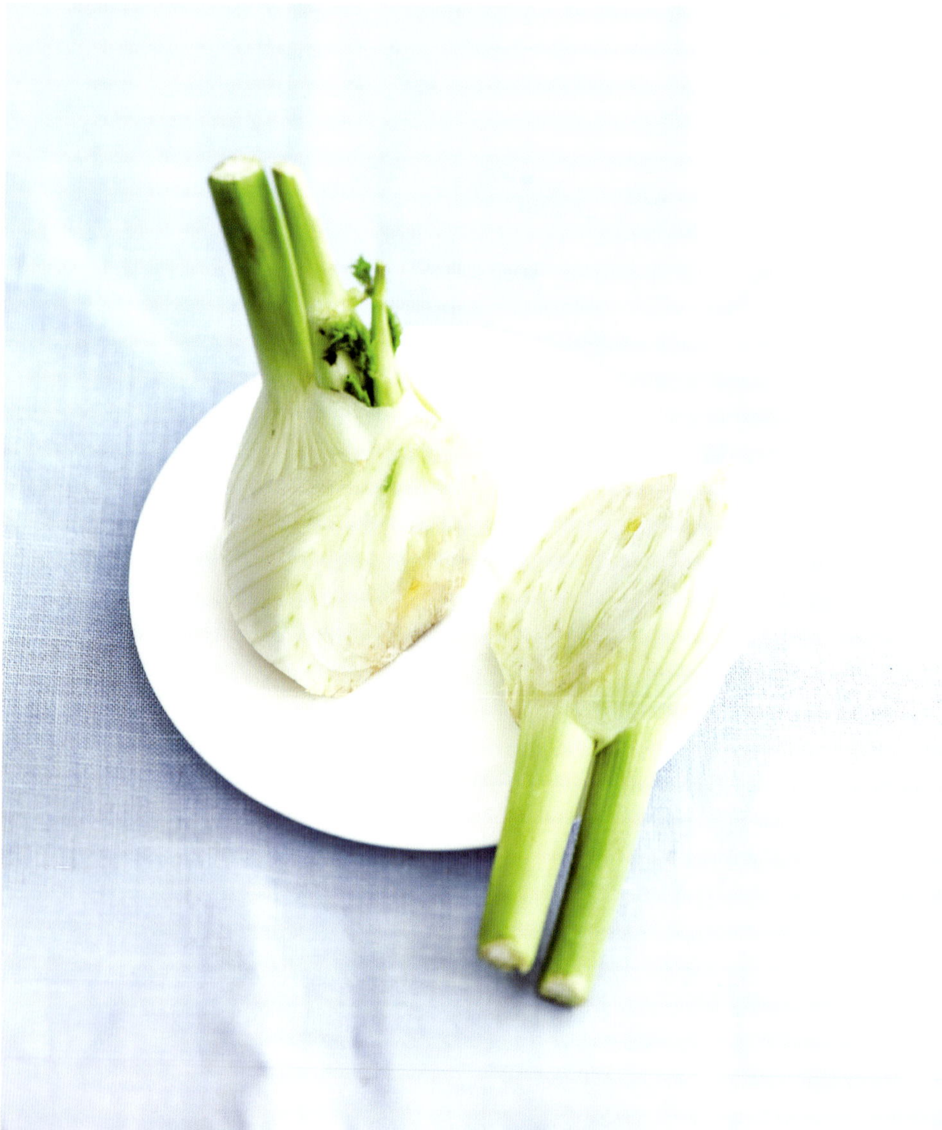

SAUMON AU FENOUIL BRAISÉ À L'ORANGE

PLAT

Ingrédients pour 1 personne :

- 125 g de pavé de saumon
- 250 g de fenouil
- 1 orange non traitée
- 1/2 oignon
- 1 c. à c. d'huile d'olive
- 1 pincée d'aneth
- Sel et poivre en grains

1. Prélever le zeste d'une moitié de l'orange, le hacher finement.
2. Presser l'orange et diluer le jus avec 3 cuillerées à soupe d'eau.
3. Éplucher et émincer l'oignon. Laver le fenouil et le couper en fines tranches.
4. Faire chauffer une sauteuse à revêtement antiadhésif avec l'huile, y faire revenir l'oignon et le fenouil.
5. Ajouter les zestes d'orange et le jus, puis couvrir et laisser mijoter 25 min à feu moyen.
6. Ajouter éventuellement un peu d'eau en cours de cuisson si nécessaire. Saler et poivrer.
7. Pendant ce temps, couper le saumon en cubes, les faire dorer de chaque côté dans une poêle à revêtement antiadhésif à sec.
8. Dresser les légumes puis les cubes de saumon poêlés sur une assiette. Décorer avec l'aneth.

PROPRIÉTÉS NUTRITIONNELLES

Le fenouil est peu calorique (25 kcal/100 g) et riche en eau (88 %). De nombreux minéraux sont dissous dans cette eau de constitution dont une majorité de potassium, mais également du calcium (100 mg/100 g) ainsi que du phosphore (51 mg/100 g) et du magnésium (40 mg/100 g).
Son apport en sodium relativement élevé implique une limitation du fenouil (surtout lorsqu'il est cuit) dans les régimes hyposodés stricts. Il fait partie des légumes les plus riches en fer avec 2,7 mg/100 g, d'autant que son absorption est potentialisée par un apport élevé en vitamine C (52 mg/100 g). La provitamine A et la vitamine E, aux propriétés antioxydantes, sont bien représentées, ainsi que les vitamines du groupe B et surtout la vitamine B9.
Le fenouil est riche en fibres (3,3 %), qui s'avèrent très tendres si l'on prend soin d'éliminer les feuilles extérieures.

LE SAVIEZ-VOUS ?

Le fenouil n'est pas un bulbe mais la base charnue des feuilles de la plante, consommée comme légume. Ses graines servent d'aromate en cuisine.

73. LE CHAMPIGNON DE COUCHE

RÉGIME HYPOCALORIQUE • RÉGIME HYPOSODÉ
RÉGIME HYPOCHOLESTÉROLÉMIANT • CONSTIPATION • COLOPATHIES

À limiter en cas de traitement anticoagulant.

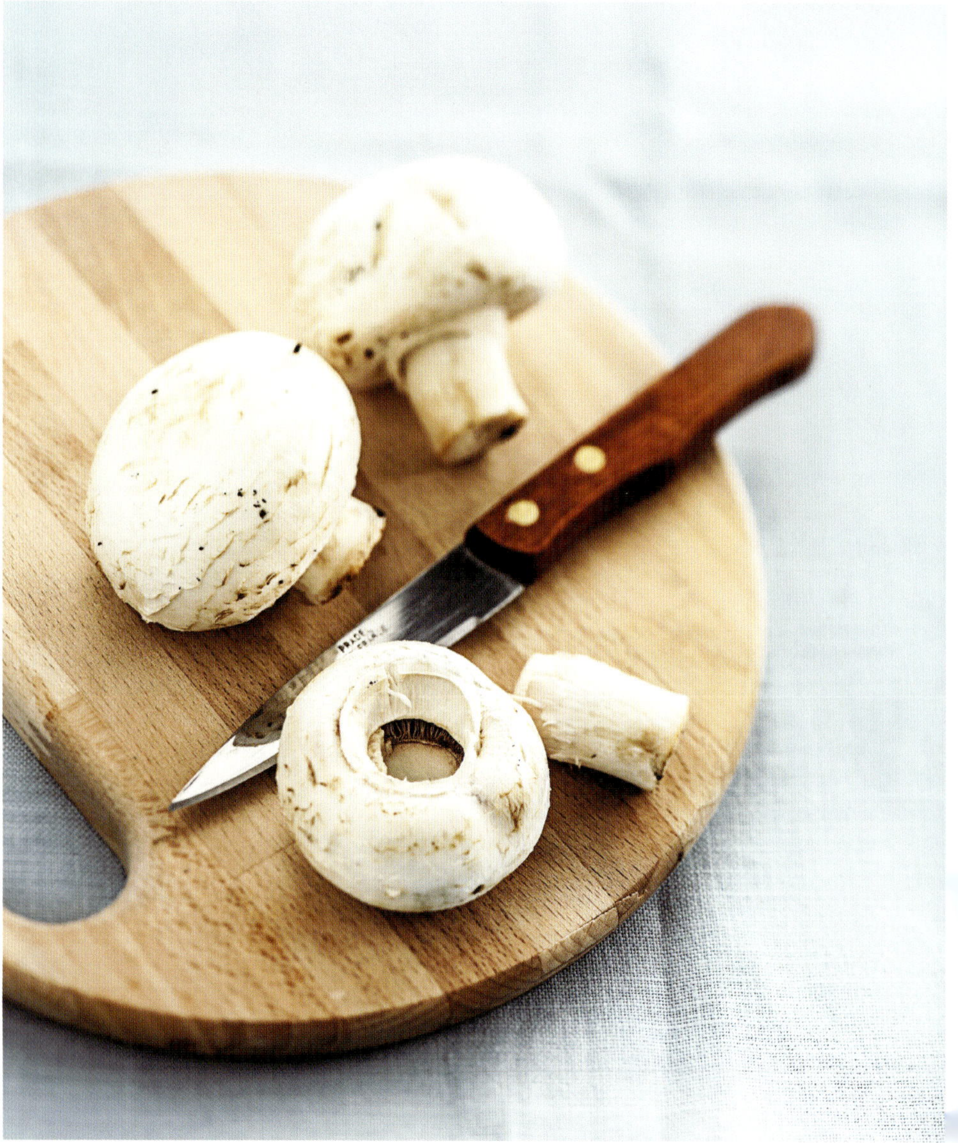

ESCALOPE DE DINDE AUX CHAMPIGNONS

PLAT

INGRÉDIENTS POUR 1 PERSONNE :

- 150 g d'escalope de dinde
- 200 g de champignons de Paris émincés
- 1/4 d'oignon
- 1 c. à s. de crème fraîche
- 1 c. à s. de persil haché
- Sel et poivre en grains

1. Faire revenir les champignons à sec dans une poêle à revêtement antiadhésif.
2. Éplucher l'oignon et l'émincer finement, puis le faire revenir à sec dans une poêle à revêtement antiadhésif jusqu'à ce qu'il soit translucide.
3. Ajouter l'escalope de dinde et la faire revenir des deux côtés pour la dorer. Ajouter les champignons précuits.
4. Ajouter la crème fraîche. Laisser frémir quelques secondes.
5. Saler, poivrer et parsemer de persil haché.
6. Servir immédiatement.

PROPRIÉTÉS NUTRITIONNELLES

Les champignons sont riches en eau et n'apportent pas plus de 3 % de glucides et de 15 kcal/100 g.
Ils se démarquent par une plus grande richesse en protéines (entre 2,1 et 3,3 %), bien pourvues en acides aminés.
La fraction lipidique des champignons est composée en partie de stérols végétaux avec une action bénéfique sur le taux de cholestérol sanguin. On note également la présence d'ergostérol qui agit comme précurseur de la vitamine D, faisant des champignons une source indirecte.
Les fibres des champignons (2 à 2,5 %), en partie insolubles, stimulent la motilité intestinale et leur effet est accentué par la présence de glucides peu métabolisables, comme le xylose, qui fermentent dans l'intestin. Les vitamines du groupe B sont bien représentées ainsi que la vitamine K (20 µg/100 g).
Riches en phosphore et en potassium, associés à une quantité de sodium faible, les champignons sont diurétiques et indiqués dans les régimes hyposodés. Le sélénium, qui entre dans la composition de nombreux enzymes, est également présent dans des proportions intéressantes.

LE SAVIEZ-VOUS ?

Par définition, un champignon est un organisme végétal sans chlorophylle, ni fleurs. Il est dit « de couche » lorsqu'il est cultivé.

74. LA POMME

SOURCE D'ANTIOXYDANTS • RÉGIME HYPOCALORIQUE • RÉGIME HYPOCHOLESTÉROLÉMIANT

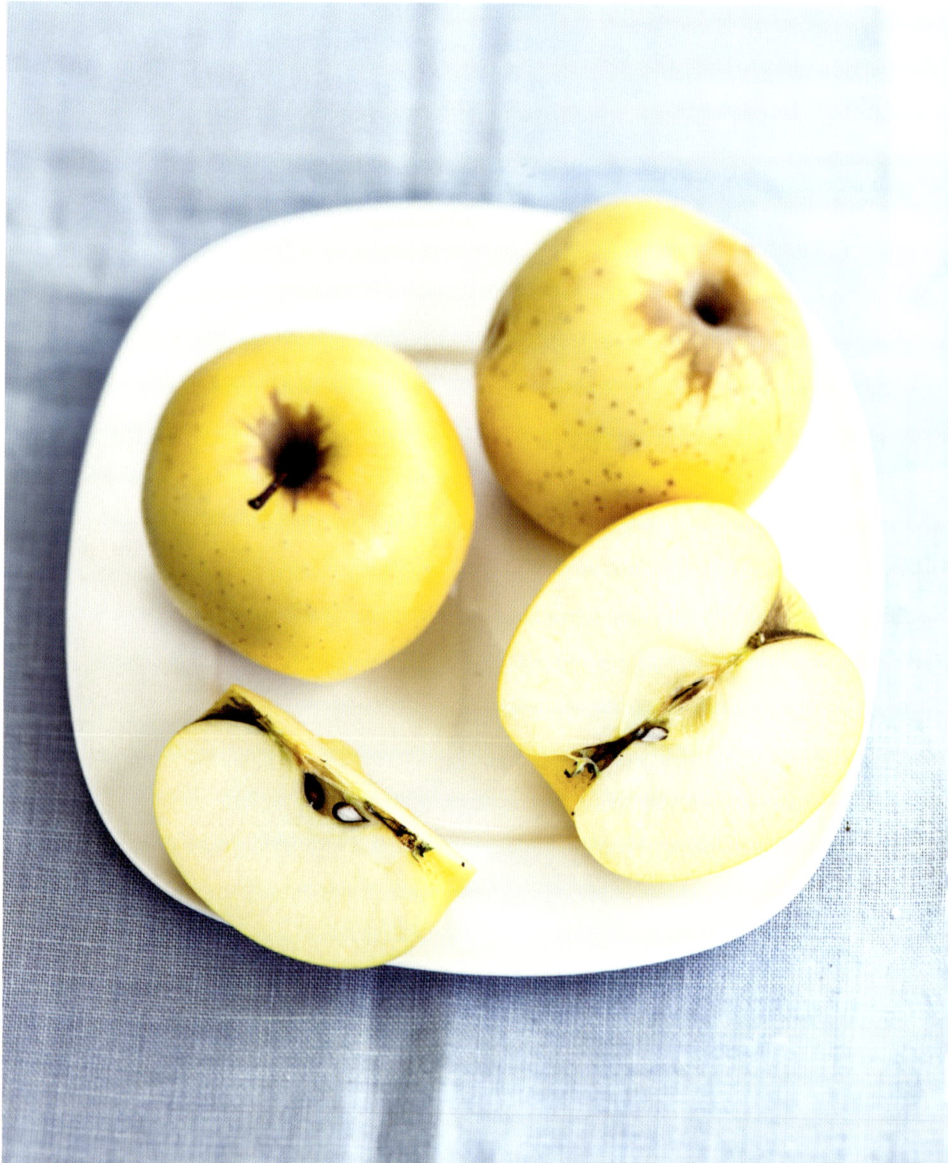

SALADE CROQUANTE POMME-CHOU

ENTRÉE

Ingrédients pour 1 personne :

- 150 g de chou blanc
- 1 belle pomme grany smith
- Le jus de 1/2 citron
- 1 c. à c. de moutarde
- 1 c. à c. d'huile de noix
- Quelques graines de céleri
- Sel et poivre

1. Laver le chou et peler la pomme, puis les râper finement.
2. Mélanger le jus de citron, la moutarde et l'huile de noix. Assaisonner et parsemer de graines de céleri.
3. Servir bien frais.

PROPRIÉTÉS NUTRITIONNELLES

Une pomme moyenne de 150 g apporte environ 75 kcal dont 12 % de glucides.

Elle a la particularité de contenir 2,5 % de fibres dont principalement des pectines. Ces fibres solubles ont la particularité de former un gel épais permettant un rassasiement important, mais également capable de retenir une partie du cholestérol alimentaire.

Elles agissent également sur la régulation du transit intestinal en étant capables de le stimuler en douceur et d'entretenir la flore bactérienne.

Les flavonoïdes et polyphénols, composés antioxydants, sont également présents en quantités intéressantes et, couplés à une petite quantité de vitamine C, ils agissent en limitant le vieillissement cellulaire.

On retrouve une bonne moitié de ces antioxydants dans la peau des pommes et notamment dans les plus colorées.

LE SAVIEZ-VOUS ?

C'est l'un des fruits les plus consommés dans le monde : simplement à croquer, mais également préparé en compote, en tarte, ou utilisé pour fabriquer des boissons comme le jus de pomme, le cidre produit à partir de la fermentation de ce jus ou encore le calvados.

75. LE POMELO

RÉGIME CONTRÔLÉ EN GLUCIDES • TROUBLES DE LA CIRCULATION • RÉGIME HYPOCALORIQUE

À éviter en cas de prise de traitements médicamenteux.

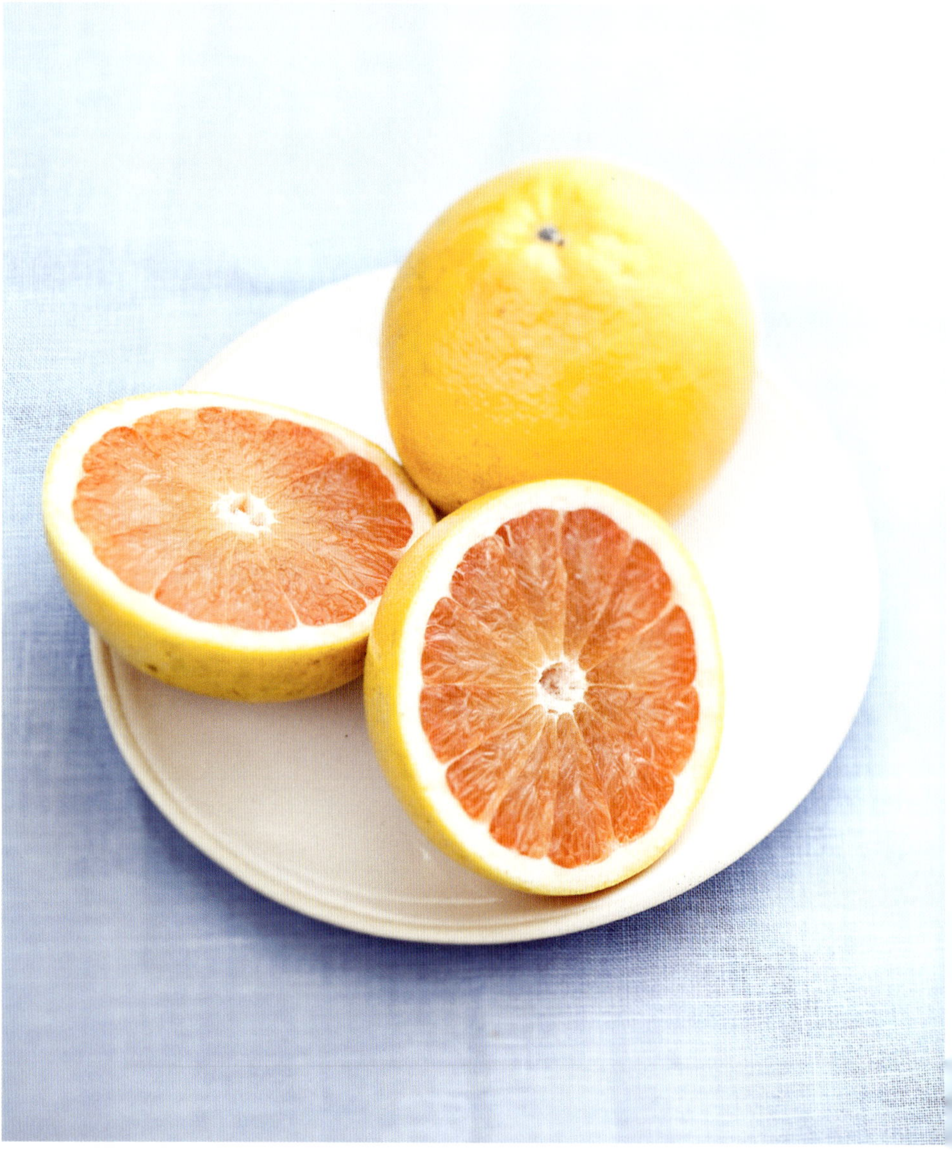

POMELO À LA CHAIR DE CRABE

ENTRÉE

INGRÉDIENTS POUR 1 PERSONNE :

- 1/2 pomelo
- 1 petit-suisse nature à 20 % de MG
- 80 g de chair de crabe
- 1/2 c. à c. de moutarde
- 1 poignée de mâche
- Sel et poivre.

1. Prélever la pulpe du pomelo en conservant sa coque intacte.
2. L'épépiner et la couper en gros cubes.
3. Mélanger le petit-suisse, la chair de crabe et la moutarde dans un grand bol. Assaisonner à votre goût.
4. Laver la mâche et l'essorer. La disposer dans la coque du pomelo, puis ajouter les morceaux de pulpe.
5. Répartir enfin la préparation à la chair de crabe et déguster bien frais.

PROPRIÉTÉS NUTRITIONNELLES

Le pomelo est un fruit peu sucré et peu calorique (42 kcal/100 g). Sa saveur acidulée et sa petite amertume agissent en stimulant les sécrétions digestives, le rendant idéal au petit déjeuner ou consommé en entrée. Comme tous les agrumes, la vitamine C est présente en quantité intéressante (37 mg/100 g) et reste stable après la récolte grâce à l'écorce qui la protège.

C'est une source de vitamine P avec une action favorable sur la résistance des petits vaisseaux sanguins et la provitamine A peut atteindre jusqu'à 0,33 mg dans les pomelos à chair plus colorée.

Sous forme de jus, il peut augmenter de façon importante l'absorption de certains médicaments dans l'organisme. L'Afssaps (Agence française de sécurité sanitaire des produits de santé) conseille d'éviter de prendre un jus de pamplemousse dans les deux heures qui précèdent la prise de médicaments, et de limiter la consommation à moins d'un quart de litre par jour.

LE SAVIEZ-VOUS ?

Le pomelo est une variété d'agrume souvent appelé pamplemousse à tort.

Contrairement au pamplemousse à l'écorce épaisse et qui contient de nombreux pépins, l'écorce du pomelo est mince et sa chair jaune rosée est fine, juteuse et comporte peu de pépins.

76. LE MELON

RÉGIME HYPOCALORIQUE • RÉTENTION D'EAU • GROSSESSE • RÉGIME CONTRÔLÉ EN GLUCIDES

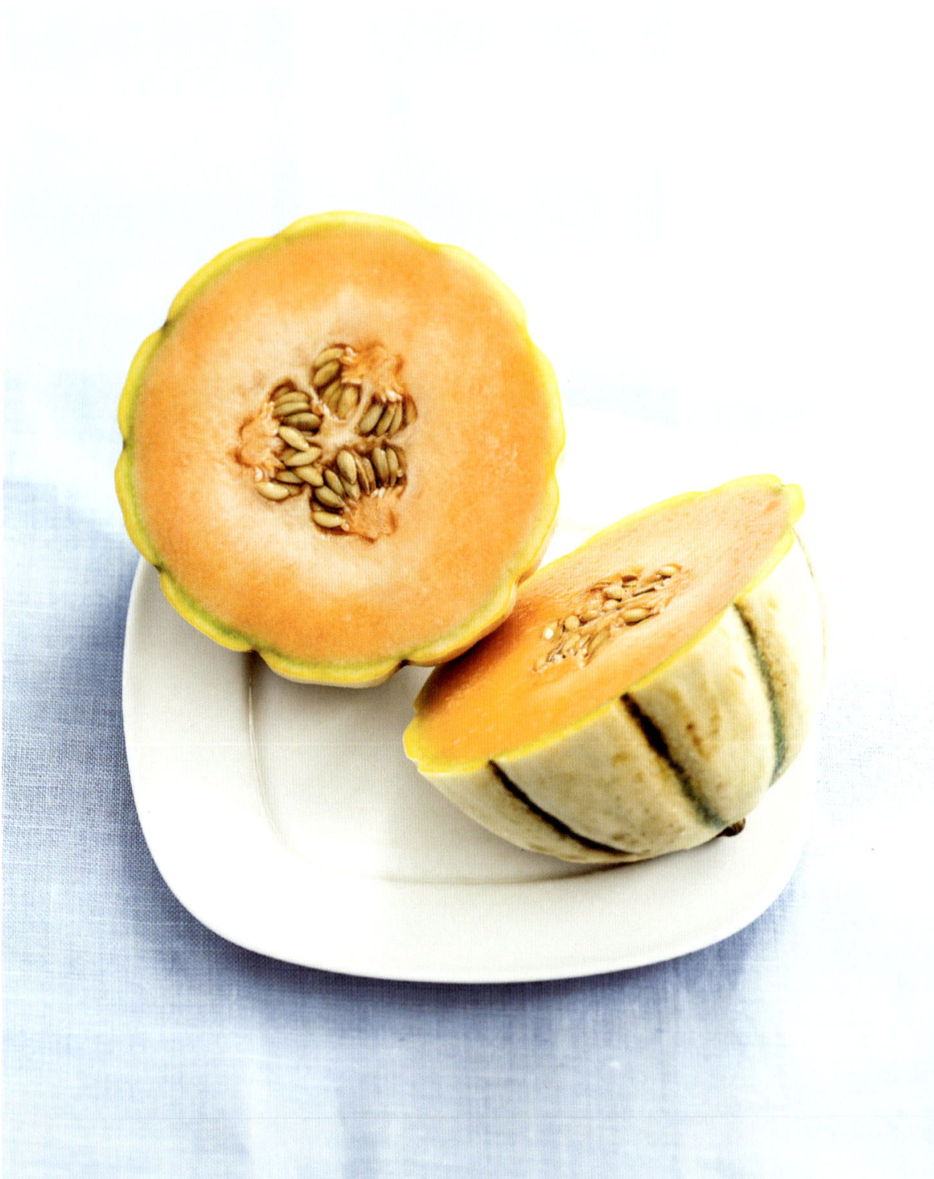

SALADE DE MELON FRAÎCHEUR

ENTRÉE

Ingrédients pour 2 personnes :

- 1 gros melon
- 60 g de feta
- 100 g de tranche de jambon de Bayonne dégraissé
- Le jus de 1 citron

1. Couper le melon en deux, retirer les pépins et réserver les coques.
2. Récupérer la chair et la couper en petits dés.
3. Ajouter la feta coupée en dés et le jambon en fines lanières.
4. Arroser de jus de citron, bien mélanger et garnir les coques de melon avec cette salade.
5. Servir bien frais.

PROPRIÉTÉS NUTRITIONNELLES

Très riche en eau (90,1 %), le melon participe à l'hydratation quotidienne. Sa valeur énergétique moyenne est de l'ordre de 34 kcal/100 g avec un taux de glucides moyen de 7 %, ce qui est bien inférieur à la moyenne des autres fruits.

Avec la mangue et l'abricot, le melon fait partie des fruits qui contiennent le plus de bêta-carotène (provitamine A), avec 418 µg pour les melons à chair orange, mais moins pour les melons à chair jaune ou verte.

La vitamine B9, importante pendant le premier trimestre de grossesse, est bien représentée : 0,1 mg/100 g. Le taux de vitamine C se situe aux alentours de 25 mg/100 g, ce qui est supérieur à la pomme, la poire ou l'abricot.

Côté minéraux, le potassium domine largement, donnant au melon des propriétés diurétiques.

Enfin, les fibres ne dépassent pas 1 g/100 g, ce qui en fait un fruit très bien toléré.

LE SAVIEZ-VOUS ?

Le melon est une plante à tiges rampantes appartenant à la famille des cucurbitacées.

Il se consomme aussi bien en entrée qu'en dessert.

77. LE PRUNEAU

CONSTIPATION • SOURCE D'ANTIOXYDANTS

À éviter en cas d'intestin irritable.
À contrôler dans les régimes hypocalorique et contrôlés en glucides.

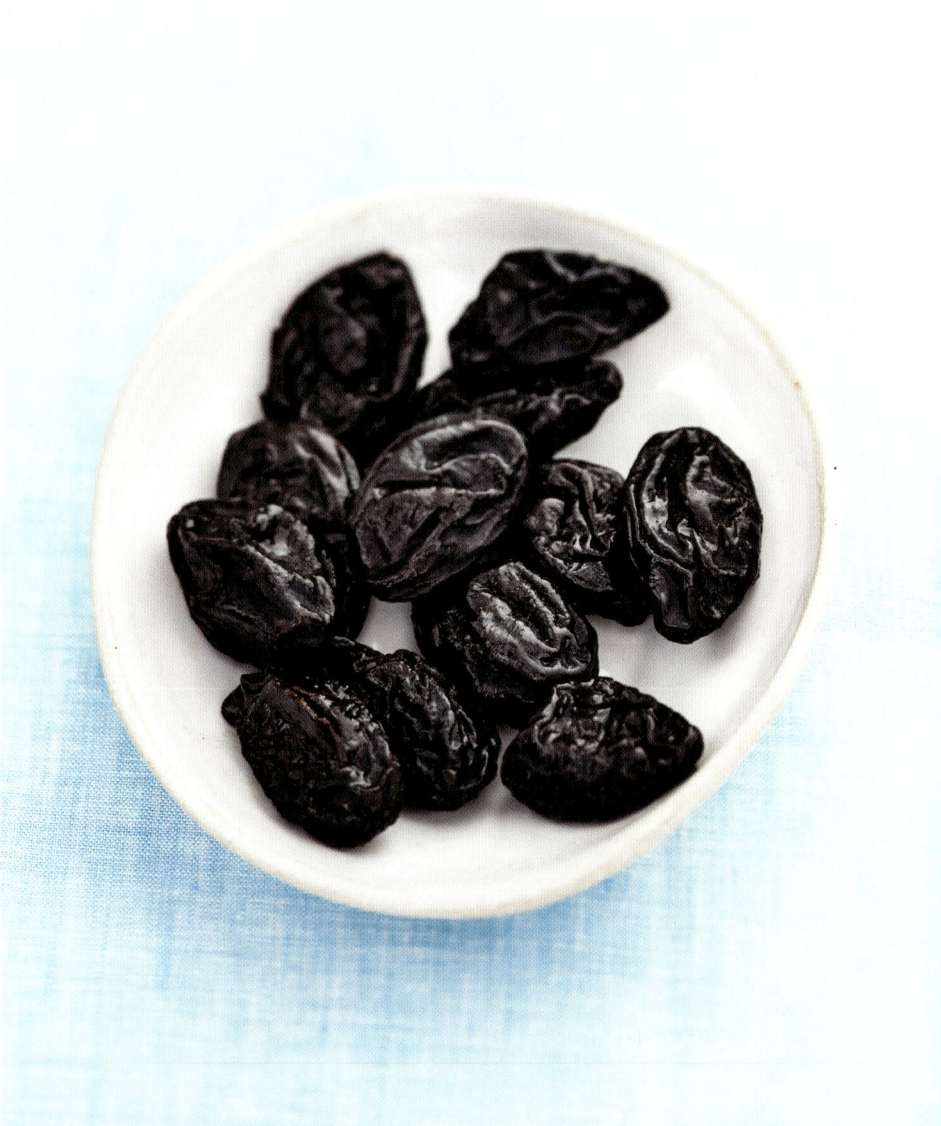

MILLEFEUILLE SUCRÉ-SALÉ SUR LIT DE MÂCHE

ENTRÉE

INGRÉDIENTS POUR 1 PERSONNE :

- 30 g de pruneaux dénoyautés
- 60 g de filets de bacon fumé
- Quelques brins de ciboulette fraîche
- 40 g de chèvre frais à tartiner
- 1 feuille de brick
- Poivre

1. Mettre les pruneaux dans un bol, recouvrir d'eau et faire cuire 5 min au micro-ondes. Égoutter, puis mixer la préparation.
2. Couper le filet de bacon en fines lanières.
3. Ciseler la ciboulette et mélanger intimement avec le chèvre frais. Poivrer.
4. Couper la feuille de brick en trois carrés égaux.
5. Tartiner le chèvre frais à la ciboulette sur le premier carré. Recouvrir avec le deuxième carré. Le tartiner de crème aux pruneaux et ajouter les lanières de filet de bacon.
6. Recouvrir avec le dernier carré, puis quelques lanières de bacon.
7. Enfourner jusqu'à ce que les feuilles de brick soient bien dorées.
8. Déguster sur un lit de mâche.

PROPRIÉTÉS NUTRITIONNELLES

En tant que fruit sec, le pruneau est débarrassé d'une partie de son eau de constitution.

Il apporte ainsi en moyenne 253 kcal et 50 g de glucides/100 g, soit 5 fois plus que la prune fraîche.

Cette forte concentration en sucres est marquée par la présence de sorbitol, un sucre-alcool ayant des effets laxatifs lorsqu'il est consommé en excès. Ces effets s'additionnent à l'action des fibres (7 à 8 %) qui agissent en stimulant le transit intestinal et contribuent dans un même temps à ralentir l'absorption des sucres, ce qui justifie un index glycémique moyen pour le pruneau.

Les pruneaux font partie des aliments les plus riches en potassium (800 mg/100 g) et sont également bien pourvus en fer (1,98 mg/100 g), en magnésium (45 mg/100 g) et en calcium (50 mg/100 g).

Enfin, ils sont particulièrement riches en acides chlorogéniques, des polyphénols au pouvoir antioxydant.

LE SAVIEZ-VOUS ?

Le pruneau est un fruit sec obtenu à partir de différentes variétés de prunes, mais seul le pruneau d'Agen, issu exclusivement de la prune d'Ente, bénéficie d'une indication géographique protégée (IGP).

78. LA PÊCHE, LE BRUGNON ET LA NECTARINE

RÉGIME HYPOCALORIQUE

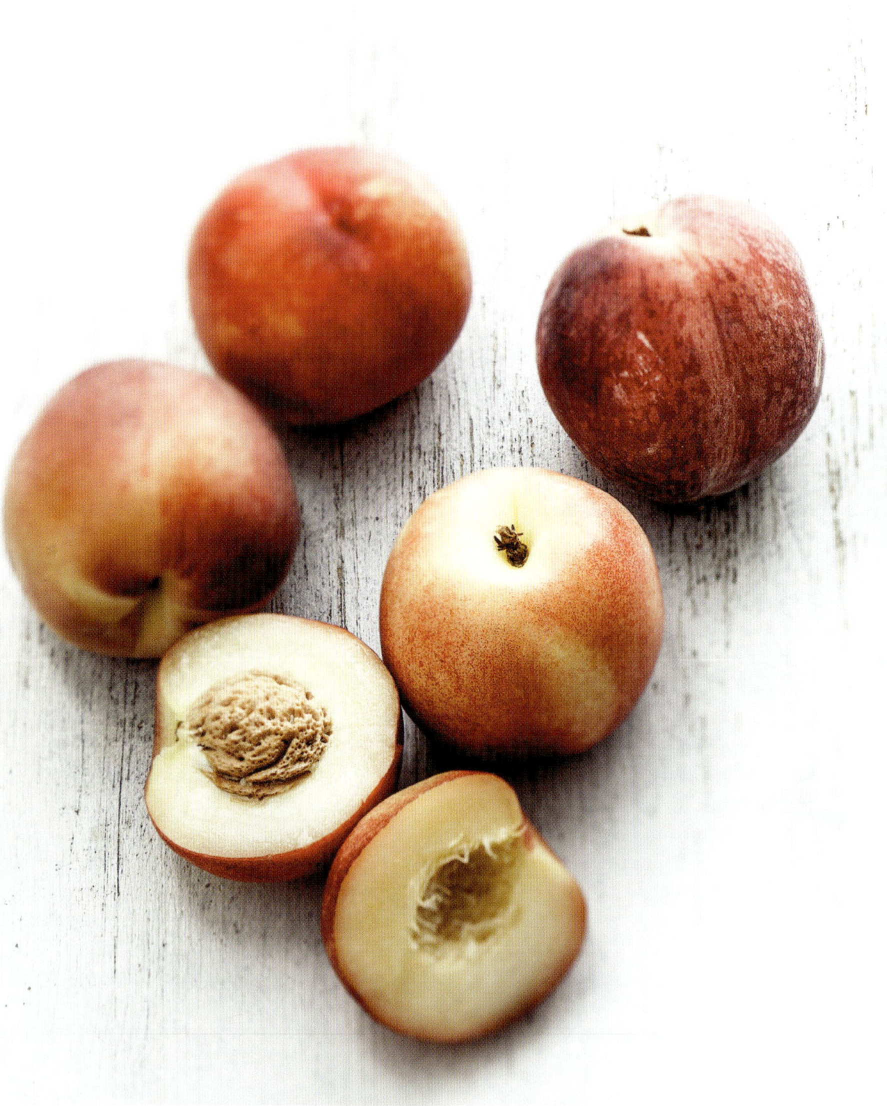

SALADE DE CANARD À LA NECTARINE

ENTRÉE

Ingrédients pour 1 personne :

- 100 g d'aiguillettes de canard
- 60 g de pain complet pour les croûtons
- 1 nectarine
- 1 tomate
- 100 g de poivron jaune
- 100 g de mesclun ou salade
- 1 c. à s. de basilic ciselé
- 1 échalote
- Sel et poivre du moulin

1. Faire revenir les aiguillettes de canard dans une poêle à revêtement antiadhésif sans matières grasses. Faire griller le pain, le laisser tiédir et le couper en croûtons.
2. Laver les légumes et les fruits. Couper la tomate, le poivron et la nectarine en petits dés.
3. Peler et émincer l'échalote.
4. Sur une assiette, dresser le mesclun, les dés de tomate, de poivron et de nectarine. Assaisonner.
5. Déposer les lanières de canard et les croûtons. Décorer de basilic et d'échalote ciselée.
6. Servir immédiatement.

PROPRIÉTÉS NUTRITIONNELLES

Avec un apport énergétique d'environ 40 kcal/100 g et seulement 9 % de glucides, il s'agit de fruits peu caloriques.

Le potassium est bien représenté, comme dans la plupart des fruits et des légumes. Côté vitamines, on remarque des teneurs intéressantes en vitamines du groupe B, en vitamine E et plus modeste en vitamine C (7 mg/100 g). Toutefois, la présence de flavonoïdes vient renforcer l'assimilation de la vitamine C.

La provitamine A est présente, surtout si l'on choisit les variétés à chair jaune. La consommation d'une pêche jaune peut suffire à couvrir 50 % de l'apport journalier recommandé.

Enfin, avec 2 g de fibres sous forme soluble, pêches, nectarines et brugnons sont particulièrement bien tolérés, surtout si on élimine la peau et qu'on les consomme bien mûrs.

LE SAVIEZ-VOUS ?

La pêche, le brugnon et la nectarine sont issus de la même espèce botanique : le pêcher ou *Prunus persica*. Les pêches sont juteuses et leur peau est veloutée. Les nectarines et les brugnons ont une peau lisse, et le noyau est libre pour la nectarine, alors qu'il adhère à la chair pour le brugnon.

79. LA TOMATE

SOURCE D'ANTIOXYDANTS • RÉGIME HYPOCALORIQUE

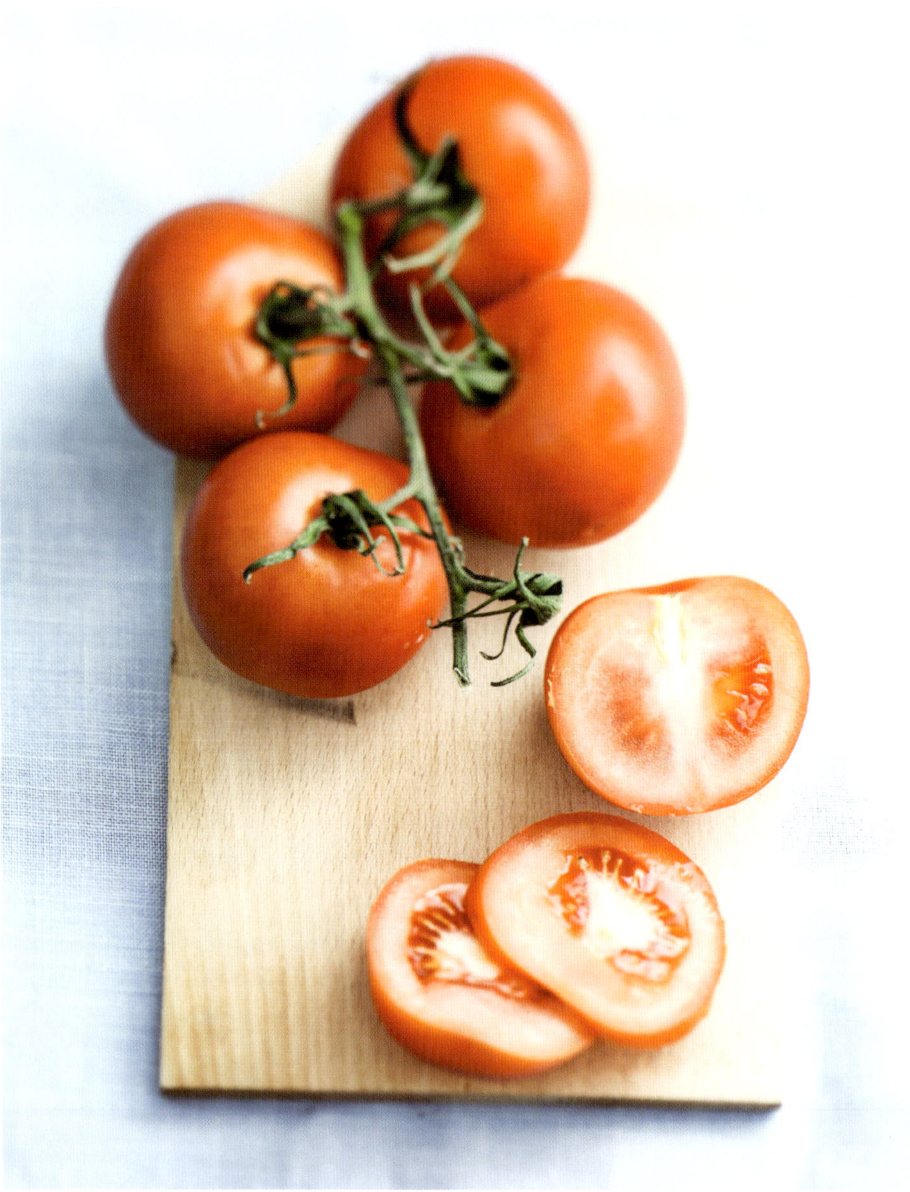

PAPILLOTE DE CABILLAUD, TOMATE-CHÈVRE FRAIS

PLAT

Ingrédients pour 1 personne :

- 180 g de filet de cabillaud
- 1 c. à c. de moutarde
- 40 g de chèvre frais
- 1 grosse tomate
- 1 pincée de thym
- 1 c. à c. de menthe ciselée
- 1 c. à c. de basilic
- 1 c. à s. de jus de citron
- Sel, poivre

1. Préchauffer le four à 200 °C (th. 6-7).
2. Laver puis couper la tomate en rondelles et mettre une rangée de rondelles de tomate sur une feuille de papier sulfurisé.
3. Badigeonner le filet de cabillaud de moutarde et le déposer sur les rondelles de tomate.
4. Travailler le chèvre frais avec les herbes, le jus de citron, saler et poivrer.
5. Répartir le chèvre frais sur le filet de poisson et terminer avec le reste de tomate.
6. Fermer la papillote hermétiquement et cuire au four pendant 25 min.

PROPRIÉTÉS NUTRITIONNELLES

Légume au sens culinaire, la tomate est, au sens botanique, un fruit riche en eau (93 à 95 %), légèrement sucré et ainsi faiblement énergétique avec seulement 15 kcal/100 g.

Cette richesse en eau explique que toutes les vitamines hydrosolubles sont bien représentées dans la tomate et notamment la vitamine C antioxydante et anti-infectieuse, dont le taux peut varier de 10 à 30 mg/100 g. La provitamine A constitue une fraction des pigments rouges de la tomate. Cette provitamine est associée au lycopène, un puissant pigment antioxydant qui n'a pas d'action vitaminique, mais qui pourrait avoir une action protectrice contre le cancer.

Parmi les minéraux, le potassium domine largement, mais il faut noter que selon le type de sol et les engrais mis en œuvre, les teneurs en minéraux peuvent varier largement et passer du simple au double, voire même au triple. Enfin, les fibres de la tomate sont concentrées dans la peau et dans les graines. Il est ainsi aisé de les ébouillanter, de les peler et de les épépiner pour les rendre plus douces et plus digestes.

LE SAVIEZ-VOUS ?

En entrée ou à l'apéritif, le côté acidulé de la tomate agit en stimulant les sécrétions digestives et prépare ainsi à la bonne assimilation du repas.

80. LA BANANE

ALIMENTATION DU SPORTIF

À limiter en cas de régimes hypocalorique et contrôlé en glucides.

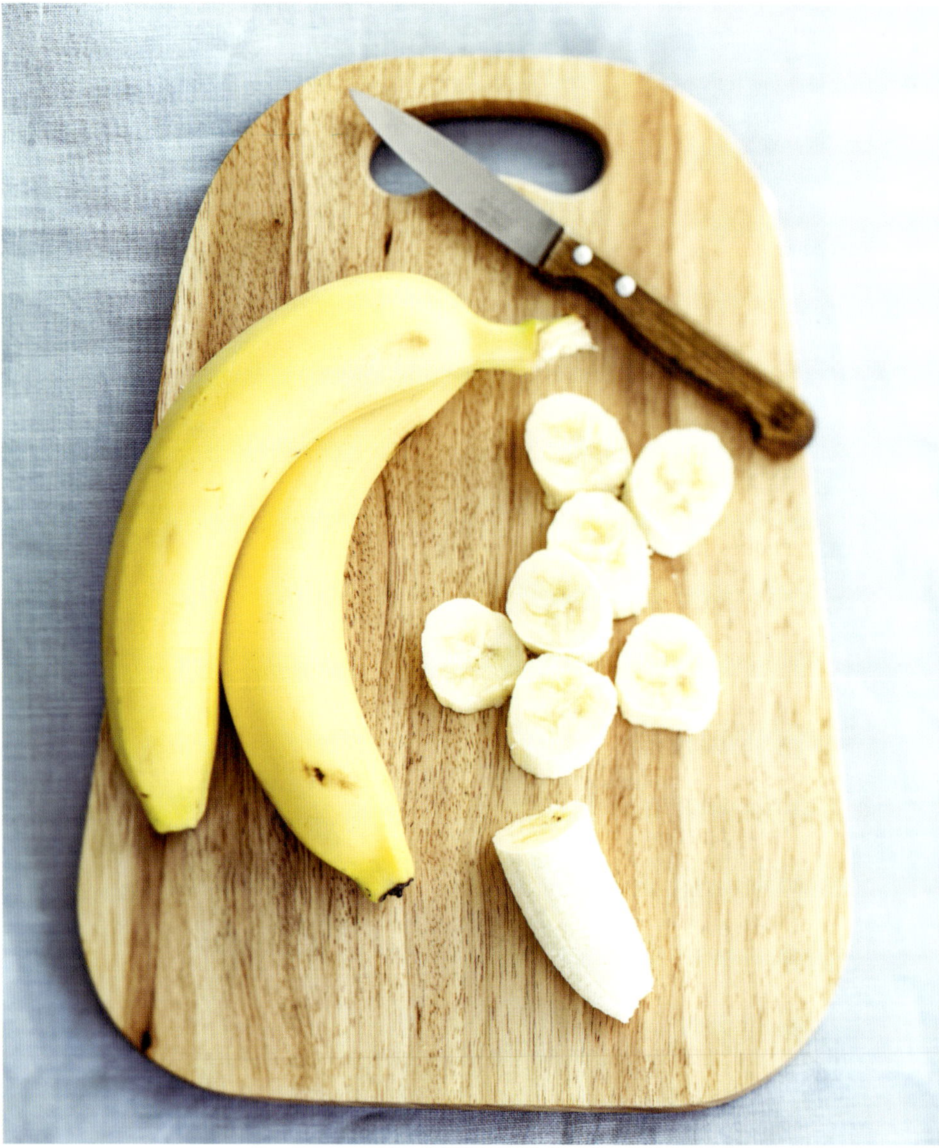

PAPILLOTE DE POULET EXOTIQUE

PLAT

Ingrédients pour 1 personne :

- 150 g de filet de poulet
- 1/2 banane
- Le jus de 1/2 citron vert
- 1/4 de gousse de vanille
- 1 pincée de cannelle
- 1 pincée de coriandre
- 1 pincée de curry
- 1/2 tomate
- Sel et poivre en grains

1. Préchauffer le four à 200 °C (th. 6/7).
2. Ouvrir la gousse de vanille et récolter les grains à l'aide de la pointe d'un couteau.
3. Écraser la banane. Mélanger avec le jus de citron vert et les grains de vanille. Couper la 1/2 tomate en rondelles.
4. Sur une feuille de papier cuisson, disposer la purée de banane et recouvrir avec le filet de poulet. Saler, poivrer, saupoudrer d'épices et disposer les rondelles de tomate.
5. Refermer hermétiquement la papillote et enfourner pour 15 à 20 min.

PROPRIÉTÉS NUTRITIONNELLES

La banane fait partie des fruits frais les plus énergétiques avec 94 kcal/100 g, soit près de 150 kcal pour une banane de taille moyenne. Ses glucides, à hauteur de 20 %, sont constitués avant maturation par de l'amidon qui disparaît progressivement pour laisser place à des sucres simples.

Les bananes à dessert constituent ainsi une source d'énergie rapidement disponible, ce qui en fait le fruit de l'effort par excellence.

Certaines variétés contiennent même, après maturation, moins de sucre et plus d'amidon. C'est le cas de la banane plantain, qui nécessite ainsi une cuisson avant consommation.

La banane est une source intéressante de vitamine B6 (0,5 mg/100 g), qui intervient dans le métabolisme des glucides, et la vitamine E est présente à un taux relativement important pour un fruit.

Enfin, le potassium (385 mg) et le magnésium sont bien représentés, ce qui en fait un fruit reminéralisant.

LE SAVIEZ-VOUS ?

Il existe deux grands types de banane : les bananes à dessert qui se consoment partout dans le monde et les bananes à cuire, parmi lesquelles les bananes plantains, caractéristiques de la cuisine tropicale.

81. L'ORANGE

OSTÉOPOROSE (ET PRÉVENTION) • CONSTIPATION

À éviter en cas de régime pauvre en fibres.

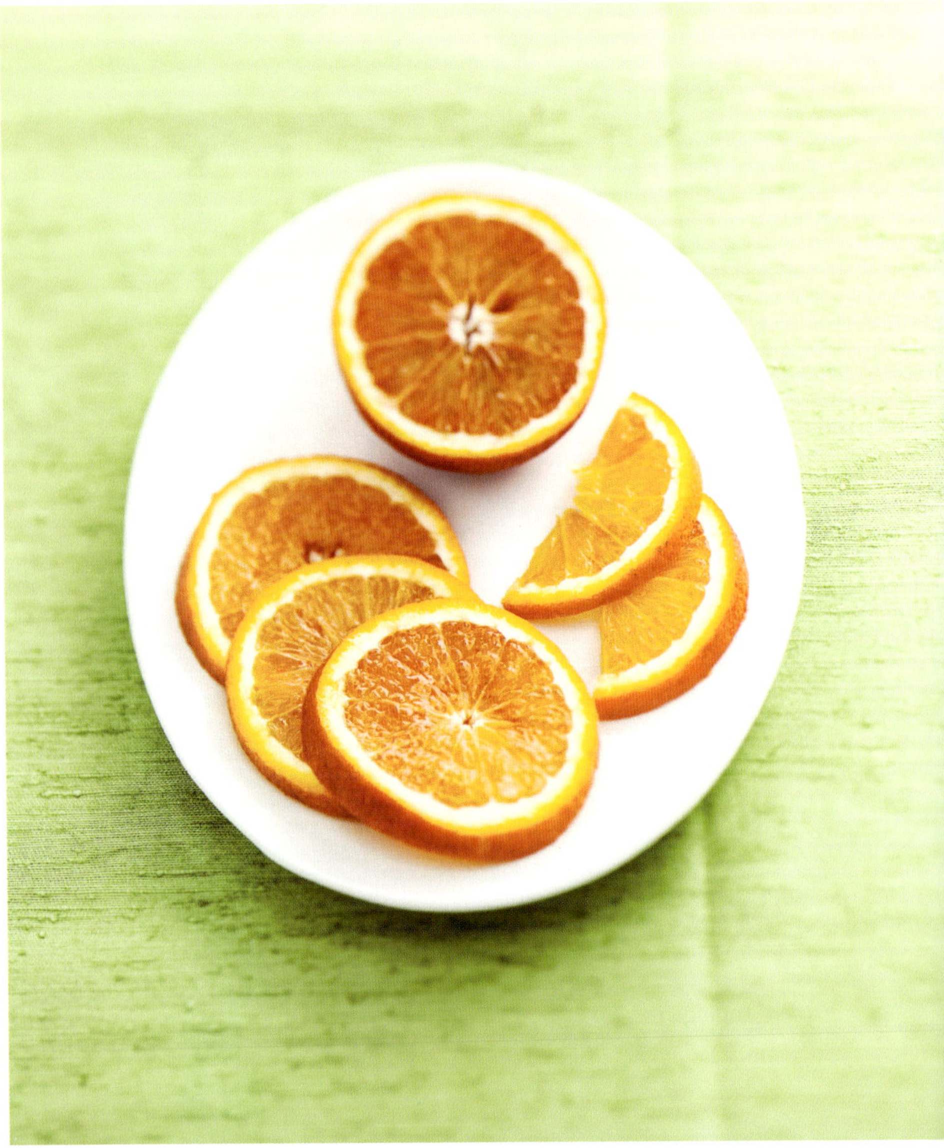

CUISSE DE POULET AU PAPRIKA ET À L'ORANGE

PLAT

Ingrédients pour 1 personne :

- 1 cuisse de poulet sans la peau
- 1 petite orange
- 1/2 oignon
- 1/2 c. à c. de paprika
- 1 c. à s. de thym
- 1 c. à s. de persil ciselé
- Sel et poivre en grains

1. Laver et couper l'orange en deux. Presser une moitié et couper l'autre en fines rondelles. Éplucher et émincer l'oignon, puis le mélanger au jus d'orange.
2. Disposer la cuisse de poulet dans un plat allant au four, masser la chair avec le sel, le poivre, le paprika, le thym et le persil. Ajouter la marinade au jus d'orange, couvrir d'un film alimentaire et laisser mariner au réfrigérateur pendant 45 min au moins.
3. Préchauffer le four à 210 °C (th. 7).
4. Dans le plat, répartir les rondelles d'orange sur la cuisse de poulet.
5. Enfourner pour 45 min en retournant la cuisse à mi-cuisson. Servir dès la sortie du four.

PROPRIÉTÉS NUTRITIONNELLES

Riche en eau, l'orange est idéale pour la réalisation de jus.

Elle apporte 10 à 12 % de glucides sous forme de saccharose, fructose et glucose. Ces sucres simples en font une source d'énergie rapidement disponible pour l'organisme.

Divers pigments donnent à la pulpe une couleur plus ou moins foncée, dont les caroténoïdes qui possèdent une action vitaminique (vitamine A).

La vitamine C reste dominante, même si, avec 53 mg/100 g, elle est loin d'être le fruit qui en soit le plus riche. Disponible tout l'hiver, l'orange représente une source sûre de vitamine C, qui vient stimuler le système immunitaire.

Pour ce qui est de la réputation ancienne d'excitant et de responsable d'insomnies, elle n'est pas fondée. La vitamine C est certes dynamisante, mais à raison d'un fruit même en fin de journée, il n'y aucun risque de perturbation du sommeil. Enfin, le calcium occupe une place privilégiée avec 40 mg/100 g sous une forme particulièrement bien assimilé par l'organisme.

Sa richesse en fibres stimule le transit et peut même provoquer des ballonnements.

LE SAVIEZ-VOUS ?

Fruit juteux par excellence, l'orange est le deuxième fruit le plus consommé en France après la pomme.

82. LA MANGUE

SOURCE D'ANTIOXYDANTS • TROUBLES DE LA CIRCULATION, VARICES

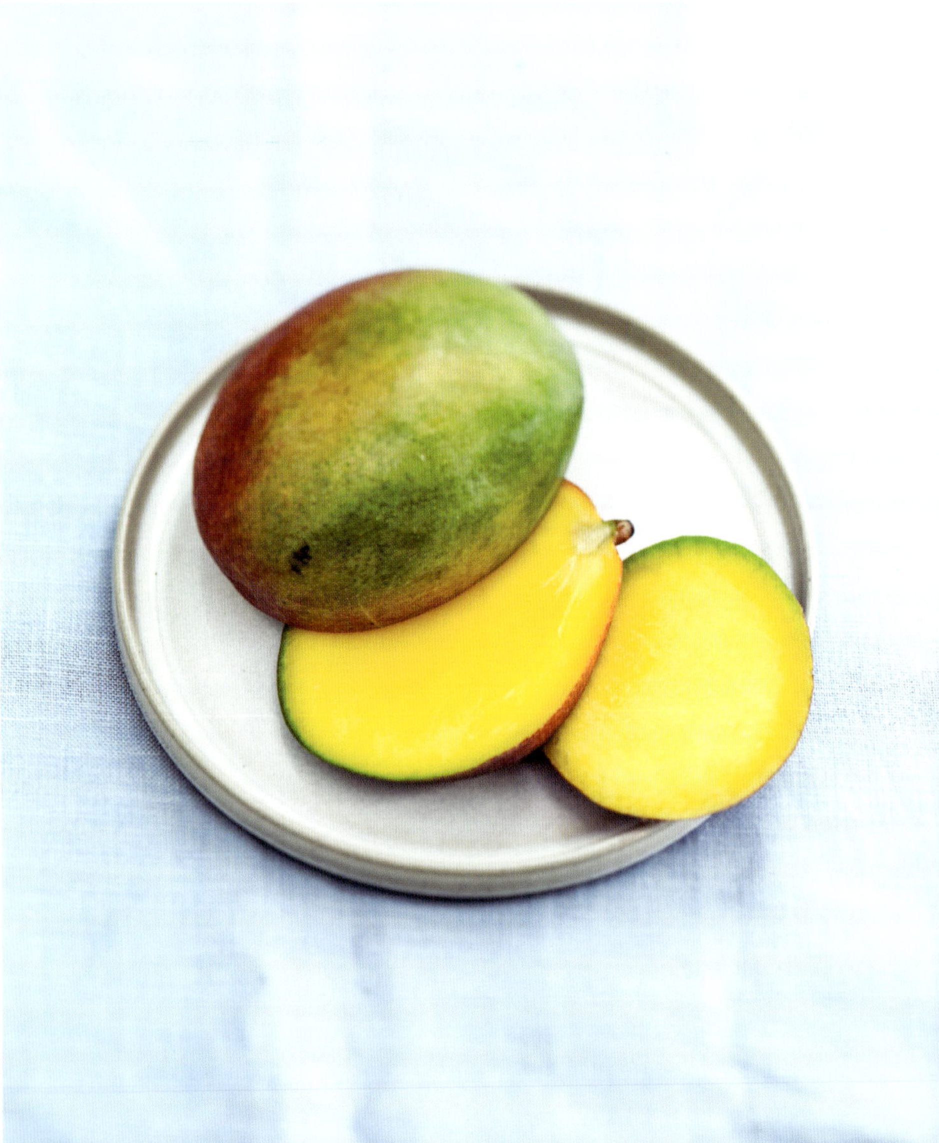

GAMBAS AU CURRY, LÉGUMES VERTS ET MANGUE POÊLÉE

PLAT

Ingrédients pour 1 personne :

- 160 g de gambas
- 100 g de brocolis surgelés
- 75 g de pois gourmands surgelés
- 1/2 mangue
- 75 g de poivron rouge
- 1/4 de gousse d'ail
- 1/2 c. à c. de curry
- 3 c. à s. de jus d'orange 100 % pur jus
- 50 ml de coulis de tomate nature
- 2 c. à s. de lait de coco
- 1 c. à c. de coriandre ciselée
- Sel et poivre

1. Décongeler les brocolis et les pois gourmands au micro-ondes quelques minutes.
2. Peler la mangue, la couper en fines tranches. Hacher le poivron.
3. Presser la gousse d'ail, la faire revenir à sec dans une poêle à revêtement antiadhésif. Ajouter les gambas, le poivron haché et le curry, faire revenir quelques minutes.
4. Ajouter ensuite le jus d'orange, les tranches de mangue et laisser mijoter 2 min.
5. Baisser le feu et ajouter le coulis de tomates et le lait de coco, laisser réduire légèrement. Mettre tous les légumes dans la poêle, terminer la cuisson.
6. Saler, poivrer, ajouter la coriandre.
7. Servir bien chaud.

PROPRIÉTÉS NUTRITIONNELLES

Avec 60 kcal/100 g et 14 % de glucides sous forme de saccharose essentiellement, la mangue est légèrement plus sucrée et plus calorique que la moyenne des fruits. Elle a la particularité d'être le fruit frais le plus riche en bêta-carotène avec 1 200 µg/100 g. Ce précurseur de la vitamine A agit sur la vision nocturne et favorise le bronzage. La vitamine E, antioxydante, dont l'action est potentialisée par la vitamine A, est également bien représentée avec 1,8 mg/100 g. La mangue est une source intéressante de vitamine C avec 44 mg/100 g, ce qui est comparable aux agrumes. Une partie des pigments (anthocyanes) possède des propriétés assimilées à la vitamine P, et agit positivement sur les capillaires sanguins et la circulation. L'apport en fibres de la mangue reste moyen mais augmente en fonction du degré de maturité, pouvant la rendre fibreuse.

Enfin, son contenu en polyphénols, sous forme d'acide gallique principalement, est maximal à pleine maturité.

LE SAVIEZ-VOUS ?

La mangue est le fruit d'un grand arbre tropical appelé manguier. Elle se consomme le plus souvent crue en dessert, mais également sous forme de nectar ou de coulis.

83. L'ABRICOT FRAIS

DIGESTION DIFFICILE • RÉGIME HYPOCALORIQUE • PROBLÈMES DE VISION ET DE PEAU

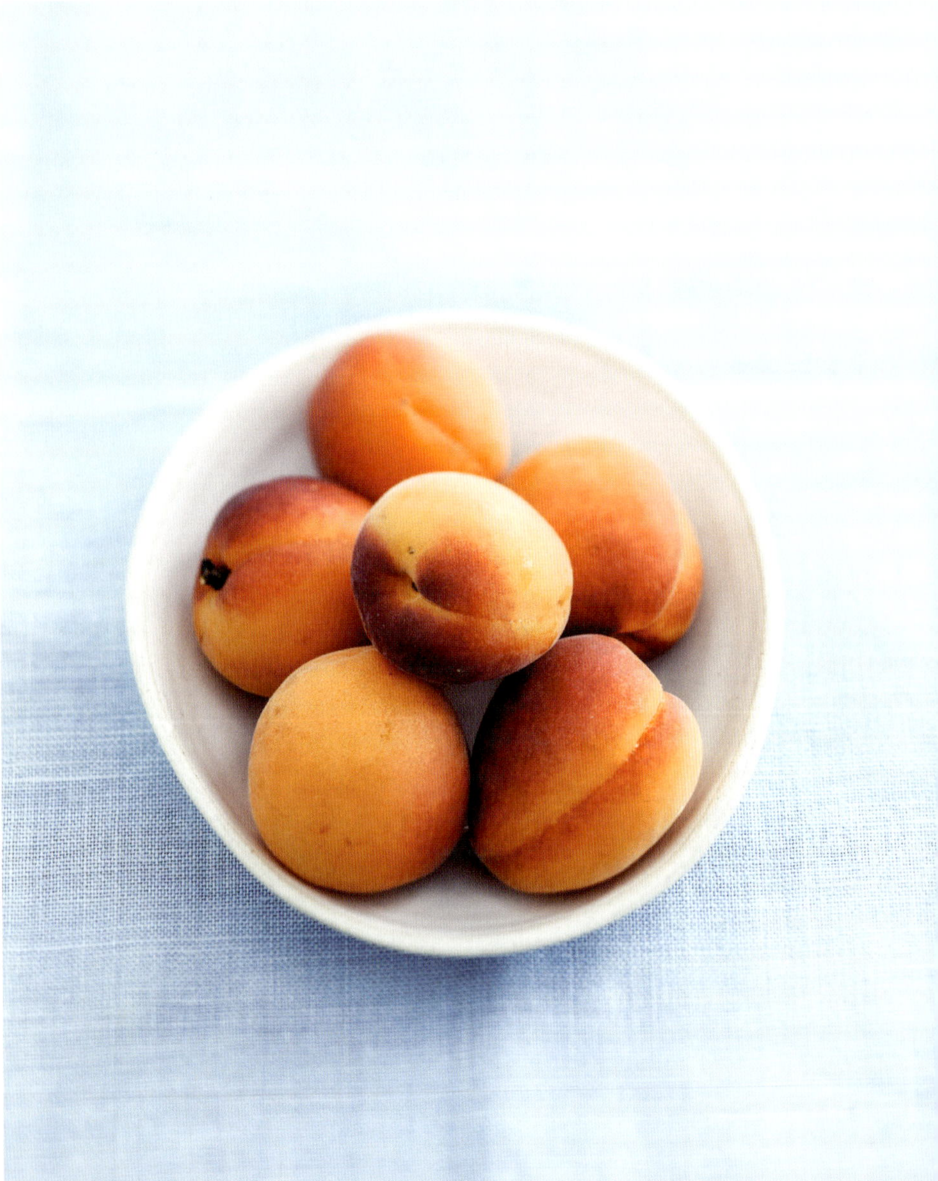

ABRICOTS RÔTIS AU FOUR

DESSERT

Ingrédients pour 1 personne :

- 3 abricots
- Le jus de 1/2 citron
- 50 g de ricotta
- Quelques gouttes d'eau de fleur d'oranger
- 1 c. à c. de miel
- 1/2 c. à c. de fleurs de lavande comestibles (en épicerie orientale)

1. Préchauffer le four à 200 °C (th. 6-7).
2. Laver les abricots et les couper en deux. Retirer le noyau.
3. Mélanger le jus de citron avec la ricotta, l'eau de fleur d'oranger et le miel.
4. Farcir les abricots avec ce mélange et les envelopper dans une feuille de papier cuisson.
5. Enfourner dans un plat à gratin pour 40 min.
6. À la sortie du four, saupoudrer des fleurs de lavande et servir immédiatement.

PROPRIÉTÉS NUTRITIONNELLES

L'abricot représente une source remarquable de provitamine A (ou carotène), qui se transforme dans l'organisme en vitamine A. Ainsi, deux petits abricots fournissent 1,5 à 3 mg de provitamine A, ce qui correspond pratiquement à 50 % de l'apport quotidien conseillé (AJR) chez l'adulte.

L'abricot bénéficie d'un apport très important en potassium : 315 mg/100 g (le besoin minimal est estimé à 500 mg/100 g). Il est également une source appréciable de fer (2,5 % des AJR), de cuivre (près de 5 % des AJR), de magnésium (3 % des AJR).

Lorsqu'il est consommé « mûr à point », l'abricot est un fruit parfaitement digeste. Son assimilation est favorisée par sa consistance tendre et moelleuse et par sa saveur légèrement acidulée, qui stimule les sécrétions gastriques. Ses fibres, très bien tolérées, sont bénéfiques pour le fonctionnement intestinal.

L'abricot fait d'ailleurs partie des premiers fruits entrant dans la diversification alimentaire chez le nourrisson.

LE SAVIEZ-VOUS ?

La peau de l'abricot devient lisse à maturité. Sa chair sucrée contient une amande comestible également, douce ou amère.

84. L'ANANAS

RÉGIME HYPOCALORIQUE • RÉGIME CONTRÔLÉ EN GLUCIDES

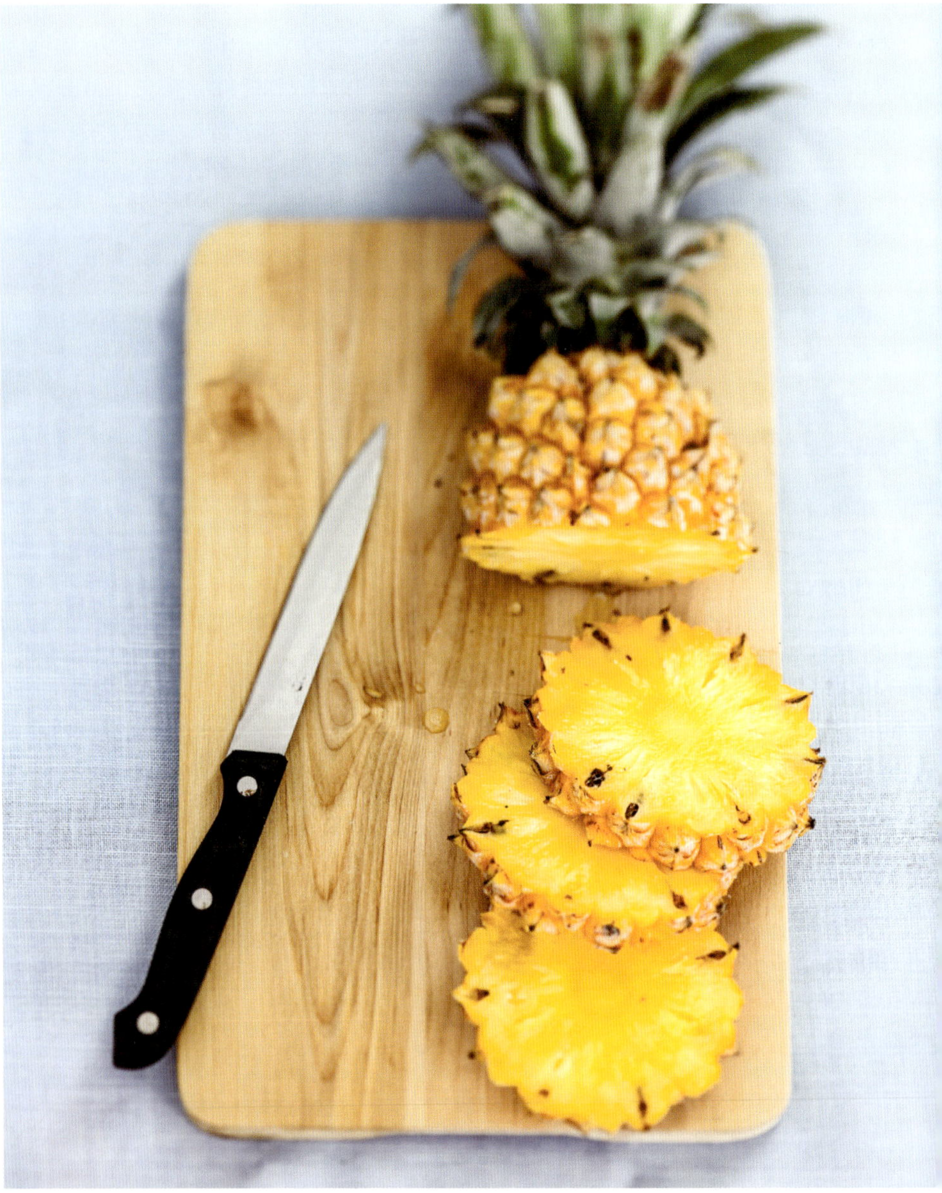

GÂTEAU ALLÉGÉ À L'ANANAS

DESSERT

INGRÉDIENTS POUR 8 PERSONNES :

- 440 g d'ananas en tranches au sirop léger
- 4 œufs
- 50 g de farine
- 50 g de fécule de maïs
- 1 sachet de levure
- 80 g de sucre en poudre
- 8 c. à s. de crème fraîche

1. Préchauffer le four à 210 °C (th. 7).
2. Égoutter les tranches d'ananas.
3. Dans un moule à manqué, déposer les tranches d'ananas dans le fond.
4. Dans un récipient, verser les jaunes d'œufs. Monter les blancs en neige dans un autre récipient avec un peu de sel et réserver.
5. Ajouter la farine tamisée, la fécule de maïs, la levure et le sucre. Mélanger le tout.
6. Ajouter ensuite la crème, mélanger.
7. Ajouter les blancs en neige, mélanger.
8. S'il vous reste des tranches d'ananas, les couper en morceaux et les verser dans la pâte.
9. Verser la préparation dans le moule et enfourner pour 35 minutes.
10. Laisser refroidir avant de déguster.

PROPRIÉTÉS NUTRITIONNELLES

Avec 52 kcal/100 g, l'ananas est un fruit modérément calorique. Au sirop, il atteint tout de même 82 kcal/100 g.

L'ananas frais est bien pourvu en vitamine C (18 mg/100 g) et cette dernière est protégée de l'oxydation par l'écorce épaisse du fruit et par son acidité.

La caractéristique principale de l'ananas vient de la présence de broméline, une enzyme qui aide à la digestion des protéines et aurait également une action anti-inflammatoire, antitumorale, anti-œdémateuse et améliorerait les systèmes circulatoire et cardiovasculaire. Contrairement à la croyance populaire, cette substance ne brûle pas les graisses.

L'ananas frais et le jus d'ananas sont d'excellentes sources de manganèse, oligo-élément qui entre en action dans de nombreuses réactions enzymatiques. Enfin, la consommation d'ananas provoque la libération d'histamine dans l'organisme, comme c'est le cas pour les fraises notamment, pouvant provoquer une réaction allergique chez les personnes sensibles.

LE SAVIEZ-VOUS ?

L'ananas est le fruit tropical par excellence et est disponible toute l'année dans nos supermarchés.

Le parfum que dégage un ananas est un bon indicateur de son degré de maturité et de sa teneur en sucre.

85. LE CITRON

RÉGIME HYPOCALORIQUE • MAUX DE GORGE PEU INTENSES • COLOPATHIES

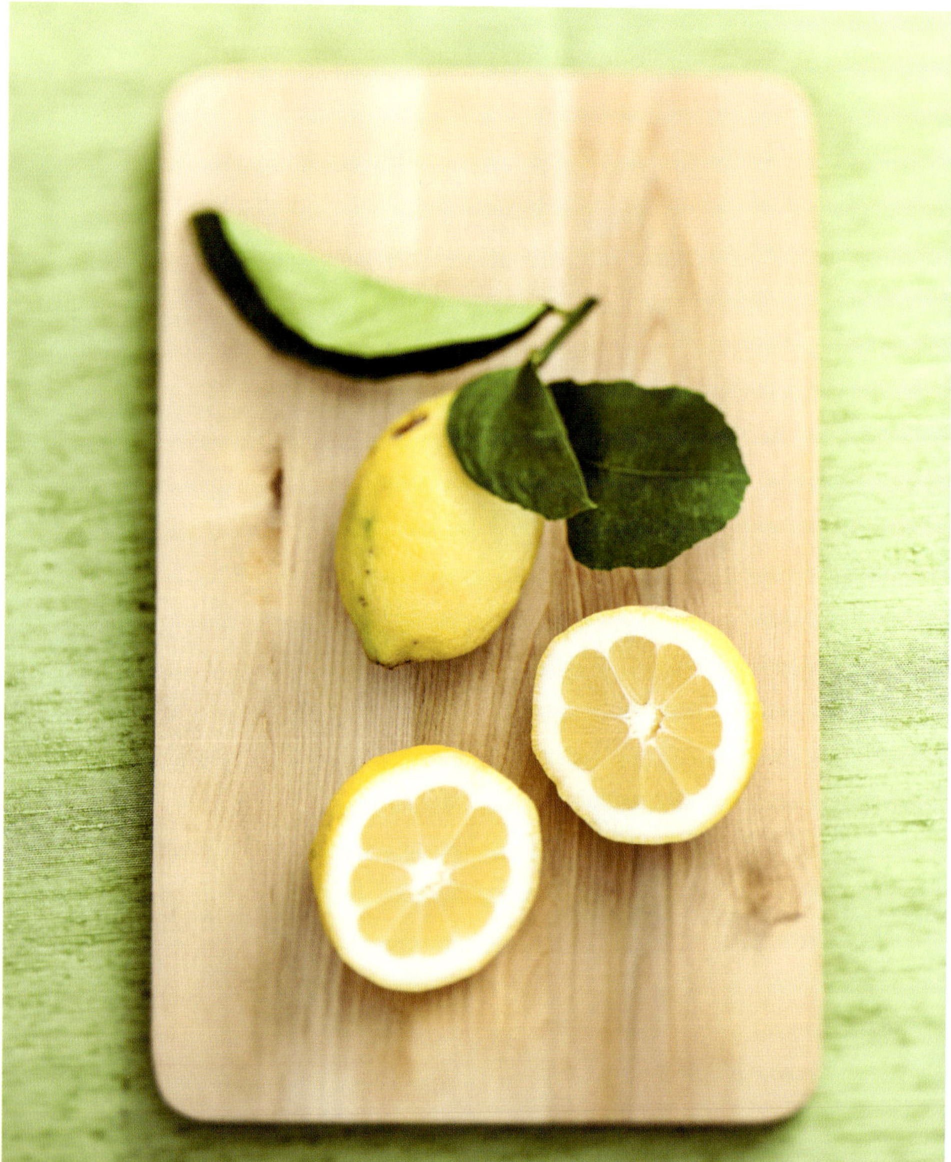

MOUSSE DE CITRON SUR LIT DE FRUITS ROUGES

DESSERT

Ingrédients pour 1 personne :

- 1 kiwi
- 1 œuf
- 1 c. à s. de sucre
- 100 g de fromage blanc nature à 20 % de MG
- 1 feuille de gélatine
- 1/2 citron non traité
- 1 pincée de sel
- 2 c. à s. de coulis de framboises

1. Laver, peler et couper le kiwi en fines rondelles.
2. Séparer le jaune et le blanc d'œuf.
3. Mélanger le jaune avec le sucre et incorporer le fromage blanc.
4. Faire ramollir la feuille de gélatine dans de l'eau froide.
5. Laver le citron et prélever le zeste de citron, puis le presser et récupérer le jus.
6. Dans une casserole, mettre la feuille de gélatine ramollie, le jus de citron et les zestes coupés finement.
7. Porter à ébullition 5 secondes, puis filtrer au chinois et laisser refroidir.
8. Mélanger au fromage blanc préparé.
9. Monter le blanc d'œuf en neige bien ferme avec une pincée de sel et l'incorporer délicatement au mélange précédent.
10. Dans un ramequin, verser le coulis de framboises, recouvrir de la mousse au citron et terminer par une rosace de kiwi.

PROPRIÉTÉS NUTRITIONNELLES

Le citron est remarquable par sa teneur en vitamine C (52 mg/100 g), qui reste intacte après plusieurs semaines de récolte.

Beaucoup moins riche en glucides que les autres fruits avec seulement 2,5 %, sa teneur en acides organiques est, quant à elle, particulièrement élevée. Le principal, l'acide citrique, lui confère une saveur acidulée très marquée et stimule les sécrétions digestives.

Riche en pectines, fibres solubles, le jus de citron est utilisé pour favoriser la gélification des confitures.

Réputé pour avoir des propriétés antiseptiques, il est utilisé dans de nombreux traitements contre les maux de gorge.

LE SAVIEZ-VOUS ?

L'arôme du citron provient en grande partie de ses essences et huiles essentielles qui sont abondantes dans l'écorce, d'où le parfum prononcé apporté par les zestes de citron.

86. LA FRAMBOISE

RÉGIME HYPOCALORIQUE • CONSTIPATION • RÉGIME CONTRÔLÉ EN GLUCIDES

À éviter en cas de colopathie et de diverticules.

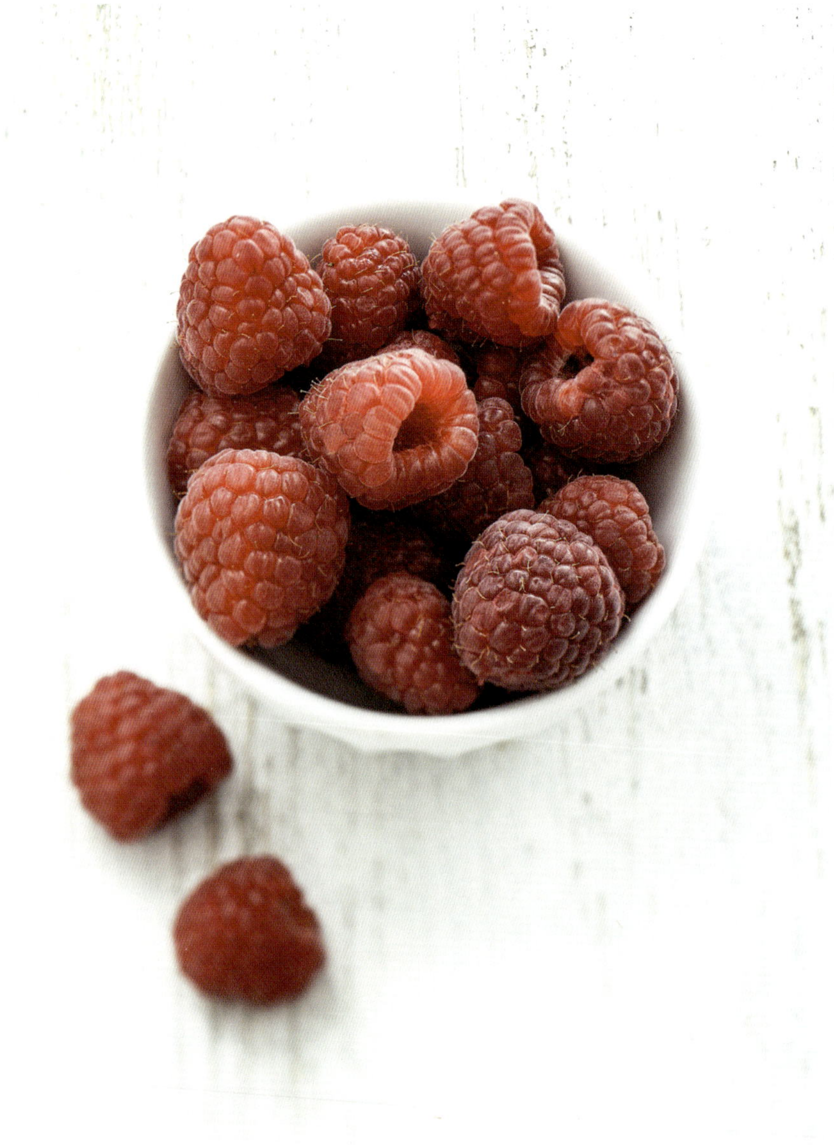

DIPLOMATE LÉGER AUX FRAMBOISES

DESSERT

INGRÉDIENTS POUR 1 PERSONNE :

- 200 g de framboises
- 1/4 de citron
- 2 c. à c. de sucre en poudre
- 2 cm de gousse de vanille
- 1 yaourt nature à base de lait demi-écrémé
- 1 boudoir

1. Réserver 2 framboises entières. Écraser le reste des framboises avec le jus du citron et la moitié du sucre.
2. Fendre la gousse de vanille et récupérer les graines à l'aide de la pointe d'un couteau.
3. Mélanger le yaourt, les graines de vanille et le reste de sucre.
4. Dans le fond d'un verre, déposer le boudoir grossièrement émietté. Ajouter les framboises citronnées et la préparation au yaourt par-dessus.
5. Terminer en disposant sur le dessus les 2 framboises entières. Servir rapidement.

PROPRIÉTÉS NUTRITIONNELLES

Peu sucrée avec 5,5 % de glucides, la framboise est peu calorique (42,6 kcal/100 g). Lorsqu'elle atteint sa pleine maturité et une coloration bien marquée, sa teneur en vitamine C est alors maximale et très intéressante (25 mg/100 g). Il s'agit toutefois d'un fruit fragile qu'on ne peut conserver plus de 2 ou 3 jours.

Ses petits grains caractéristiques sont riches en cellulose qui aide à accélérer le transit, mais peuvent également s'avérer irritants. Pour les personnes fragiles ou souffrant de diverticules, il est donc préférable de consommer les framboises en coulis passé au chinois.

La framboise est connue pour être le fruit le plus riche en acide ellagique, un polyphénol aux propriétés antioxydantes.

LE SAVIEZ-VOUS ?

Chaque framboise est constituée de plusieurs petits carpelles remplis d'une pulpe juteuse et contenant chacun une graine. La face externe de la framboise est recouverte de poils microscopiques qui donnent à la framboise son aspect velouté.

87. LA NOIX DE COCO

ALIMENTATION DU SPORTIF • CONSTIPATION

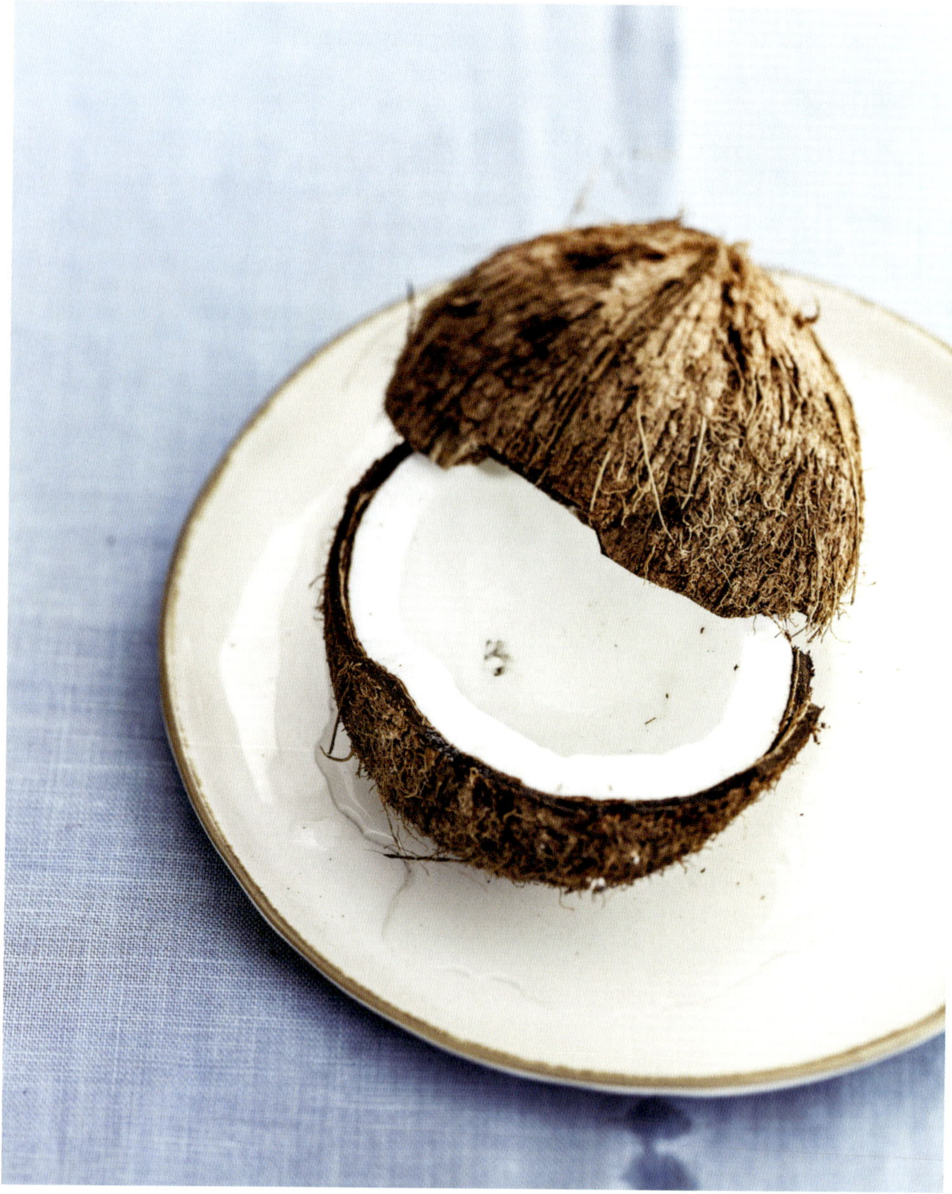

BOULETTES RIZ-COCO

DESSERT

Ingrédients pour 1 personne :

- 30 g de riz rond (cru)
- 150 ml de lait demi-écrémé
- 20 g de lait de coco
- 1 c. à c. de sucre
- 1 c. à s. de noix de coco râpée

1. Faire blanchir le riz dans de l'eau bouillante salée pendant 5 min.
2. Mélanger le lait et le lait de coco dans une casserole.
3. Égoutter le riz, le verser dans le mélange au lait de coco et faire cuire 15 min à feu doux jusqu'à totale absorption.
4. Hors du feu, sucrer.
5. Laisser refroidir, puis former des boulettes à l'aide de deux petites cuillères.
6. Les réserver au frais pendant 30 min.
7. Rouler les boulettes de riz-coco dans la noix de coco râpée.
8. Déguster bien frais, avec un thé vert.

PROPRIÉTÉS NUTRITIONNELLES

La noix de coco est un fruit à part qui apporte 353 kcal/100 g. Les lipides dominent largement sa composition avec plus de 35 % et principalement des acides gras saturés. La vitamine E atteint 0,7 mg/100 g et joue un rôle antioxydant. Côté minéraux, elle contient 36 mg de magnésium et 2,6 mg de fer/100 g. Ce fer végétal non héminique sera toutefois moins bien absorbé par l'organisme que celui d'origine animale.

La noix et le lait de noix de coco sont d'excellentes sources de manganèse et de cuivre qui agissent comme cofacteur de plusieurs enzymes.

Enfin, avec 9,5 % de fibres dans la pulpe fraîche et jusqu'à 17 % dans la pulpe séchée, l'apport est remarquable et des chercheurs ont constaté que plus un aliment est enrichi avec de la farine de noix de coco, plus son index glycémique est faible avec un moindre impact sur l'élévation de la glycémie.

LE SAVIEZ-VOUS ?

La chair de la noix de coco se nomme aussi coprah et c'est de cette partie qu'est extraite l'huile de coprah utilisée dans l'industrie.

88. LA POIRE

CONSTIPATION

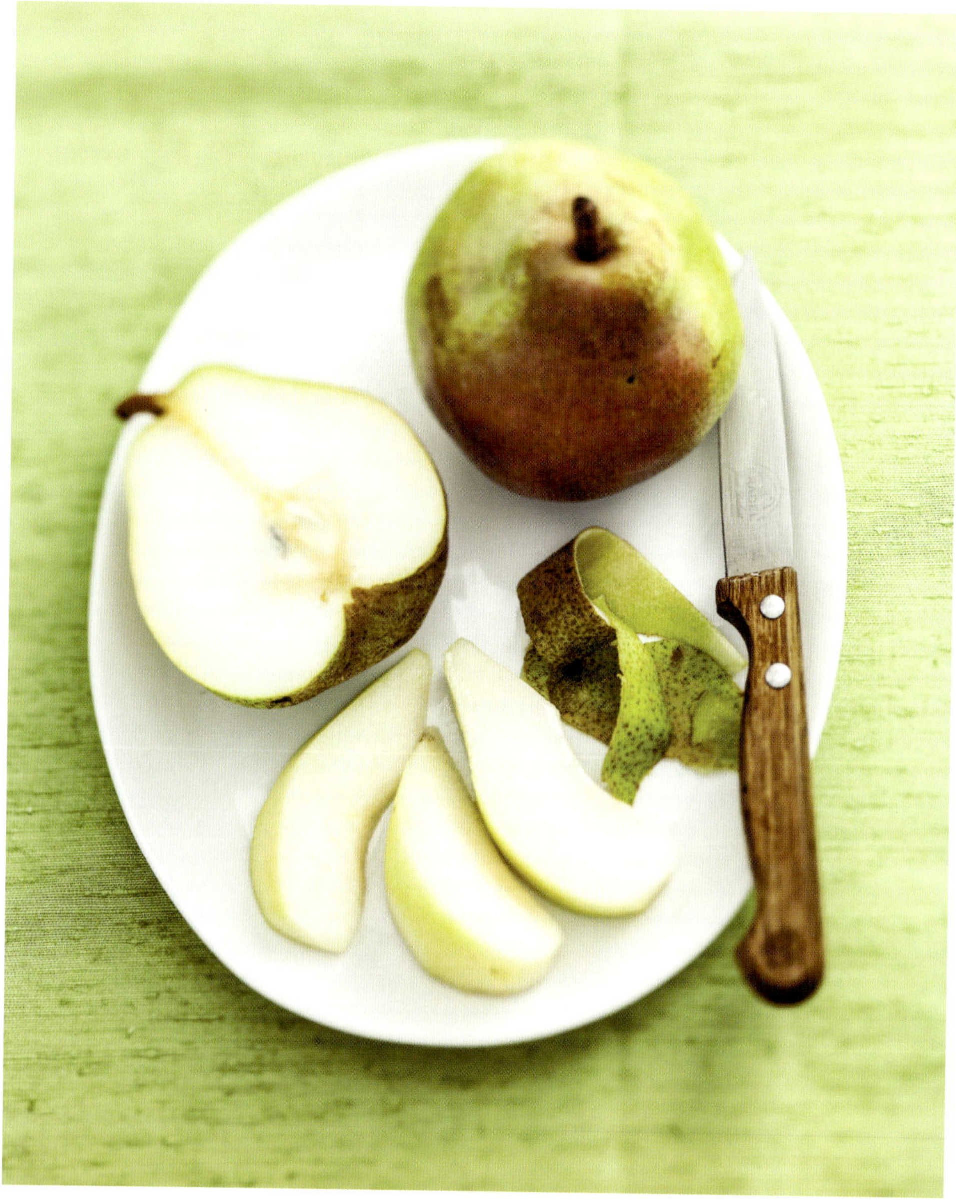

DÔME VANILLÉ À LA POIRE

DESSERT

Ingrédients pour 1 personne :

- 1 poire
- 50 g de fromage blanc nature à 20 % de MG
- Quelques gouttes de vanille liquide
- 2 c. à c. de sucre en poudre
- 1 feuille de gélatine

1. Laver, peler et épépiner la poire.
2. Mixer la moitié de la poire avec le fromage blanc, la vanille et le sucre.
3. Faire ramollir la feuille de gélatine dans un bol d'eau froide. Essorer la gélatine et la dissoudre ensuite dans 1/4 de verre d'eau bouillante.
4. Ajouter cette préparation au mélange poire-fromage blanc en remuant vivement.
5. La verser dans une coupe à dessert recouverte de film alimentaire
6. Couper la deuxième moitié de poire en dés et recouvrir la crème vanillée.
7. Laisser prendre au moins 1 h au réfrigérateur.
8. Juste avant de servir, démouler la coupe sur une petite assiette.

PROPRIÉTÉS NUTRITIONNELLES

La poire est un fruit modérément énergétique avec 53 kcal/100 g. Les glucides (10,8 %) sont constitués en majorité de fructose, mais également de « sucre-alcool », dont le sorbitol (2 g et 2,6 g/100 g) qui peut, consommé en excès, provoquer des ballonnements. La poire au sirop atteint, elle, 62 kcal/100 g, ce qui reste modéré si l'on prend soin de ne pas consommer le sirop. Les fibres de la poire, 3 % en moyenne, sont essentiellement des fibres insolubles qui stimulent le transit intestinal. Les intestins fragiles privilégieront des variétés à chair fondante, mieux tolérées que celles à chair granuleuse.

Enfin, la poire contient plusieurs composés phénoliques aux propriétés antioxydantes. Il s'agit de flavonoïdes et d'acides phénoliques présents dans la chair en petite quantité, mais surtout dans la peau.

LE SAVIEZ-VOUS ?

La poire est un fruit climactérique, c'est-à-dire dont le mûrissement se poursuit après sa récolte.

Les contraintes de distribution modernes ont limité à une dizaine les variétés de grande culture dont la poire conférence, la poire comice, la guyot ou encore la williams.

89. LE KIWI

CONSTIPATION • CARENCE EN VITAMINE C (ADOLESCENTS, PERSONNES ÂGÉES)

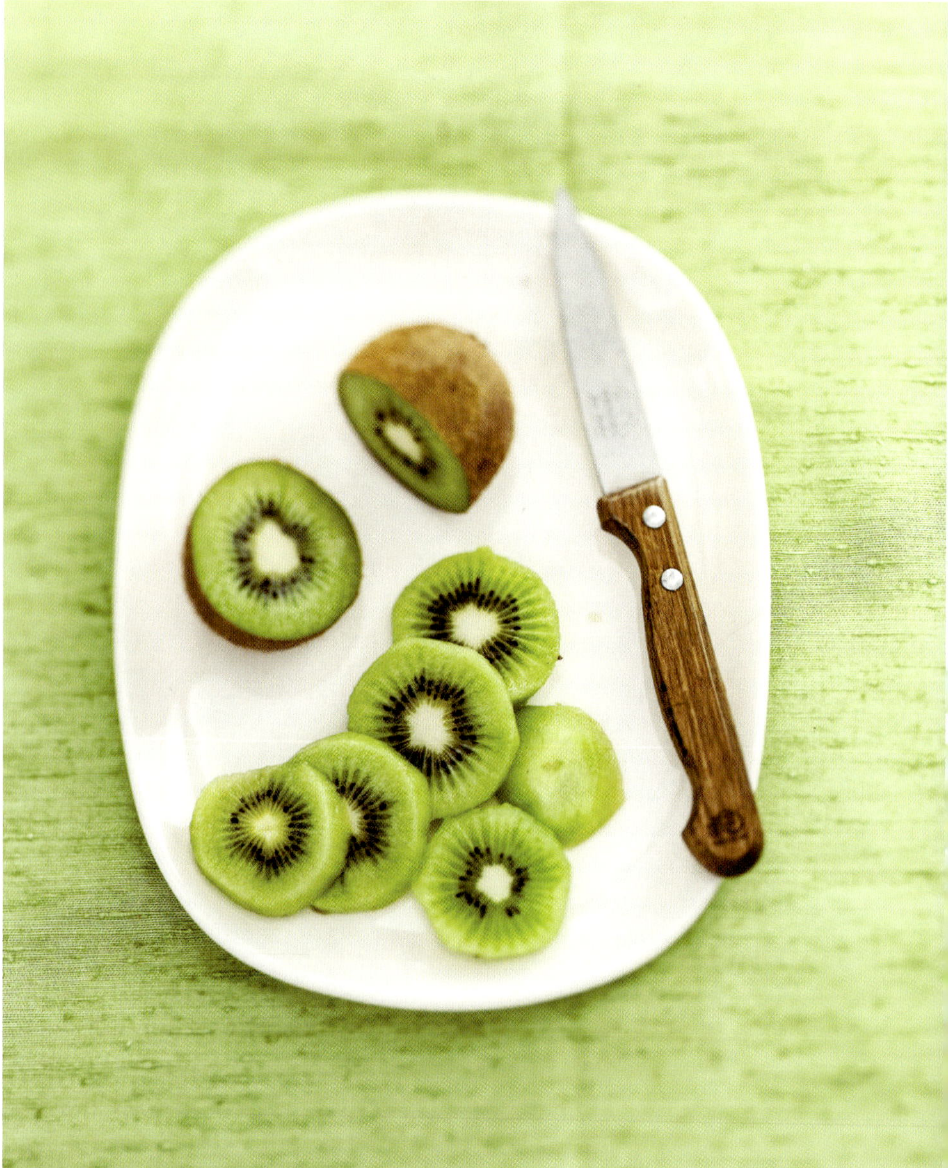

SORBET AU KIWI

DESSERT

INGRÉDIENTS POUR 4 PERSONNES :

- 8 kiwis bien mûrs
- 15 cl d'eau
- 4 c. à c. de sucre
- 1 blanc d'œuf

1. Dans une casserole, diluer l'eau et le sucre, et porter à ébullition.
2. Laver, peler les kiwis puis les mixer. Les passer au chinois.
3. Battre le blanc d'œuf en neige et l'ajouter délicatement à la purée de kiwis.
4. Incorporer le sirop, puis disposer la préparation au réfrigérateur pendant 1 h.
5. La remuer tous les quarts d'heure.
6. Lorsque le sorbet commence à prendre, le placer au congélateur, le battre de temps en temps pour éviter la formation de cristaux.

PROPRIÉTÉS NUTRITIONNELLES

Avec 50 kcal/100 g et 10 % de glucides, le kiwi est légèrement moins calorique que la moyenne des fruits. Il se caractérise surtout par sa richesse en vitamine C, anti-infectieuse et antioxydante, de 80 mg/100 g en moyenne. Il apporte également une quantité intéressante de vitamine E (3 mg/100 g) qui se concentre dans les petites graines. Les vitamines A, B6 et B9 sont aussi présentes en quantités intéressantes. Côté minéraux, il est bien pourvu en potassium (300 mg/100 g) mais également en calcium (27 mg/100 g) et en magnésium (17 mg/100 g).

Comme la figue et l'ananas, le kiwi contient une protéase, appelée actinidine, capable d'améliorer la digestion des protéines, mais cette même enzyme est reconnue comme allergène.

Riche en fibres (2,3 %), le kiwi favorise le transit intestinal. Enfin, il renferme de nombreux composés phénoliques qui possèdent des propriétés antioxydantes.

LE SAVIEZ-VOUS ?

Le kiwi est le fruit d'une liane robuste et prolifique originaire de Chine et appelée actinidia.

La maturation des kiwis dans une corbeille de fruits est accélérée si on le place à côté de pommes, qui dégagent de l'éthylène pendant leur maturation.

90. LA FRAISE

RÉGIME HYPOCALORIQUE • RÉGIME CONTRÔLÉ EN GLUCIDES

À éviter en cas de côlon irritable et d'allergie.

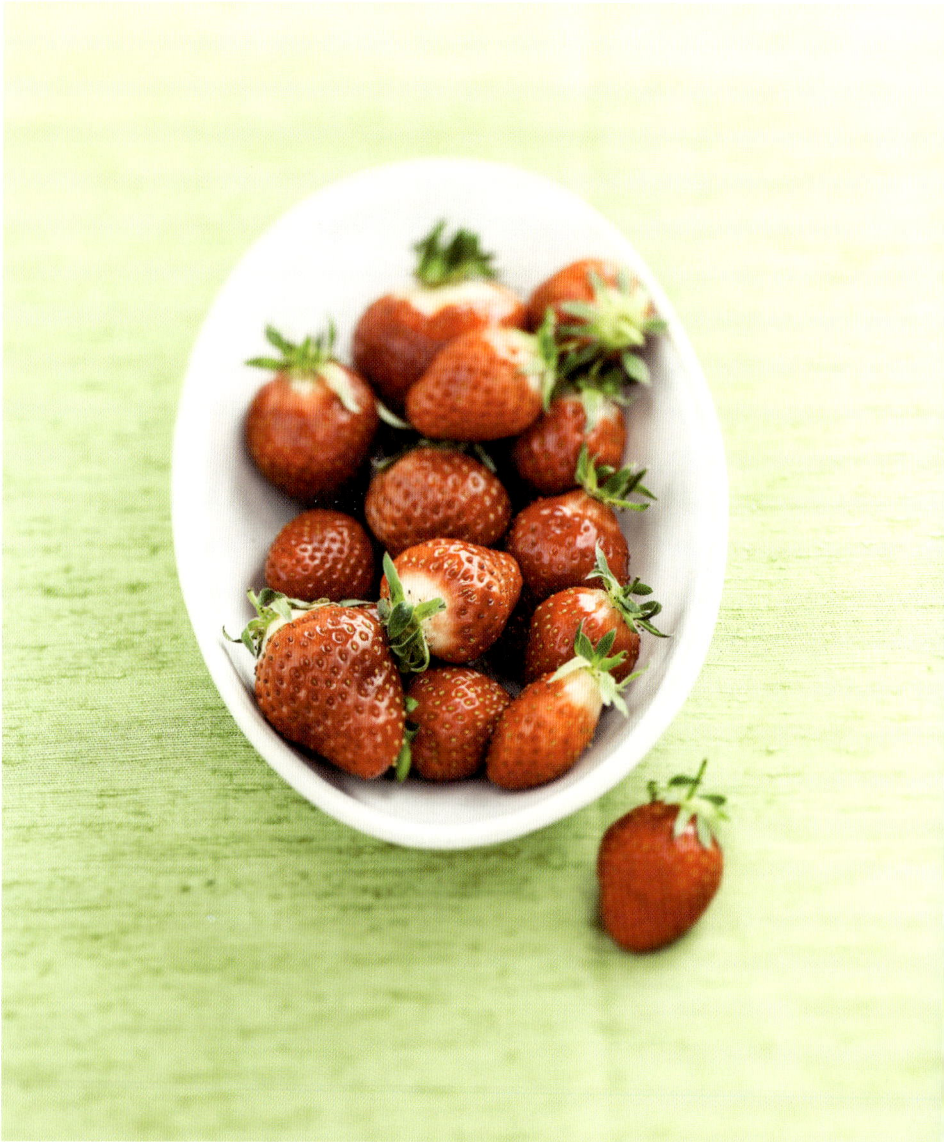

SOUPE DE FRAISE

DESSERT

Ingrédients pour 1 personne :

- 250 g de fraises
- 1/2 citron jaune non traité
- 1 pincée de gingembre en poudre
- Quelques feuilles de menthe

1. Laver le citron puis prélever le zeste. Le couper finement.
2. Presser le citron et réserver le jus.
3. Laver, équeuter, puis mixer les fraises. Y ajouter le jus de citron et le gingembre en poudre.
4. Placer la soupe au réfrigérateur pendant 20 min au moins.
5. Laver puis sécher les feuilles de menthe à l'aide d'un papier absorbant. Les ciseler.
6. Servir la soupe bien fraîche, décorée des zestes de citron et de feuilles de menthe ciselées.

PROPRIÉTÉS NUTRITIONNELLES

La fraise s'avère peu sucrée avec 6 à 9 % de glucides et ainsi faiblement énergétique (35 kcal/100 g en moyenne).

Avec 60 mg/100 g de vitamine C, c'en est une source intéressante, d'autant que son faible niveau calorique permet de consommer une portion de 250 g sans excès. Les flavonoïdes sont les principaux composés phénoliques présents dans la fraise. Ces antioxydants sont responsables de sa couleur rouge. Même si elle est moins riche que la framboise, la fraise contient de l'acide ellagique, un composé phénolique de la famille des tannins également reconnu pour ses propriétés antioxydantes.

La cuisson des fraises engendre une perte de 15 % à 20 % du contenu en antioxydants, mais ces substances restent tout de même présentes, y compris dans la confiture de fraises.

Enfin, les petits grains secs présents sur la surface portent le nom d'akènes et sont souvent à l'origine des réactions allergiques. En effet, la fraise fait partie des aliments « histamino-libérateurs » à surveiller chez les personnes allergiques. Chez certains individus, les akènes peuvent également irriter l'intestin.

LE SAVIEZ-VOUS ?

La fraise ne mûrit plus après avoir été cueillie, d'où l'importance de l'acheter à point, sauf si vous souhaitez en faire des confitures car le taux de pectine permettant une bonne gélification diminue avec la maturation.

91. LE CHOCOLAT NOIR

ALIMENTATION DU SPORTIF • SOURCE D'ANTIOXYDANTS

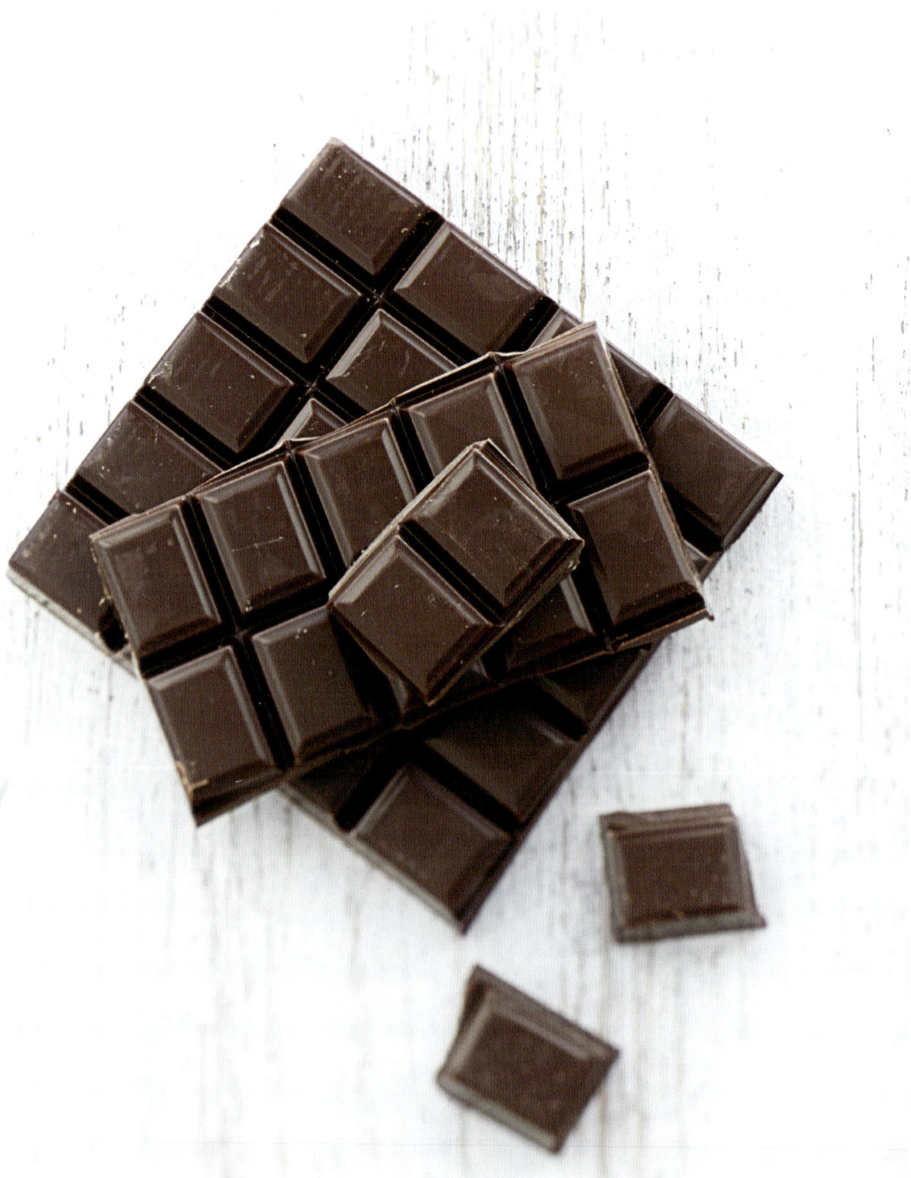

POIRES AU FOUR CHOCO-AMANDE

DESSERT

Ingrédients pour 4 personnes :

- 4 belles poires conférence
- 60 g de chocolat noir pâtissier corsé
- 2 c. à s. de poudre d'amandes
- 2 c. à s. de sucre cassonade

1. Préchauffez le four à 200 °C (th. 6/7).
2. Laver les poires, les couper en deux et retirer les pépins.
3. Placer au centre de 4 demi-poires, 2 carrés de chocolat noir, de la poudre d'amandes et du sucre cassonade.
4. Refermer les poires. Les placer dans un plat allant au four tapissé de papier cuisson.
5. Enfourner pour 30 min environ. Laisser tiédir avant de déguster.

PROPRIÉTÉS NUTRITIONNELLES

On retrouve dans la fève de cacao une concentration intéressante en flavonoïdes associés à du zinc, du manganèse et du cuivre, qui agissent en synergie comme antioxydants.

Plus le pourcentage de cacao est élevée, plus grand sera le pouvoir antioxydant.

Ces propriétés ont également pour effet de diminuer l'oxydation du mauvais cholestérol (LDL) et la vitamine B3 contenue dans le chocolat permet de réduire l'encrassement des artères.

D'autre part, le chocolat noir renferme une teneur intéressante en magnésium : 112 mg/100 g.

On remarque la présence de caféine, de théobromine et de théophylline. Ces substances sont des stimulants bien connus et 100 g de chocolat contiennent presque autant de caféine que 100 ml de café, mais bien plus de calories ! Le chocolat noir contient également de la phényléthylamine, à la structure proche des amphétamines, et l'anandamide, aux vertus euphorisantes.

La croyance selon laquelle le chocolat noir serait le chocolat le moins riche en calories est fausse. En effet, qu'ils soient noirs, au lait ou blancs, tous les chocolats sont aussi caloriques les uns que les autres (530 kcal/100 g en moyenne). Le chocolat noir est surtout moins sucré, et sa forte concentration en cacao sature plus rapidement les papilles, ce qui rend plus facile la gestion de sa consommation.

LE SAVIEZ-VOUS ?

Pour obtenir un chocolat noir, on mélange de la pâte de cacao (35 % minimum), du beurre de cacao et du sucre dans des proportions variables.

92. LE MIEL

ALIMENTATION DU SPORTIF

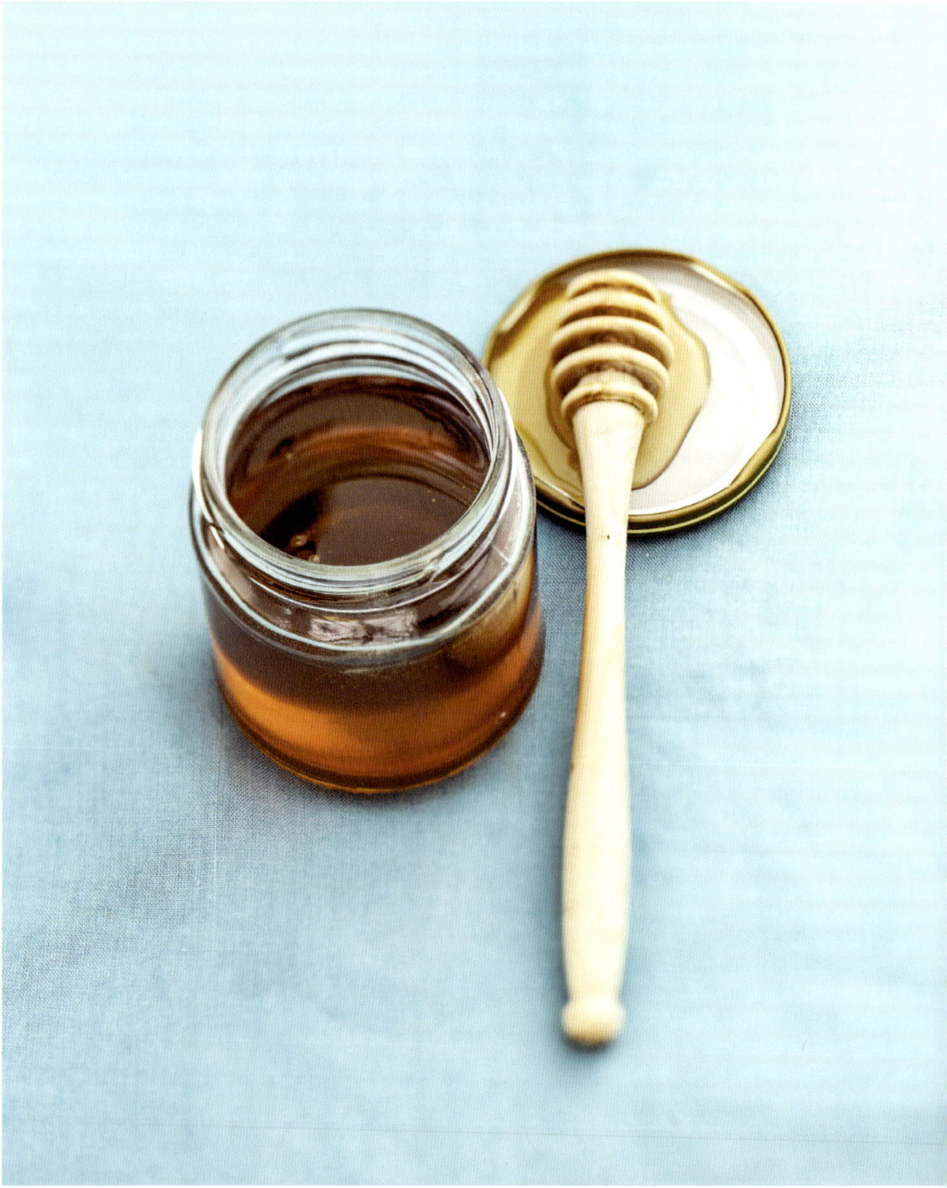

FIGUES AU FOUR

DESSERT

Ingrédients pour 1 personne :

- 2 petites figues
- 50 g de fromage blanc nature à 20 % de MG
- Le jus de 1/4 de citron
- 1 c. à c. de miel
- 8 g de pignons de pin

1. Préchauffer le four à 180 °C (th. 6).
2. Laver puis fendre chaque figue en quatre.
3. Mélanger le fromage blanc, le jus de citron, le miel et les pignons de pin.
4. Répartir ce mélange au centre de chaque figue fendue, puis enfourner pour 10 min.
5. Servir tiède.

PROPRIÉTÉS NUTRITIONNELLES

Le miel est une solution saturée en sucres et il cristallise ainsi plus ou moins rapidement, en fonction de l'équilibre de ses deux sucres principaux, le glucose et le fructose.

Plus la teneur en fructose est élevée, plus il restera liquide longtemps ; plus la teneur en glucose est élevée, plus il cristallisera vite et sera un miel solide.

Cet équilibre des sucres dépend de son origine florale, mais n'a pas de lien direct avec sa qualité.

Composé à plus de 80 % de glucides simples, il est facilement assimilé par le corps et son énergie est rapidement disponible. Avec 316 kcal/100 g, il est légèrement moins calorique que le sucre pur (saccharose) qui en apporte 400 et possède un pouvoir sucrant supérieur, d'autant plus important s'il est riche en fructose.

Ainsi, on considère qu'il faut moins de miel que de sucre pour une saveur sucrée similaire, d'où un petit gain calorique.

Le miel contient également une petite quantité de potassium et des traces de quelques autres nutriments.

LE SAVIEZ-VOUS ?

Le miel est connu pour être un antibactérien efficace. Ces propriétés sont dues à deux protéines qu'il contient et qui freinent ou inhibent la reproduction des bactéries, jouant un rôle dans le système immunitaire.

93. LES SORBETS PLEIN-FRUIT

RÉGIME HYPOCALORIQUE

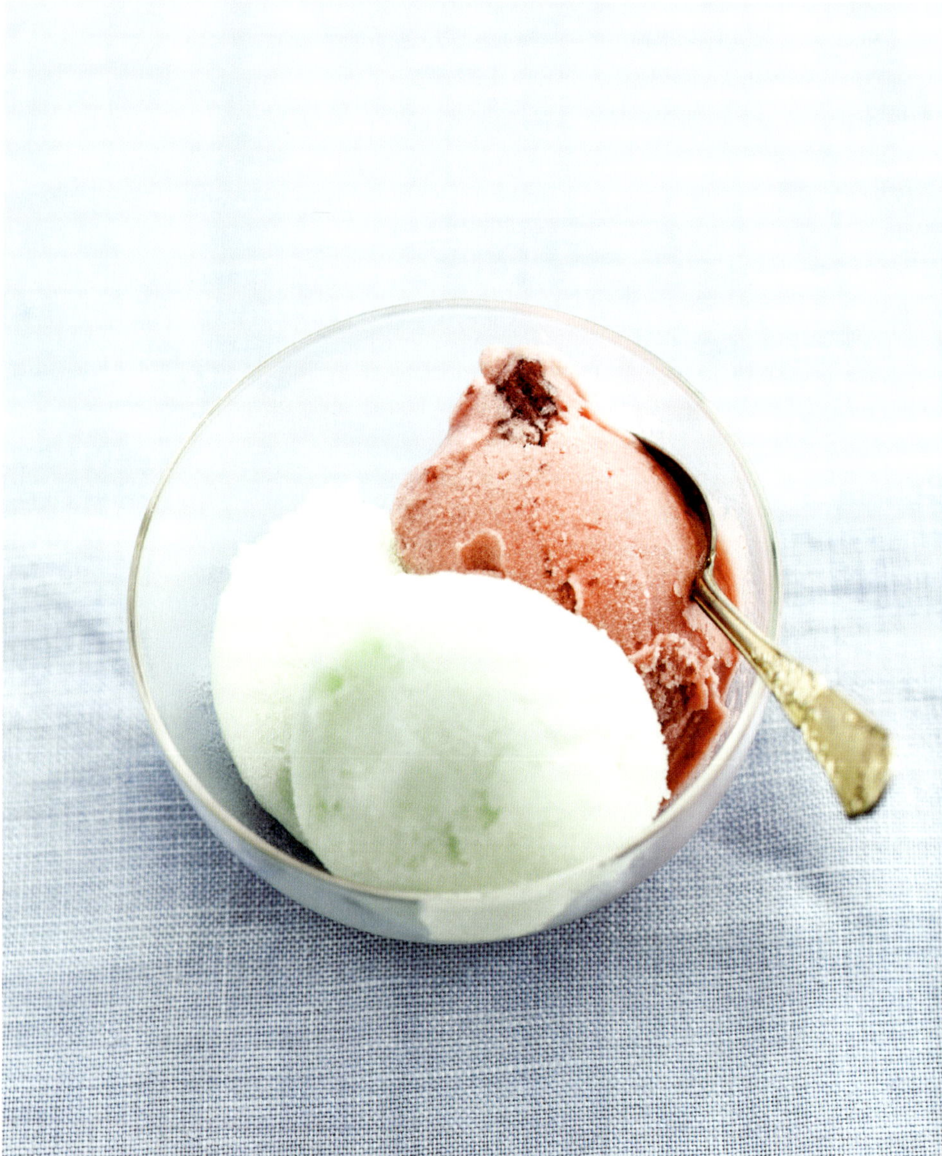

SORBET À LA FRAISE

DESSERT

Ingrédients pour 1 personne :

- 250 g de fraises mûres et parfumées
- 1 blanc d'œuf
- Le jus de 1/2 orange
- Le jus de 1/2 citron
- 1 c. à s. de sucre en poudre

1. Laver et équeuter les fraises, puis les couper en morceaux.
2. Les passer au chinois pour retirer les petits grains désagréables au palais et aux dents.
3. Battre le blanc d'œuf avec le jus d'orange et le jus de citron et y verser le sucre, puis les fraises, et mélanger le tout jusqu'à obtenir une consistance bien lisse. Verser dans un bol et mettre au congélateur.
4. Lorsque le sorbet commence à prendre, le battre à nouveau pour éviter les cristaux.
5. Le verser dans des coupes individuelles refroidies auparavant et le remettre au congélateur quelques heures encore.

PROPRIÉTÉS NUTRITIONNELLES

Les sorbets sont modérément caloriques. On peut considérer, dans certains cas, que 2 boules de sorbet valent 1 fruit frais, soit 80 kcal environ. Les sorbets conservent par ailleurs une très grande partie de la vitamine C du fruit de base, dilué toutefois par l'ajout d'eau et de sucre.

Quand le fruit utilisé est particulièrement riche en vitamine C (cassis, fraises, etc.), 2 boules de sorbets peuvent tout de même couvrir jusqu'à 1/3 des besoins journaliers en vitamine C, selon la qualité du sorbet, c'est-à-dire suivant qu'il est réalisé à partir de jus ou de purée de fruit et selon la proportion utilisée dans la recette. Les sorbets restent toutefois plus riches en sucre et moins riches en fibres qu'un fruit frais. La préparation de sorbets maison est une bonne option pour déguster un produit de qualité.

LE SAVIEZ-VOUS ?

Les sorbets, contrairement aux crèmes glacées, ne contiennent aucune matière grasse. Ils sont constitués uniquement d'un mélange d'eau, de sucre et de pulpe de fruits avec au minimum 15 % de pulpe, purée ou jus pour les fruits acides, ou au minimum 35 % pour les fruits doux.

94. LA STÉVIA

DIABÈTE • RÉGIME HYPOCALORIQUE

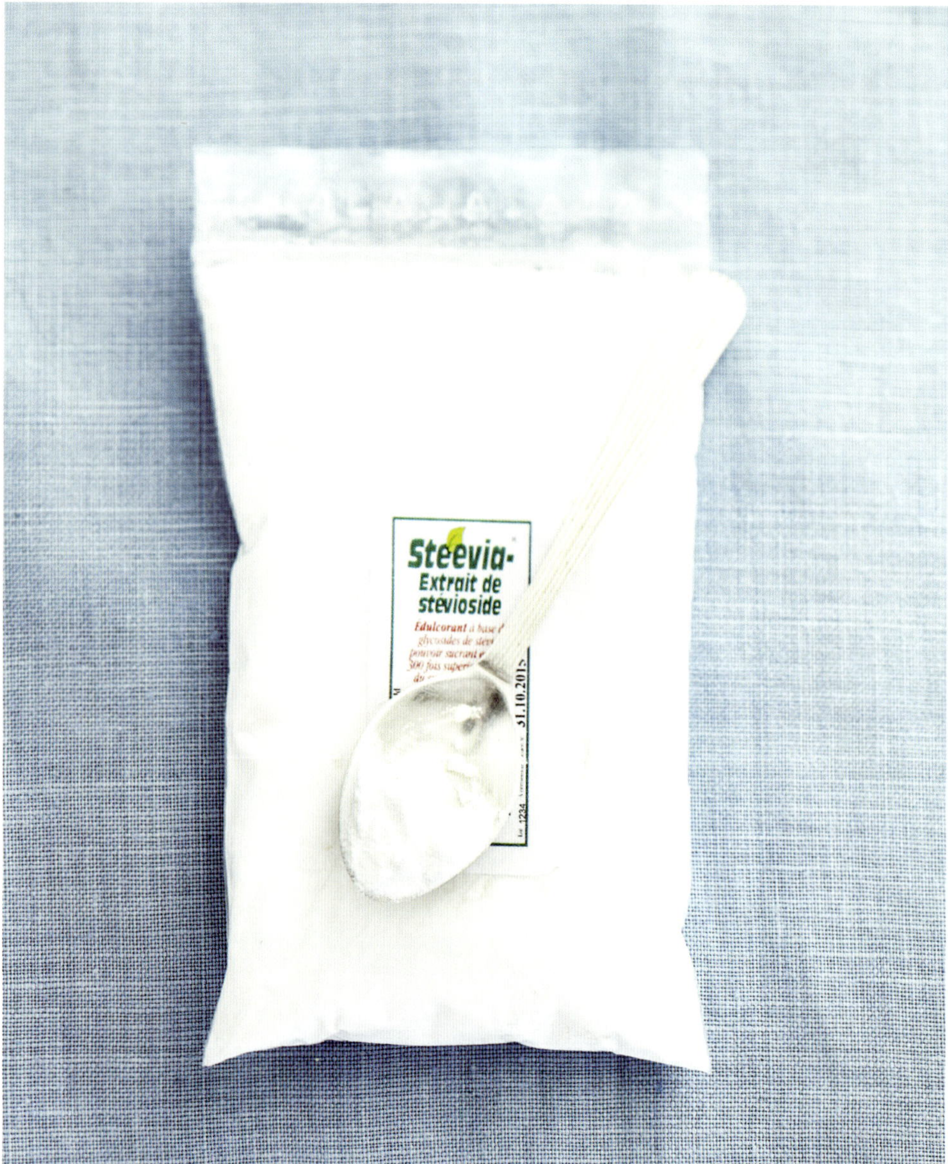

PETITS FLANS CROQUANTS AU CHOCOLAT

DESSERT

INGRÉDIENTS POUR 4 PERSONNES :

- 400 ml de lait demi-écrémé
- 2 cm de gousse de vanille
- 2 œufs entiers
- 4 c. à c. de stévia en poudre
- 40 g de fécule de maïs
- 20 g de chocolat noir

1. Préchauffer le four à 180 °C (th. 6).
2. Mettre le lait à bouillir avec la gousse de vanille fendue et grattée.
3. Mélanger les œufs entiers et la stévia jusqu'à ce que le mélange blanchisse.
4. Ajouter la fécule de maïs tamisée et mélanger. Retirer la gousse de vanille du lait. L'incorporer au mélange précédent en remuant vivement. Faire chauffer la préparation à feu doux 2 min sans cesser de remuer.
5. Verser la crème dans des petits ramequins et enfourner pour 30 min.
6. Réserver au frais. Réaliser des copeaux de chocolat à l'aide d'un couteau économe, et servir les flans recouverts de copeaux de chocolat.

PROPRIÉTÉS NUTRITIONNELLES

Le pouvoir sucrant de la plante de stévia est attribué à des composants présents naturellement dans ses feuilles : les steviols glycosides dont le rébaudioside A. Isolé, son pouvoir sucrant est 200 fois supérieur à celui du sucre (saccharose) et tout cela sans apport nutritif. La stévia a également un effet négligeable sur l'augmentation du glucose dans le sang, ce qui en fait un édulcorant compatible avec les régimes pour hypoglycémiants. Les pastilles à base de stévia sont composées de rébaudioside, mélangé à un agent de charge qui est souvent un sucre-alcool. Ce dernier apporte donc tout de même des glucides et quelques calories. Ainsi, il est conseillé de rester vigilant sur des produits à base de stévia qui peuvent contenir un ajout de sucre.

LE SAVIEZ-VOUS ?

Utilisable traditionnellement sous forme de feuilles séchées, on trouve des pastilles ou des poudres édulcorantes élaborées à partir de ce rébaudioside A, qui est le composant le plus sucré de la feuille de stévia.

95. LE VIN ROUGE

SOURCE D'ANTIOXYDANTS

Un verre de vin par jour pour une femme et deux verres pour un homme semblent être des fréquences de consommation qu'il convient de ne pas dépasser.

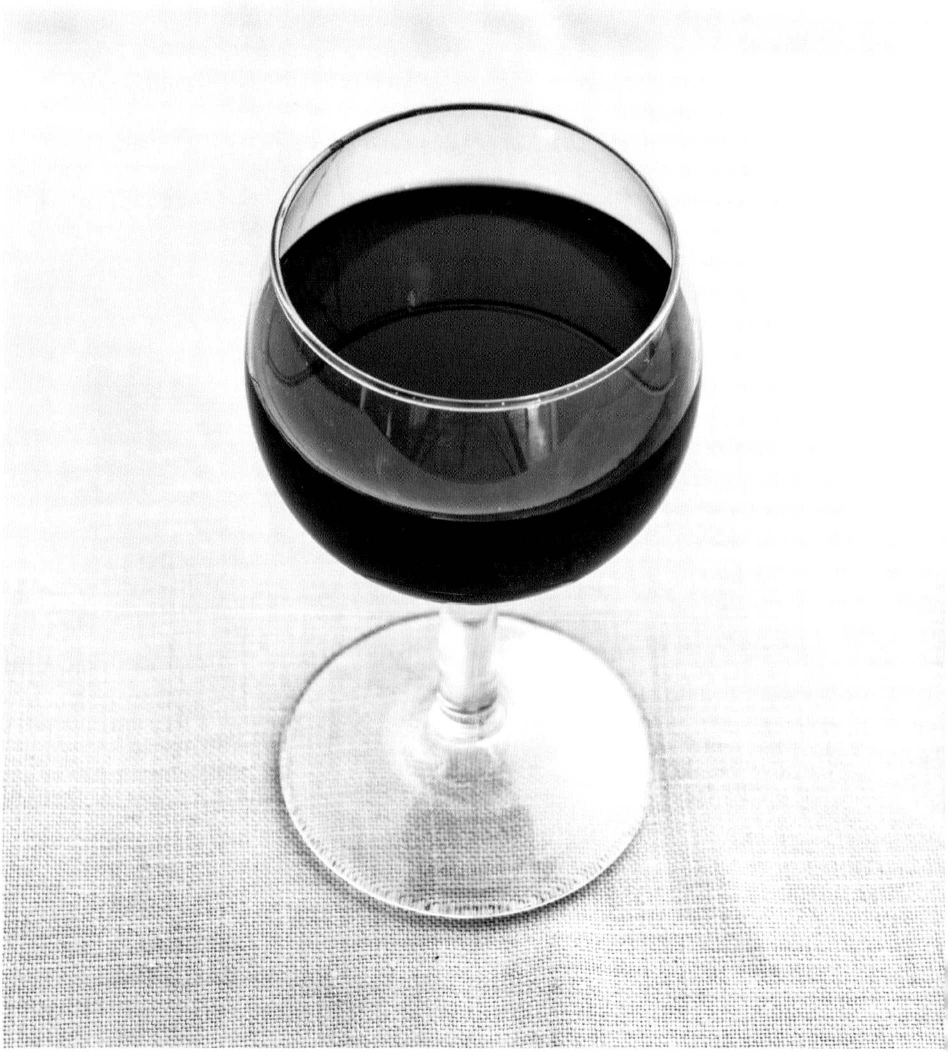

CUISSE DE LAPIN AU VIN ROUGE ET PRUNEAUX

PLAT

INGRÉDIENTS POUR 1 PERSONNE :

- 1 cuisse de lapin
- 30 g de pruneaux dénoyautés
- 1/2 oignon
- 1 c. à c. d'huile d'olive
- 100 ml de vin rouge
- 1 branche de thym
- 1 c. à s. de vinaigre de vin
- Sel et poivre

1. Éplucher et émincer l'oignon.
2. Le faire revenir dans le fond d'une cocotte avec l'huile d'olive.
3. Ajouter la cuisse de lapin et la faire dorer sur toutes les faces.
4. Baisser le feu, mouiller avec le vin rouge, le vinaigre de vin et ajouter la branche de thym. Laisser mijoter 30 min à couvert.
5. Ajouter les pruneaux et poursuivre la cuisson 30 min supplémentaires.
6. Rectifier l'assaisonnement et servir bien chaud.

PROPRIÉTÉS NUTRITIONNELLES

La consommation modérée de vin rouge semble, d'après certaines études, montrer des effets bénéfiques sur la santé cardio-vasculaire. Le vin rouge doit ces propriétés protectrices à sa grande richesse en antioxydants naturels : tanins, flavonoïdes et OPC (Oligomères ProCyanidoliques), qui protègeraient les parois des vaisseaux, assoupliraient les parois de veines et d'artères, diminueraient leur perméabilité et ainsi préviendraient un certain nombre d'incidents cardiaques.

Ces composés, qui participent à la coloration du vin, sont en effet solubles dans l'eau et le sont encore plus dans l'alcool. Toutefois, n'oublions pas que le vin contient de l'alcool aux effets délétères sur la santé, ce qui impose de modérer sa consommation.

LE SAVIEZ-VOUS ?

Le vin rouge est obtenu par la fermentation du moût de raisins noirs pendant une durée plus ou moins longue selon le genre de vin voulu, les caractéristiques de chaque vendange et les traditions liées au terroir de production.

Les vins contiennent en général autour de 12 % d'alcool.

96. LE THÉ VERT

RÉGIME HYPOCALORIQUE

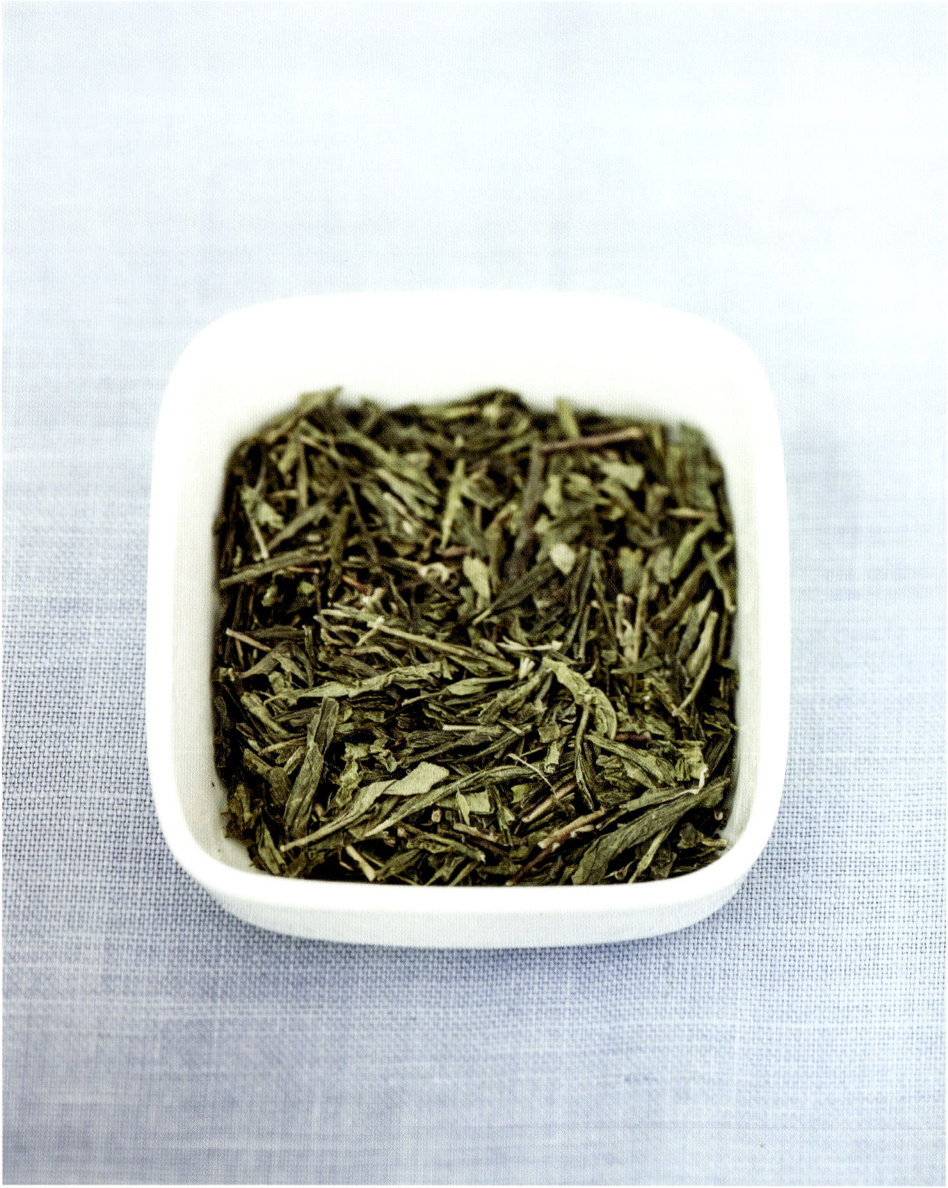

GLACE FRAMBOISE AU THÉ VERT

DESSERT

Ingrédients pour 1 personne :

- 200 g de framboises surgelées
- 3 c. à s. de thé vert japonais en feuilles
- 200 ml d'eau
- 10 g de sucre
- 1 pincée de gingembre râpé
- Le zeste et le jus de 1/2 citron vert
- 100 g fromage blanc nature à 20 % de MG

1. Faire bouillir l'eau avec le sucre et le thé vert. Laisser infuser 5 à 10 min.
2. Filtrer et ajouter le gingembre finement râpé et quelques zestes de citron vert très fins.
3. Lorsque le sirop est refroidi, ajouter le jus de citron et mixer avec les framboises encore surgelées et le fromage blanc.
4. Faire prendre en sorbetière et terminer la prise au congélateur.

PROPRIÉTÉS NUTRITIONNELLES

Il semble que le thé vert soit celui qui possède le plus de vertus.

Il contient de la caféine et de nombreuses substances antioxydantes de la famille des catéchines, dont l'épigallocatéchine gallate (EGCG). Certaines études ont montré que ces substances auraient également un effet stimulant, et activeraient le métabolisme et la combustion des graisses.

Parce qu'il est le moins oxydé, le thé vert contient 10 fois plus d'EGCG que le thé noir et 2,5 fois plus que le thé Oolong. Riche en tanins, ce sont ces polyphénols antioxydants qui donnent au thé son arôme et son goût amer particulier. Le taux de caféine (théine) est semblable à celui du thé noir, soit 20 à 90 mg par tasse, mais ses effets excitants sont atténués par la présence des tanins.

Il convient tout de même d'éviter les consommations excessives.

Contrairement à ce que l'on pense, quand le thé infuse longtemps, l'action des tanins vient gêner l'action de la théine, ce qui le rend alors plus léger. Privilégiez la consommation à distance des repas, dans la mesure où le thé peut gêner l'absorption du fer d'origine végétale.

LE SAVIEZ-VOUS ?

Quelle que soit la variété de thé (blanc, vert, noir...), les thés proviennent tous de la même espèce de théier. Les modifications dépendent des procédés et du temps de conditionnement, faisant varier le degré de fermentation des feuilles. Un thé vert est un thé peu oxydé, il conserve ainsi une coloration proche de celle de la feuille du théier.

97. LE CAFÉ

SOURCE D'ANTIOXYDANTS

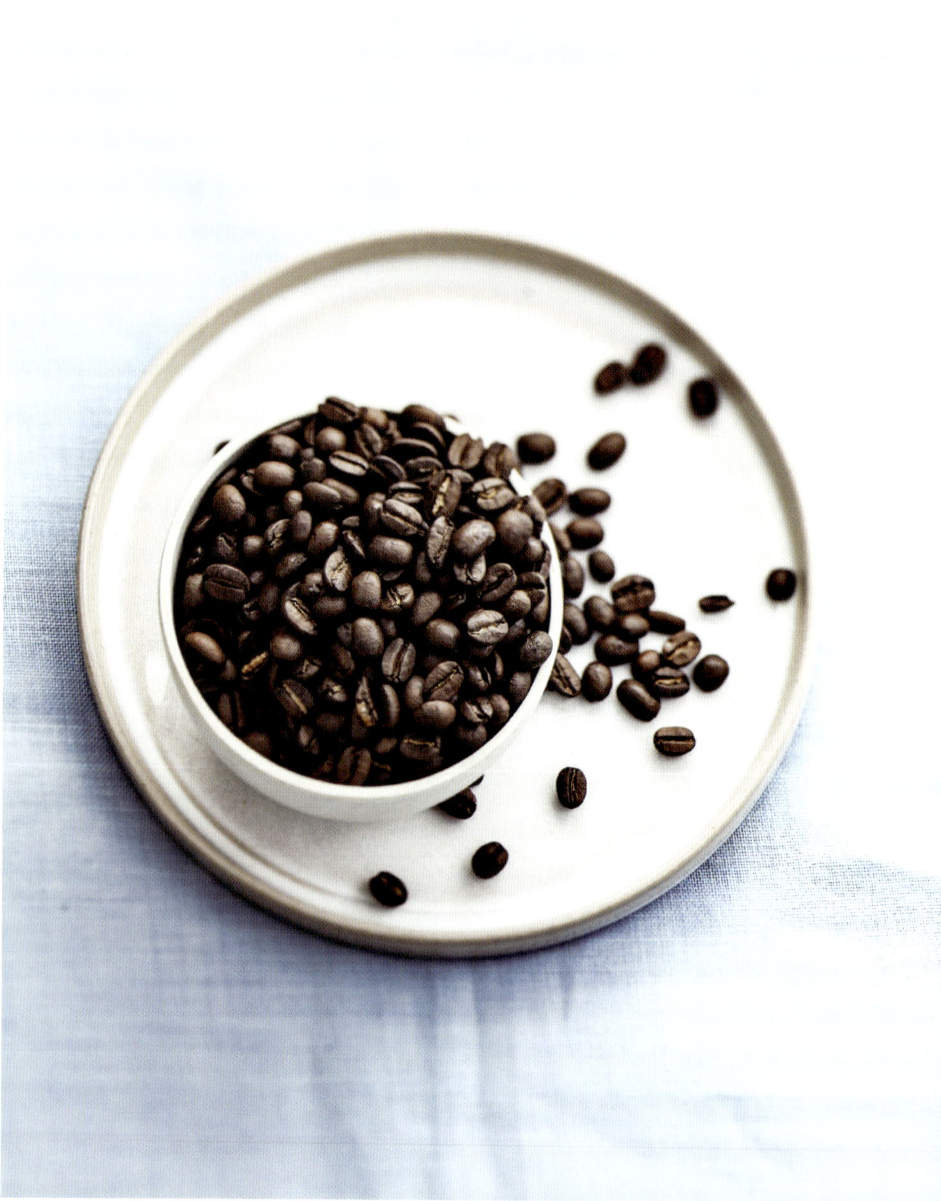

CAFÉ AU LAIT FRAPPÉ

DESSERT

Ingrédients pour 1 personne :

- 1 petite tasse de café ou d'expresso
- 150 ml de lait écrémé (demi-écrémé à 1600 ou 1800 kcal)
- 1 c. à c. de sucre
- 2 gouttes d'extrait de vanille liquide
- 2 glaçons
- 1 pincée de cannelle

1. Laisser refroidir la tasse de café ou d'expresso.
2. Mixer le café refroidi avec le lait, le sucre, l'extrait de vanille et les glaçons.
3. Saupoudrer de cannelle et déguster aussitôt.

PROPRIÉTÉS NUTRITIONNELLES

Le café est une excellente source de magnésium et de cuivre, de vitamine B2, B3 et B5. Mais ses principales propriétés sont liées à la présence de caféine qui agit comme stimulant intellectuel.

Chez l'adulte en bonne santé, une petite quantité peut augmenter la vigilance et la concentration. Chez d'autres personnes, elle peut en revanche entraîner une hyperexcitabilité nerveuse, parfois accompagnée de crampes musculaires, d'anxiété, de troubles du sommeil, et parfois même une tachycardie lors d'une consommation très rapide d'une grande quantité de café (au-delà de 400 à 600 mg de caféine, soit 5 à 8 tasses). Pour des effets bénéfiques, privilégiez une consommation modérée de trois tasses de café par jour, soit 300 mg de caféine maximum et à distance des repas dans la mesure où il peut gêner l'absorption du fer d'origine végétale. Une tasse normale (100 ml de café) contient en moyenne 75 mg de caféine, mais le robusta au goût plus amer et corsé contient, lui, deux fois plus de caféine que l'arabica. Le café contient une quantité intéressante d'antioxydants, avec une action bénéfique sur l'organisme. Les grains de café sont également riches en fibres alimentaires solubles dont une partie se retrouverait dans le café, d'où un effet irritant et laxatif pouvant être intéressant, mais imposant une limitation pour les personnes sensibles. Le café décaféiné peut être une alternative aux personnes plus sensibles aux effets de la caféine. Autrement, pour limiter la quantité de caféine, préférez un arabica à un robusta et en expresso court plutôt qu'en filtre.

LE SAVIEZ-VOUS ?

Le café est obtenu à partir des fèves du caféier, principalement cultivées au Brésil et en Colombie, qui subissent un traitement thermique d'intensité et de durée variable, selon la couleur et le goût désiré.

98. LE THÉ ROOIBOS

GROSSESSE • INTOLÉRANCE À LA CAFÉINE

Colopathie, ulcère (maladies digestives pouvant être aggravées par la caféine).

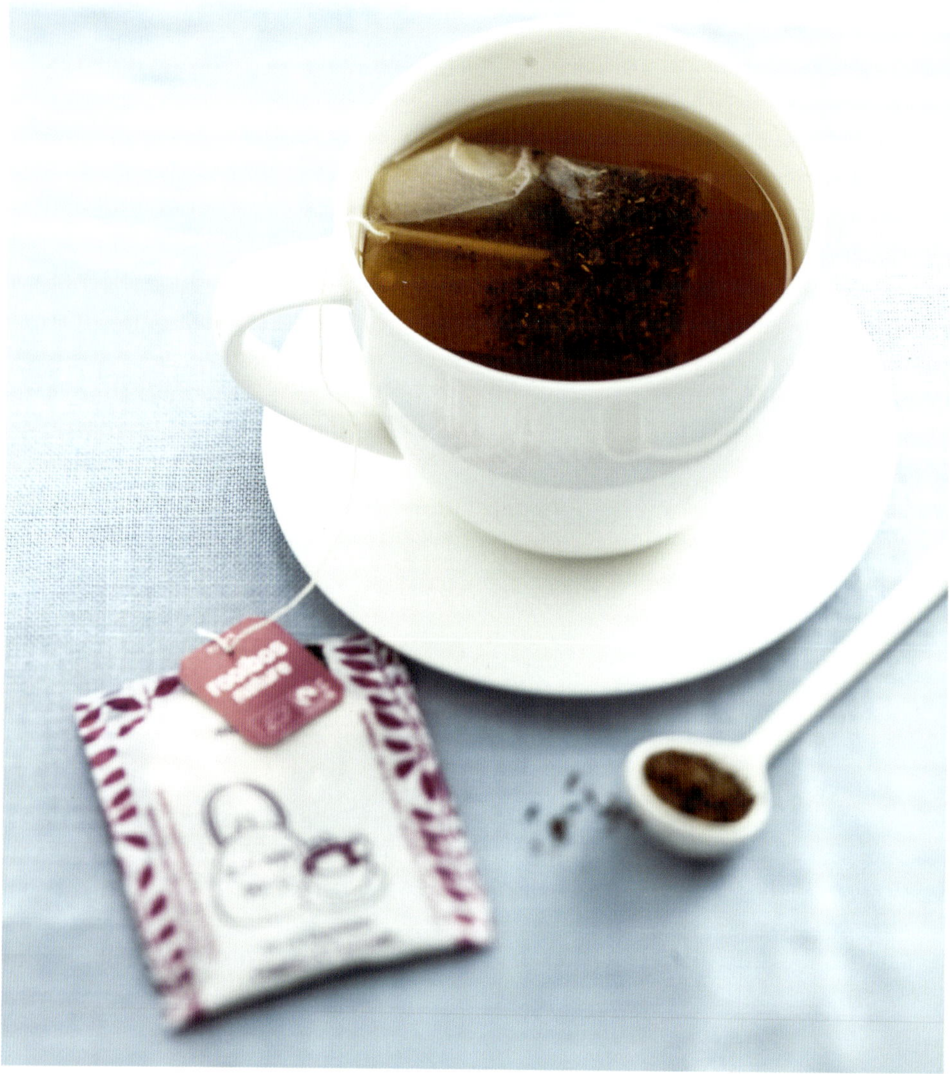

SALADE DE FRUITS SECS AU THÉ ROOIBOS

DESSERT

Ingrédients pour 1 personne :

- 2 pruneaux
- 1 abricot sec
- 1 figue séchée
- 1 c. à c. de raisins secs
- 1 sachet de thé rooibos nature ou aromatisé
- 50 g de fromage blanc nature à 20 % de MG
- 1 pincée de cannelle
- Quelques gouttes d'eau de fleur d'oranger

1. Couper les fruits secs en petits dés et éliminer les noyaux si nécessaire.
2. Les réserver dans un bol.
3. Faire frémir 150 ml d'eau, laisser infuser le thé environ 6 à 8 min.
4. Verser le thé sur les fruits secs et laisser gonfler 30 min.
5. Pendant ce temps, mélanger le fromage blanc avec la cannelle et l'eau de fleur d'oranger.
6. Verser dans une verrine et réserver au réfrigérateur.
7. Égoutter les fruits secs, les dresser sur le fromage blanc.
8. Réserver au réfrigérateur 15 min et déguster avec une tasse de thé.

PROPRIÉTÉS NUTRITIONNELLES

Le rooibos étant une plante distincte du thé, il ne contient pas de théine et peu de tanins.

On ne note ainsi pas d'effet stimulant et ce « thé » peut se consommer à tout moment de la journée et même à volonté. Il présente tout de même plusieurs substances antioxydantes, surtout des polyphénols aidant à lutter contre le vieillissement cellulaire.

Toutefois, les propriétés du rooibos semblent surtout liées au remplacement du thé classique par ce type d'infusion, ce qui permet d'éviter une consommation de caféine à haute dose.

Il participe également à l'hydratation quotidienne.

LE SAVIEZ-VOUS ?

Le rooibos est un arbuste rougeâtre originaire d'Afrique du Sud, faisant partie du même ordre que les acacias. Il est connu pour être préparé sous forme d'infusion faite de fins morceaux légèrement fermentés à la saveur douce, avec un léger goût de noisette.

99. LE SEL ALLÉGÉ EN SODIUM

HYPERTENSION • MALADIE OU TRAITEMENT ENTRAÎNANT UNE RÉTENTION D'EAU

À éviter en cas d'hyperkaliémie.

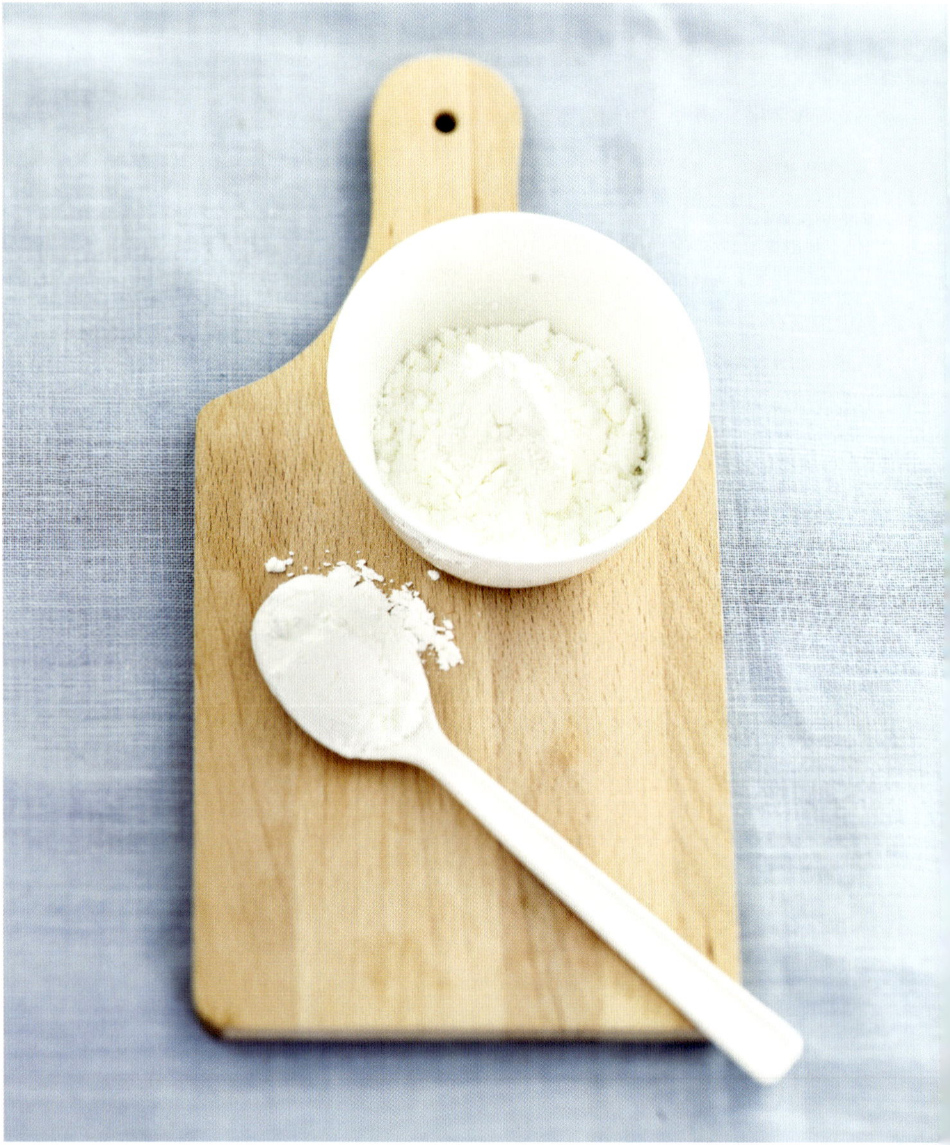

RILLETTES DE POULET À L'INDIENNE

ENTRÉE

Ingrédients pour 1 personne :

- 75 g d'escalope de poulet
- 1 petit-suisse nature à 20 % de MG
- Le jus de 1/4 de citron
- 1 c. à c. de moutarde aigre-douce
- 1/2 c. à c. de concentré de tomate
- 1/2 gousse d'ail hachée
- 1/2 c. à c. de garam masala (épices indiennes)
- Sel allégé en sodium
- 1 c. à c. de coriandre fraîche ciselée
- Poivre du moulin

1. Couper l'escalope de poulet en dés et les faire revenir dans une poêle à revêtement antiadhésif sans matières grasses. Laisser tiédir.
2. Mixer les dés de poulet avec le petit-suisse, le jus de citron, la moutarde aigre-douce, le concentré de tomate, l'ail haché, le garam masala, le sel allégé en sodium et le poivre.
3. Une fois que la préparation est bien homogène, ajouter la coriandre ciselée, bien mélanger et réserver 1 h au réfrigérateur.
4. Déguster tartiné sur du pain grillé aux graines de sésame.

PROPRIÉTÉS NUTRITIONNELLES

Les sels allégés en sodium contiennent en moyenne 3 fois moins de sodium qu'un sel classique, tout en conservant les saveurs d'un sel de mer. Un excès de sodium au niveau de l'organisme accroît les risques d'hypertension artérielle, ce qui favorise le développement de pathologies cardiaques. Il favorise également la rétention d'eau. Le potassium utilisé sous forme de chlorure de potassium assure plusieurs fonctions vitales dans l'organisme et agit notamment, couplé au sodium, sur la régulation de la pression artérielle. Une alimentation suffisamment riche en potassium permet d'agir favorablement sur la tension, mais particulièrement si cette consommation est accompagnée d'une réduction des apports de sodium. On comprend alors tout l'intérêt de ce type de produit !

LE SAVIEZ-VOUS ?

Le sel de table habituel est également appelé chlorure de sodium ou NaCl. On considère qu'1 g de sel contient 400 mg de sodium. Avec 4 g de sel, soit 1 600 mg de sodium par jour, nos besoins sont remplis. Pourtant, les Français en consomment en moyenne 8 g par jour et certains jusqu'à 14 g. Les sels allégés en sodium disponibles en grande distribution contiennent pour la plupart du chlorure de potassium qui remplace une partie du chlorure de sodium.

100. L'AGAR-AGAR

RÉGIME HYPOCALORIQUE

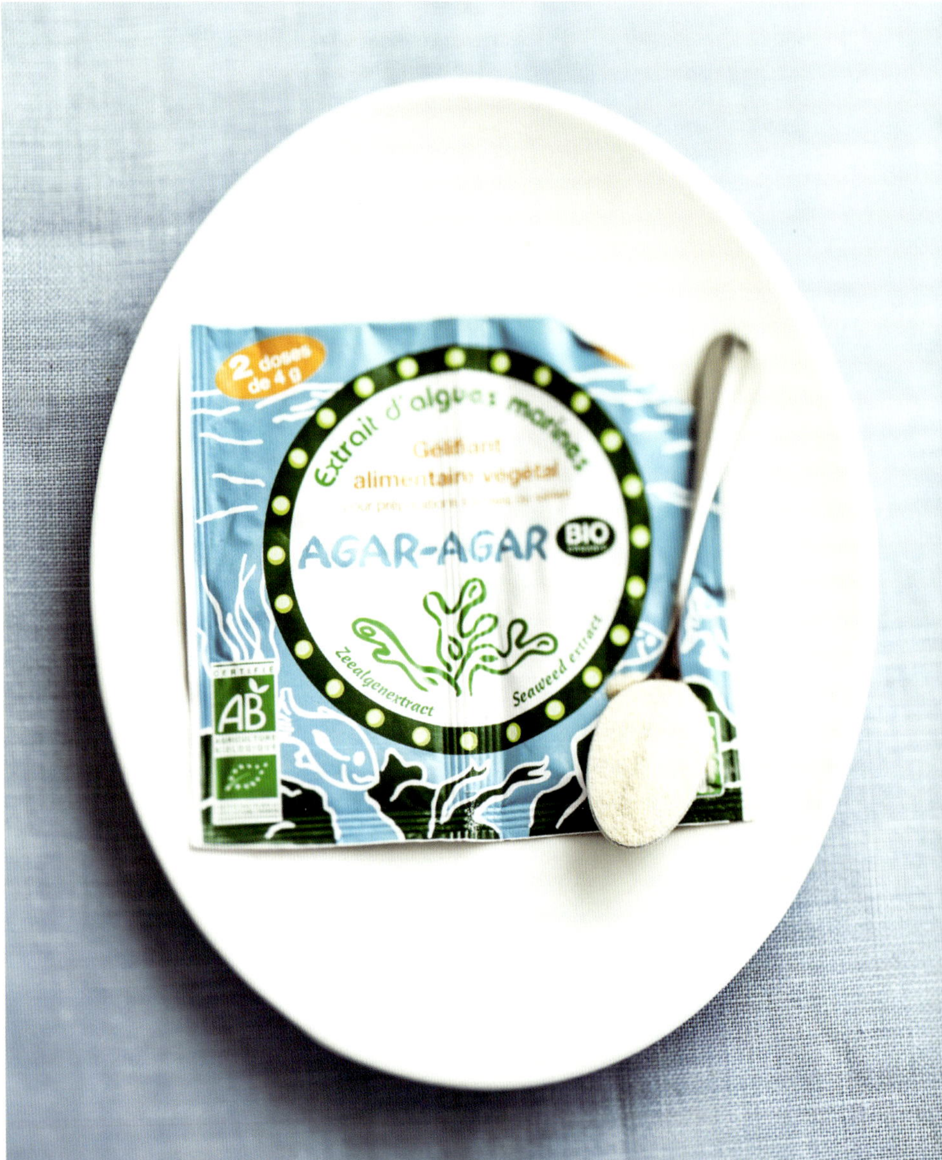

CRÈME MENTHE-CHOCOLAT

DESSERT

Ingrédients pour 1 personne :

- 150 ml dc lait demi-écrémé
- 1 c. à s. de cacao en poudre non sucré
- 1/2 c. à c. rase d'agar-agar
- 2 feuilles de menthe fraîche
- 1 c. à c. de sucre en poudre

1. Verser le lait dans une casserole.
   À froid, délayer le cacao en poudre, puis ajouter l'agar-agar en pluie en mélangeant énergiquement.
2. Porter à ébullition et maintenir l'ébullition environ 2 à 3 min sans cesser de remuer.
3. Rincer les feuilles de menthe. Ciseler 1 feuille finement et l'ajouter au mélange.
   Conserver la 2e entière.
4. Verser la préparation dans un petit ramequin, couvrir de film alimentaire et réserver au réfrigérateur afin que la texture se solidifie.
5. Décorer d'une feuille de menthe et servir bien frais.

PROPRIÉTÉS NUTRITIONNELLES

L'agar-agar est un gélifiant obtenu à partir d'algues rouges. C'est le liant végétal naturel le plus puissant, parfait pour remplacer la gélatine animale. Il a la particularité de n'avoir ni goût, ni odeur.

L'agar-agar se présente souvent en poudre pour une utilisation et un dosage aisé.

Selon son degré de concentration au moment de la préparation des recettes, il permettra d'obtenir un épaississement léger (potages et sauces), un gel souple (gelées et purées de fruits, bavarois, etc.) ou un gel très ferme (sorbet, aspics).

Dans tous les cas, il est primordial d'avoir la main légère quand on sait qu'une gélification est perceptible à partir de 0,1 % de concentration.

LE SAVIEZ-VOUS ?

La principale propriété de l'agar-agar est d'être capable d'absorber une grande quantité d'eau.

Il est ainsi capable de former un gel qui entraîne un sentiment de rassasiement important et empêche l'absorption d'une partie des graisses et des sucres.

Ces propriétés sont utilisées sous forme de compléments alimentaires ou dans des recettes afin de limiter les sensations de faim pendant un régime.

Dépourvu de calories, il n'est pas digéré mais reste peu fermentescible.

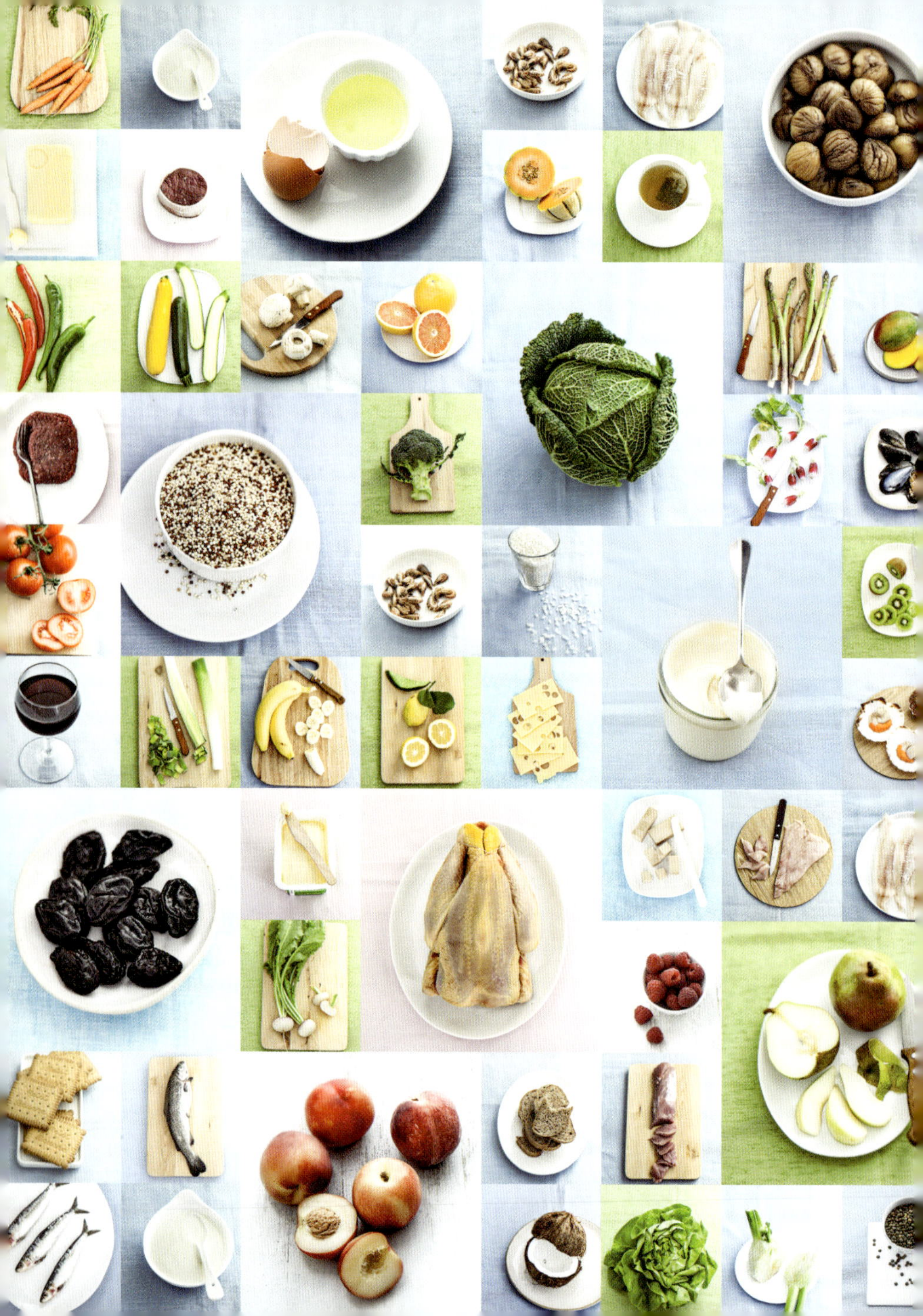

LE CARNET PRATIQUE

LE PANIER MINCEUR

Les médecins s'accordent à dire que le surpoids, et *a fortiori* l'obésité, favorise l'apparition de nombreuses maladies : diabète, hypertension, maladies cardiovasculaires, fatigue articulaire...
Ainsi, perdre du poids pour des raisons purement médicales permet d'améliorer son état de santé et souvent même de limiter les traitements médicaux.
Il n'existe pas de poids idéal. Cependant, on peut estimer son poids santé en se basant sur le calcul de l'IMC (Indice de Masse Corporelle). Ce calcul permet d'estimer la corpulence d'une personne en fonction de sa taille et de son poids.
Il s'agit du rapport du poids (kg) sur la taille au carré (m^2) :

IMC = Poids (kg) / [Taille (m) x Taille (m)]

Le poids souhaitable ou « poids santé » est défini par un IMC « normal » entre 18,5 et 24,9 kg par m^2.

Interprétations des résultats (échelle des IMC) :
IMC < 16,5 = Dénutrition
16,5 < IMC < 18,5 = Maigreur
18,5 < IMC < 24,9 = Poids santé = Poids normal
25,0 < IMC < 29,9 = Surpoids
30,0 < IMC < 34,9 = Obésité modérée
35,0 < IMC < 39,9 = Obésité sévère
40,0 < IMC = Obésité morbide

L'IMC n'est qu'une indication médicale, car il ne prend pas en compte la masse musculaire ou encore la masse osseuse.
En parallèle, il a été prouvé qu'un tour de taille inférieur à la moitié de sa taille (hauteur) est un critère important pour évaluer l'état de santé et prévenir l'apparition de certaines maladies (ex : tour de taille < 80 cm pour une personne de 1, 60 m soit 160 cm).

La perte de poids passe par un déséquilibrage de la balance énergétique. On consomme moins d'énergie que ce que notre corps dépense en agissant sur l'alimentation et en parallèle sur l'activité physique.
Afin de composer un régime alimentaire hypocalorique, on réduit les quantités consommées, mais surtout on sélectionne des aliments ayant une densité énergétique réduite, pauvres en sucres simples, pauvres en graisses de mauvaise qualité et rassasiants grâce à leur richesse en fibres et /ou en protéines.

ALIMENTS IDENTIFIÉS SPÉCIAL MINCEUR

- Les flocons d'avoine, les céréales riches en fibres et son de blé
- Le pain complet
- Tous les légumes secs
- La pomme de terre, la patate douce
- Le quinoa
- La fécule de pomme de terre
- Toutes les herbes, épices et aromates
- La moutarde, le raifort, les cornichons, le ketchup, la salicorne
- Le bâton de réglisse
- Le blanc d'œuf de poule
- Le lapin
- L'autruche et le kangourou
- Le cheval
- Les steaks hachés à 5 % de MG
- Les tripes maigres, les rognons, les foies de volaille
- Le jambon cuit découenné et dégraissé
- L'escargot (nature)
- Le filet mignon de porc
- Le poulet, la pintade, la dinde
- Le faisan, le chevreuil
- Les poissons maigres, semi-gras et les fruits de mer
- Le yaourt nature classique
- Le lait écrémé enrichi en vitamine D
- Les fromage frais : cancoillotte, ricotta au lait demi-écrémé, chèvre frais
- Tous les légumes sauf : petit pois, betterave, panais
- Le potage de légumes maison, le bouillon de légumes maison
- La pomme, la poire
- Les agrumes : pomelo, orange, citron
- Les fruits exotiques : ananas, kiwi, goyave, nèfle
- Les fruits rouges : framboise, myrtille, groseille, mûre, fraises
- Le melon, la pastèque
- La luzerne ou alfalfa, les pousses de haricot mungo
- L'abricot frais, la pêche, le brugnon et la nectarine
- Le pissenlit
- Les sorbets
- Le thé vert
- Le pur jus de tomate sans sel ajouté
- La stévia
- L'agar-agar

4 SEMAINES DE MENUS MINCEUR

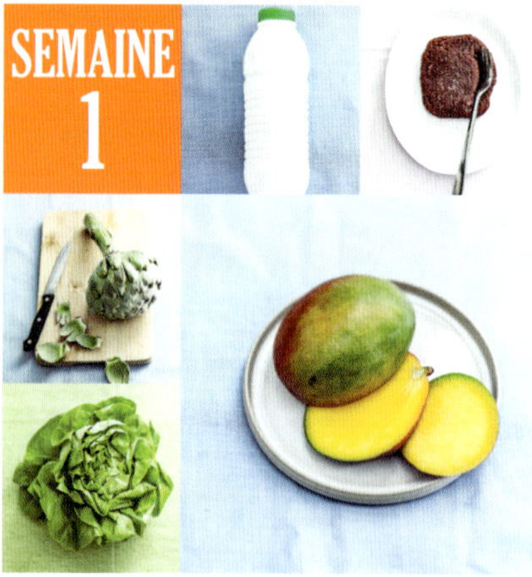

LUNDI

Petit déjeuner
- Café, thé ou infusion sans sucre
- 70 g de pain complet
- 15 g de beurre
- 150 ml de lait demi-écrémé
- 2 kiwis

Déjeuner
- Salade verte avec 2 c. à c. d'huile
- Saumon au fenouil braisé à l'orange et brocolis vapeur
- 200 g (poids cuit) de pâtes cuites sans MG
- 1 yaourt nature classique non sucré
- 1 poire

Dîner
- 1 steak haché de bœuf à 5% de MG grillé avec 2 c. à c. d'huile
- Soupe de potiron à l'orange
- 30 g de cancoillotte
- 100 g de compote de fruits sans sucres ajoutés
- 30 g de pain complet

MARDI

Petit déjeuner
- Café, thé ou infusion sans sucre
- 70 g de pain complet
- 15 g de beurre
- 150 ml de lait demi-écrémé
- 1 poire

Déjeuner
- Carottes râpées au persil en vinaigrette avec 2 c. à c. d'huile
- 2 œufs pochés
- Courgettes sautées au thym sans MG
- 25 g d'emmental
- 1 pomelo
- 30 g de pain complet

Dîner
- 70 g de filets de sardines en marinade sans huile
- Spaghettis aux brocolis
- 1 yaourt nature classique non sucré
- 100 g de compote de fruits sans sucres ajoutés

MERCREDI

Petit déjeuner
- Café, thé ou infusion sans sucre
- 70 g de pain complet
- 15 g de beurre
- 100 g de fromage blanc nature à 20 % de MG
- 1 pomelo

Déjeuner
- Salade verte en vinaigrette avec 2 c. à c. d'huile
- 1 steak haché de bœuf à 5 % de MG grillé sans MG
- Fondue de poireaux à la mangue
- 30 g de camembert
- 1 poire
- 30 g de pain complet

Dîner
- 150 g d'émincé de dinde sauce ail et fines herbes
- Épinards cuits à l'étouffée avec 2 c. à c. d'huile
- 200 g (poids cuit) de pâtes cuites sans MG
- 100 g de fromage blanc nature à 20 % de MG
- 100 g de compote de fruits sans sucres ajoutés

JEUDI

Petit déjeuner

- Café, thé ou infusion sans sucre
- 70 g de pain complet
- 15 g de beurre
- 150 ml de lait demi-écrémé
- 2 kiwis

Déjeuner

- 100 g de salade de pois chiches et carottes à la menthe
- 200 g (poids cuit) de riz cuit sans MG
- Courgettes poêlées au curcuma sans MG
- 100 g de fromage blanc nature à 20 % de MG
- 1 poire

Dîner

- navets en mini-cocottes
- 25 g de bleu
- 100 g de compote de fruits sans sucres ajoutés
- 50 g de pain complet

VENDREDI

Petit déjeuner

- Café, thé ou infusion sans sucre
- 70 g de pain complet
- 15 g de beurre
- 100 g de fromage blanc nature à 20 % de MG
- 1 poire

Déjeuner

- Salade de chou-fleur cuit froid en vinaigrette avec 2 c. à c. d'huile
- 2 œufs en omelette à la ciboulette cuits sans MG
- 200 g (poids cuit) de spaghettis aux brocolis
- 1 yaourt nature classique non sucré
- 2 kiwis

Dîner

- 150 g d'aiguillettes de dinde au curry poêlées sans MG
- Crème d'artichauts
- 30 g de camembert
- 100 g de compote de fruits sans sucres ajoutés
- 30 g de pain complet

SAMEDI

Petit déjeuner

- Café, thé ou infusion sans sucre
- 70 g de pain complet
- 15 g de beurre
- 1 yaourt nature classique non sucré
- 1 pomelo

Déjeuner

- Carottes râpées au basilic avec 25 g de dés de bleu en vinaigrette avec 2 c. à c. d'huile
- 150 g de cuisse de poulet au paprika et à l'orange
- 140 g de petits pois aux oignons sans MG
- 200 g (poids cuit) de riz cuit sans MG
- 100 g de compote de fruits sans sucres ajoutés

Dîner

- 2 œufs au plat cuits sans MG
- Wok de carottes et de chou-fleur à la sauce soja préparé avec 2 c. à c. d'huile
- 1 yaourt nature classique non sucré
- 30 g de pain complet
- 1 poire

DIMANCHE

Petit déjeuner

- Café, thé ou infusion sans sucre
- 70 g de pain complet
- 15 g de beurre
- 100 g de fromage blanc nature à 20 % de MG
- 1 poire

Déjeuner

- Salade de pois chiches et carottes à la menthe
- 200 g (poids cuit) de riz cuit sans MG
- Épinards poêlés
- 1 yaourt nature classique non sucré
- 2 kiwis

Dîner

- 150 g de blanc de poulet braisé avec 2 c. à c. d'huile
- Soupe chinoise
- 30 g de camembert
- 100 g de compote de fruits sans sucres ajoutés
- 50 g de pain complet

SEMAINE 2

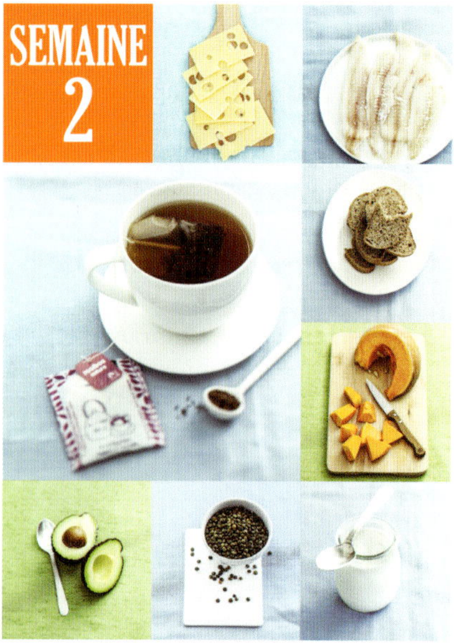

LUNDI

Petit déjeuner
- Café, thé ou infusion sans sucre
- 70 g de pain complet
- 15 g de beurre
- 100 g de fromage blanc nature à 20 % de MG
- 1 orange

Déjeuner
- Salade de chou rouge en vinaigrette avec 2 c. à c. d'huile
- 300 g de flan de pommes de terre au thon
- 140 g de petits pois braisés au jus aux oignons avec 2 c. à c. d'huile
- 100 g de fromage blanc nature à 20 % de MG
- 100 g de compote de fruits sans sucres ajoutés

Dîner
- 2 œufs cocotte sans MG
- Julienne de légumes vapeur
- 30 g de pain complet
- 30 g d'emmental
- 1 poire

MARDI

Petit déjeuner
- Café, thé ou infusion sans sucre
- 70 g de pain complet
- 15 g de beurre
- 2 petits-suisses nature à 20 % de MG
- 100 g de compote de fruits sans sucres ajoutés

Déjeuner
- Salade de pâtes (150 g poids cuit) et avocat coupé en dès en vinaigrette avec 2 c. à c. d'huile
- Potage de lentilles corail au curry
- 1 yaourt nature classique non sucré
- 1 orange
- 30 g de pain complet

Dîner
- Soupe fermière
- 30 g de bûche de chèvre
- 1 poire
- 40 g de pain complet

MERCREDI

Petit déjeuner
- Café, thé ou infusion sans sucre
- 70 g de pain complet
- 15 g de beurre
- 1 yaourt nature classique non sucré
- 100 g de compote de fruits sans sucres ajoutés

Déjeuner
- 1/2 avocat au jus de citron
- 1 steak haché de bœuf à 5% de MG grillé sans MG à la moutarde
- Purée de brocolis maison avec 2 c. à c. d'huile
- 30 g de coulommiers
- 100 g de compote de fruits sans sucres ajoutés
- 30 g de pain complet

Dîner
- Velouté froid de tomates-poivrons
- Filet mignon laqué au miel et épices
- 200 g de lentilles (poids cuit) cuites avec 2 c. à c. d'huile
- 100 g de fromage blanc nature à 20 % de MG
- 1 poire

JEUDI

Petit déjeuner
- Café, thé ou infusion sans sucre
- 70 g de pain complet
- 15 g de beurre
- 2 petits-suisses nature à 20 % de MG
- 1 poire

Déjeuner
- Salade verte en vinaigrette avec 2 c. à c. d'huile
- Papillotes d'églefin et ses tagliatelles de légumes
- 250 g de pommes de terre au four
- 100 g de fromage blanc nature à 20 % de MG
- 1 orange

Dîner
- 2 œufs en omelette cuits sans MG
- Crème d'artichauts
- 30 g de bûche de chèvre
- 100 g de compote de fruits sans sucres ajoutés
- 30 g de pain complet

VENDREDI

Petit déjeuner
- Café, thé ou infusion sans sucre
- 70 g de pain complet
- 15 g de beurre
- 1 yaourt nature classique non sucré
- 100 g de compote de fruits sans sucres ajoutés

Déjeuner
- Salade verte, lentilles (100 g poids cuit) et oignon émincé en vinaigrette avec 2 c. à c. d'huile
- Poêlée de pommes de terre (185 g) et petits pois (140 g) cuits sans MG au thym
- 2 petits-suisses nature à 20 % de MG
- 1 poire
- 30 g de pain complet

Dîner
- 1 cuisse de poulet grillée sans MG au jus de citron
- Soupe de potiron à l'orange
- 30 g de coulommiers
- 40 g de pain complet
- 1 orange

SAMEDI

Petit déjeuner
- Café, thé ou infusion sans sucre
- 70 g de pain complet
- 15 g de beurre
- 2 petits-suisses nature à 20 % de MG
- 100 g de compote de fruits sans sucres ajoutés

Déjeuner
- Salade fraîche verte et rouge
- 1 œuf à la coque
- Mélange de julienne de légumes vapeur et 200 g (poids cuit) de pâtes avec 2 c. à c. d'huile et coulis de tomate
- Flan à la poire

Dîner
- 1 steak haché de bœuf à 5 % de MG grillé sans MG
- Potage de légumes sans féculents ni MG
- 30 g de bûche de chèvre
- 30 g de pain complet
- 1 orange

DIMANCHE

Petit déjeuner
- Café, thé ou infusion sans sucre
- 70 g de pain complet
- 15 g de beurre
- 1 yaourt nature classique non sucré
- 1 orange

Déjeuner
- Brocoli à la tomate
- Cannellonis de jambon
- 100 g de fromage blanc nature à 20 % de MG
- 1 poire

Dîner
- Papillotes de cabillaud tomates-chèvre frais
- Salade verte et ciboulette en vinaigrette avec 2 c. à c. d'huile
- 100 g de compote de fruits sans sucres ajoutés
- 30 g de pain complet

SEMAINE 3

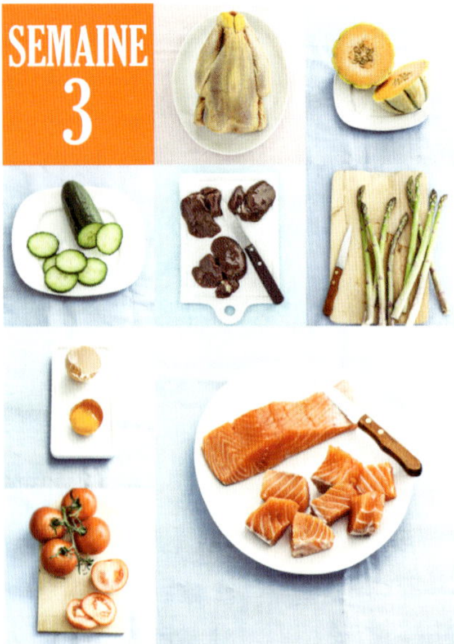

LUNDI

Petit déjeuner
- Café, thé ou infusion sans sucre
- 70 g de corn flakes
- 100 g de fromage blanc nature à 20 % de MG
- 110 g de pêches au sirop

Déjeuner
- Champignons crus émincés à la ciboulette et jus de citron en vinaigrette avec 2 c. à c. d'huile
- 1 cuisse de poulet au paprika et à l'orange
- Chou-fleur vapeur persillé
- 30 g de coulommiers
- 100 g de compote sans sucres ajoutés
- 50 g de pain

Dîner
- 200 g (poids cuit) de blé et 100 g (poids cuit) de haricots rouges au coulis de tomate
- Haricots plats poêlés à l'ail avec 2 c. à c. d'huile
- 100 g de fromage blanc nature à 20 % de MG
- 250 g de melon

MARDI

Petit déjeuner
- Café, thé ou infusion sans sucre
- 70 g de corn flakes
- 150 ml de lait demi-écrémé
- 1 nectarine

Déjeuner
- Verrine de betterave au concombre et sa crème rosée
- 1 pavé de saumon poêlé sans MG au jus de citron
- 140 g de petits pois cuits sans MG et oignon émincé
- 150 g (poids cuit) de polenta sans MG gratinée avec 30 g de bûche de chèvre
- 1 compote sans sucres ajoutés

Dîner
- 2 œufs durs
- Curry d'aubergines
- 2 petits-suisses nature à 20 % de MG avec 110 g d'ananas au sirop
- 50 g de pain

MERCREDI

Petit déjeuner
- Café, thé ou infusion sans sucre
- 70 g de corn flakes
- 150 ml de lait demi-écrémé
- 100 g de compote sans sucres ajoutés

Déjeuner
- Tomate surprise
- Blettes poêlées sans MG à l'ail
- 30 g de coulommiers
- 1 nectarine
- 50 g de pain

Dîner
- 200 g (poids cuit) de polenta et 100 g (poids cuit) de haricots rouges au coulis de tomate et cumin
- Chou-fleur vapeur persillé avec 2 c. à c. d'huile
- 100 g de fromage blanc nature à 20 % de MG
- 250 g de melon

JEUDI

Petit déjeuner
- Café, thé ou infusion sans sucre
- 70 g de corn flakes
- 150 ml de lait demi-écrémé
- 110 g de pêches au sirop

Déjeuner
- Concombre râpé à la ciboulette en vinaigrette avec 2 c. à c. d'huile
- Carpaccio de bœuf
- Haricots plats poêlés à l oignon émincé avec 2 c. à c. d'huile avec 150 g (poids cuit) de haricots rouges
- 2 petits-suisses nature à 20 % de MG
- 1 compote sans sucres ajoutés

Dîner
- 100 g de rillettes de sardines aux fines herbes
- 140 g de petits pois cuits sans MG
- 30 g de bûche de chèvre
- 250 g de melon
- 50 g de pain

VENDREDI

Petit déjeuner
- Café, thé ou infusion sans sucre
- 70 g de corn flakes
- 150 ml de lait demi-écrémé
- 1 nectarine

Déjeuner
- Tartare de saumon mariné à l'huile de pépins de raisin
- 150 g (poids cuit) de blé sans MG
- Haricots verts poêlés sans MG à l'ail
- 2 petits-suisses nature à 20 % de MG
- 110 g d'ananas au sirop

Dîner
- 1 œuf au plat poêlé avec 60 g de filet de bacon en lanières avec 2 c. à c. d'huile
- Champignons émincé poêlés sans MG à l'ail
- 30 g de coulommiers
- 250 g de melon
- 50 g de pain

SAMEDI

Petit déjeuner
- Café, thé ou infusion sans sucre
- 70 g de corn flakes
- 150 ml de lait demi-écrémé
- 250 g de melon

Déjeuner
- 100 g de filets de sardines en marinade sans huile
- 150 g (poids cuit) de blé
- Salade verte émincée, 1/2 concombre, pousses de haricots mungo et menthe ciselée en vinaigrette avec 2 c. à c. d'huile
- 100 g de fromage blanc nature à 20 % de MG
- 100 g de compote sans sucres ajoutés

Dîner
- Lapin aux abricots secs
- Haricots plats braisés avec 2 c. à c. d'huile au bouillon de volaille dégraissé
- 30 g de bûche de chèvre
- 1 nectarine
- 50 g de pain

DIMANCHE

Petit déjeuner
- Café, thé ou infusion sans sucre
- 70 g de corn flakes
- 150 ml de lait demi-écrémé
- 110 g de pêches au sirop

Déjeuner
- Salade verte en vinaigrette avec 2 c. à c. d'huile
- Blettes poêlées sans MG à l'ail avec 120 g de filet de bacon émincé
- 150 g (poids cuit) de polenta avec 1 c. à s. de sauce tomate nature
  100 g de fromage blanc nature 20 % de MG
- 250 g de melon

Dîner
- 2 œufs cuits en omelette sans MG
- Champignons poêlés persillés avec 2 c. à c. d'huile
- 30 g de coulommiers
- 100 g de compote sans sucres ajoutés
- 50 g de pain

SEMAINE 4

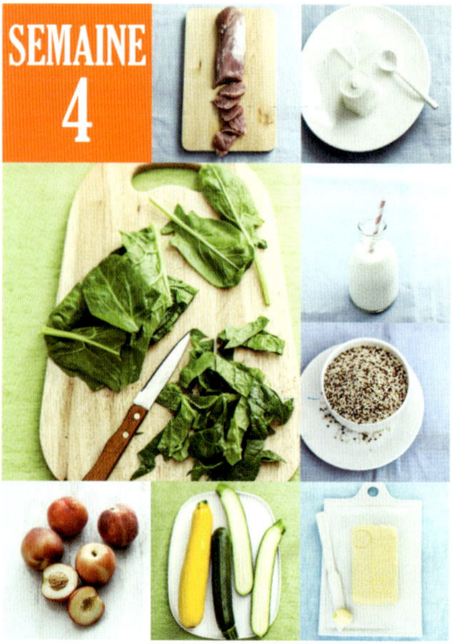

LUNDI

Petit déjeuner
- Café, thé ou infusion sans sucre
- 30 g de pain
- 10 g de beurre
- 100 g de fromage blanc nature à 20 % de MG
- 150 ml de jus d'orange

Déjeuner
- Salade d'automne aux foies de volaille
- Haricots plats poêlés à l'ail sans MG avec 200 g poids cuit de haricots blancs
- 1 yaourt nature classique non sucré
- 2 prunes

Dîner
- Papillote de cabillaud, tomate-chèvre frais
- Courgettes vapeur au cumin
- 30 g de camembert
- 1 pêche
- 30 g de pain

MARDI

Petit déjeuner
- Café, thé ou infusion sans sucre
- 30 g de pain
- 10 g de beurre
- 100 g de fromage blanc nature à 20 % de MG
- 150 ml de jus d'orange

Déjeuner
- Chou-fleur vapeur en vinaigrette avec 2 c. à c. d'huile
- 125 g de filet mignon laqué au miel et épices
- 250 g de pommes de terre vapeur
- 1 yaourt nature classique non sucré
- 1 pêche

Dîner
- 2 œufs en omelette persillée cuits sans MG
- Rondelles de poireaux vapeur froides, dés de tomates et 30 g de feta en vinaigrette avec 2 c. à c. d'huile
- 110 g de pêches au sirop
- 30 g de pain

MERCREDI

Petit déjeuner
- Café, thé ou infusion sans sucre
- 30 g de pain
- 10 g de beurre
- 100 g de fromage blanc nature à 20 % de MG
- 150 ml de jus d'orange

Déjeuner
- 130 g de foie de veau au vinaigre de framboise
- Blettes poêlées avec 2 c. à c. d'huile aux oignons et cumin
- 30 g de camembert
- 1 pêche
- 50 g de pain

Dîner
- Aubergines farcies au riz et tomates provençales
- 1 yaourt nature classique non sucré
- 1 pomme

JEUDI

Petit déjeuner
- Café, thé ou infusion sans sucre
- 30 g de pain
- 10 g de beurre
- 100 g de fromage blanc nature à 20 % de MG
- 150 ml de jus d'orange

Déjeuner
- Asperges blanches en vinaigrette avec 2 c. à c. d'huile
- 1 steak haché à 5 % de MG grillé sans MG
- 250 g de pommes de terre rôties au four aux herbes de Provence avec 1 c. à c. d'huile
- 2 petits-suisses nature à 20 % de MG
- 2 prunes

Dîner
- Flan d'épinards au saumon
- 30 g de camembert
- 1 pêche
- 30 g de pain

VENDREDI

Petit déjeuner
- Café, thé ou infusion sans sucre
- 70 g de corn flakes
- 100 g de fromage blanc nature à 20 % de MG
- 150 ml de jus d'orange

Déjeuner
- Poivrons émincés à l'ail avec 30 g de feta en vinaigrette et 2 c. à c. d'huile
- Papillote d'églefin et ses tagliatelles de légumes
- Chou-fleur vapeur au coulis de tomate
- 1 pêche
- 50 g de pain

Dîner
- 200 g poids cuit de riz
- Haricots plats poêlés à l'ail avec 2 c. à c. d'huile avec 100 g (poids cuit) de haricots blancs
- 1 yaourt nature classique non sucré
- 110 g de pêches au sirop

SAMEDI

Petit déjeuner
- Café, thé ou infusion sans sucre
- 30 g de pain
- 10 g de beurre
- 100 g de fromage blanc nature à 20 % de MG
- 2 mandarines

Déjeuner
- 2 œufs durs
- fondue de poireaux à la mangue
- 30 g de camembert
- 1 pêche
- 30 g de pain

Dîner
- Asperges blanches en vinaigrette avec 2 c. à c. d'huile
- 1 côte de porc grillée sans MG au curry
- 250 g de galettes de quinoa
- 2 petits-suisses nature à 20 % de MG
- 1 belle tranche de mangue fraîche

DIMANCHE

Petit déjeuner
- Café, thé ou infusion sans sucre
- 30 g de pain
- 10 g de beurre
- 100 g de fromage blanc nature à 20 % de MG
- 150 ml de jus d'orange

Déjeuner
- Velouté froid de tomates-poivrons
- 80 g de filets de sardines au naturel
- Haricots plats vapeur à l'ail
- 200 g de flageolets cuits sans MG
- 2 prunes

Dîner
- 130 g de jambon découenné dégraissé
- Curry d'aubergines
- 2 petits-suisses nature à 20 % de MG
- 1 pêche
- 30 g de pain

TABLEAU DE SAISONNALITÉ

FRUITS ET LÉGUMES

Janvier

Ananas • Banane • Citron • Clémentine • Goyave • Kiwi • Litchi • Mandarine •Mangue • Orange • Orange sanguine • Pomelo • Poire • Pomme

Avocat • Betterave rouge • Carotte • Céleri-rave • Champignon de Paris • Chicorée frisée • Chou blanc • Chou de Bruxelles • Chou-fleur • Chou frisé • Chou rouge • Chou vert • Courge • Cresson • Endive • Épinard • Mâche • Navet • Poireau • Pomme de terre • Radis noir • Salsifis • Topinambour

Février

Ananas • Banane • Citron • Goyave • Kiwi • Mandarine • Mangue • Orange • Orange sanguine • Pomelo • Poire • Pomme

Avocat • Betterave rouge • Carotte • Champignon de Paris • Chicorée frisée • Chou blanc • Chou-fleur • Chou frisé • Chou rouge • Chou vert • Cresson • Endive • Mâche • Navet • Poireau • Pomme de terre • Radis noir • Salsifis • Topinambour

Mars

Ananas • Banane • Citron • Kiwi • Mandarine • Mangue • Orange • Orange sanguine • Pomelo • Poire • Pomme

Avocat • Betterave rouge • Blette (bette) • Carotte • Champignon de Paris • Chicorée frisée • Chou blanc • Chou frisé • Chou rouge • Chou vert • Cresson • Endive • Mâche • Navet • Poireau • Pomme de terre • Radis rose

Avril

Ananas • Banane • Citron • Fraise • Kiwi • Mangue • Orange • Pomelo • Poire • Pomme • Rhubarbe

Avocat • Artichaut • Asperge • Batavia • Betterave rouge • Blette (bette) • Carotte • Champignon de Paris • Chou rouge • Concombre • Cresson • Endive • Épinard • Fève • Laitue • Navet • Poireau • Pomme de terre

Mai

Banane • Cerise • Citron • Fraise • Framboise • Mangue • Pomelo • Rhubarbe

Artichaut • Asperge • Batavia • Betterave rouge • Blette (bette) • Carotte • Champignon de Paris • Chou rouge • Concombre • Courgette • Cresson • Épinard • Fève • Haricot vert • Laitue • Navet • Oseille • Petit pois • Poireau • Poivron • Pomme de terre • Radis

Juin

Abricot • Banane • Cassis • Cerise • Citron • Fraise • Framboise • Groseille • Melon • Pêche • Rhubarbe

Artichaut • Asperge • Aubergine • Batavia • Betterave rouge • Blette (bette) • Carotte • Céleri-branche Champignon de Paris • Chou-fleur • Chou rouge • Chou blanc • Concombre • Courgette • Épinard • Fenouil • Fève • Haricot vert • Laitue • Navet • Poireau • Oseille • Petit pois • Poivron • Pomme de terre • Radis • Tomate

Juillet

Abricot • Airelle • Banane • Cassis • Cerise • Citron • Figue • Fraise Framboise • Groseille • Melon • Mûre • Myrtille • Nectarine • Pastèque • Pêche • Pomme • Prune • Quetsche • Rhubarbe

Artichaut • Aubergine • Batavia • Blette (bette) • Betterave rouge • Brocoli • Carotte • Céleri-branche • Champignon de Paris • Chou romanesco • Chou blanc • Chou frisé • Chou chinois • Chou rouge • Concombre • Courgette • Épinard • Fenouil • Haricot vert • Laitue • Maïs • Oseille • Pâtisson • Poireau • Petit pois • Pois mange-tout • Poivron • Pomme de terre • Radis • Tomate

Août	Abricot • Airelle • Banane • Cassis • Citron • Figue • Fraise • Framboise • Mûre • Groseille • Melon • Mirabelle • Myrtille • Mûre • Nectarine • Pastèque • Pêche • Poire • Pomme • Prune • Quetsche • Raisin • Reine-claude Artichaut • Aubergine • Batavia • Blette (bette) • Betterave rouge • Brocoli • Carotte • Céleri-branche Champignon de Paris • Chou romanesco • Chou blanc • Chou frisé • Chou-fleur • Chou chinois • Chou rouge • Concombre • Courgette • Épinard • Fenouil • Haricot vert • Laitue • Maïs • Oseille • Pâtisson • Poireau • Petit pois • Pois mange-tout • Poivron • Pomme de terre • Radis • Tomate
Septembre	Banane • Citron • Figue fraîche • Melon • Mirabelle • Myrtille • Mûre • Pastèque • Pêche • Poire • Pomme • Pomelo • Prune • Quetsche • Raisin • Reine-claude Artichaut • Aubergine • Batavia • Blette (bette) • Betterave rouge • Brocoli • Carotte • Céleri-branche • Champignon de Paris • Chou romanesco • Chou blanc • Chou-fleur • Chou frisé • Chou chinois • Chou rouge • Concombre • Courgette • Cresson • Épinard • Fenouil • Haricot vert • Laitue • Maïs • Oseille • Panais • Pâtisson • Poireau • Poivron • Pomme de terre • Radis • Tomate
Octobre	Banane • Citron • Châtaigne • Coing • Mangue • Orange • Pomelo • Papaye • Poire • Pomme • Prune • Raisin Aubergine • Batavia • Betterave rouge • Brocoli • Carotte • Céleri-branche • Céleri-rave • Champignon de Paris • Chicorée frisée • Chou blanc • Chou frisé • Chou chinois • Chou-fleur • Chou rouge • Chou-rave • Chou vert • Concombre • Courge • Courgette • Cresson • Endive • Fenouil • Laitue • Mâche • Maïs • Marron • Navet • Oseille • Panais • Pâtisson • Poireau • Pomme de terre • Potiron • Salsifis • Topinambour

Novembre

Banane • Citron • Châtaigne • Clémentine • Coing • Kiwi • Mandarine • Mangue • Orange • Pomelo • Poire • Pomme

Avocat • Batavia • Betterave rouge • Brocoli • Carotte • Céleri-branche • Céleri-rave • Champignon de Paris • Chicorée frisée • Chou blanc • Chou frisé • Chou chinois • Chou de Bruxelles • Chou-fleur • Chou rouge • Chou-rave • Chou vert • Courge • Cresson • Endive • Fenouil • Laitue • Mâche • Navet • Panais • Pâtisson • Poireau • Pomme de terre • Potiron • Radis noir • Salsifis • Topinambour

Décembre

Ananas • Banane • Citron • Clémentine • Goyave • Kiwi • Litchi • Mandarine • Mangue • Orange • Orange sanguine • Pomelo • Poire • Pomme

Avocat • Betterave rouge • Carotte • Champignon de Paris • Céleri-rave • Chicorée frisée • Chou blanc • Chou frisé • Chou chinois • Chou de Bruxelles • Chou-fleur • Chou rouge • Chou-rave • Chou vert • Courge • Cresson • Endive • Laitue • Mâche • Navet • Panais • Poireau • Pomme de terre • Potiron • Radis noir • Salsifis • Topinambour

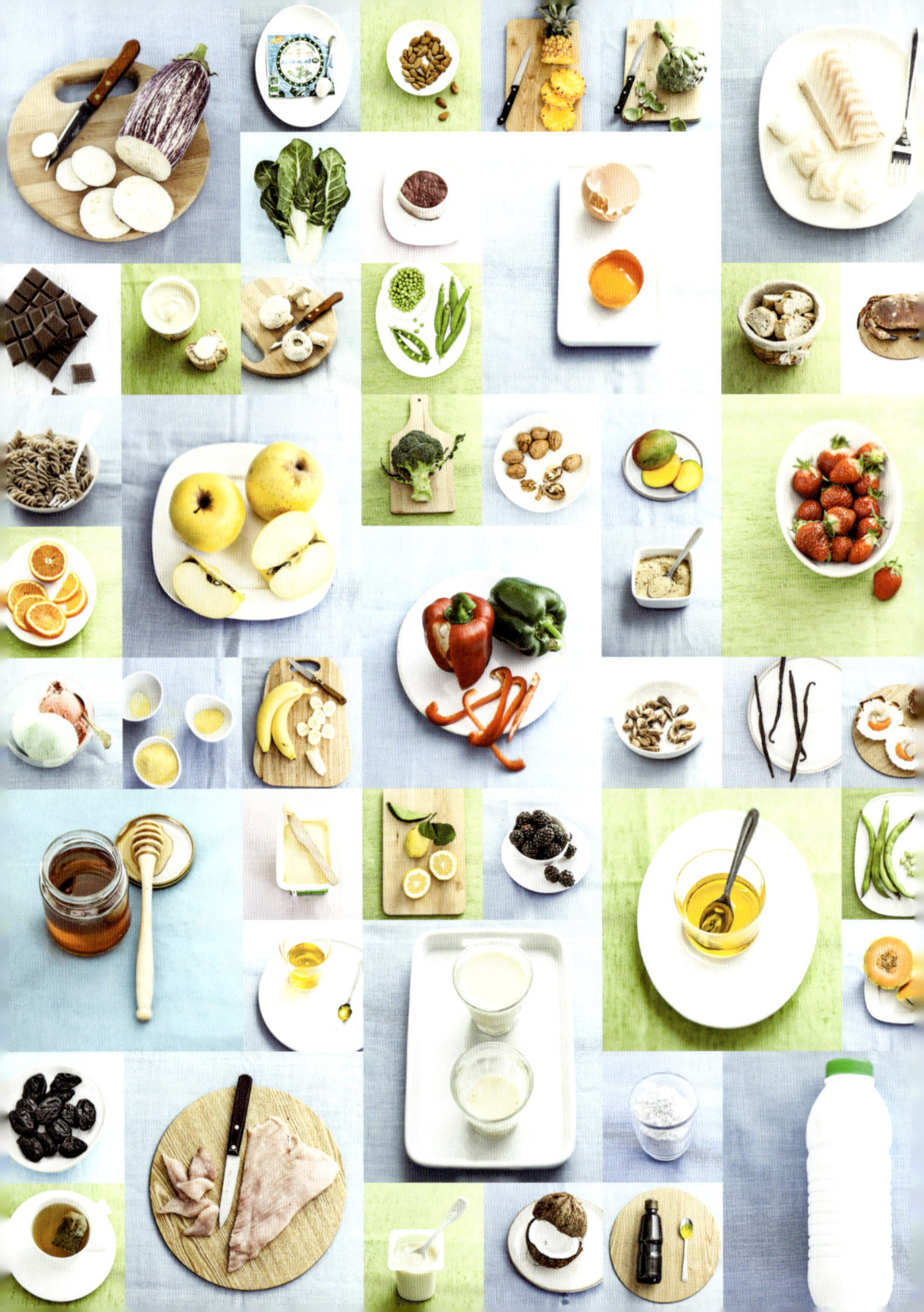

TABLEAUX D'ÉQUIVALENCES

VIANDES, POISSONS ET ŒUFS

- 125 à 150 g de viande maigre dégraissée : de bœuf (viande hachée à 5 % de MG, bavette, filet, rosbif, tende de tranche, rumsteck), de filet de poulet ou de dinde, de veau (escalope, filet), de porc (rôti dans le filet, filet mignon), de biche, d'autruche, de kangourou, de lièvre, de chevreuil, de sanglier.

=

- 150 g à 180 g de poisson maigre sans déchets tel que : merlan, colin/merlu, lingue/julienne, flétan, saint-pierre, carrelet/plie, limande-sole, congre, lieu noir/lieu jaune, dorade/sébaste/rascasse, cabillaud/morue, bar/loup, rouget barbet, turbot, cardine, baudroie/lotte, brochet, haddock, perche, éperlan, raie, barbue, empereur, sabre, grenadier, grondin rouge, tacaud...

=

- 125 g de poisson gras tel que : thon, truite, saumon, espadon, 110 g d'anchois mariné ou de carpe, 100 g de mulet, 80 g de sardine ou de hareng, 70 g de maquereau, d'anguille, de roussette, de mérou

=

- 130 g de bulots, de moules, de crabe, de noix de Saint-Jacques, de crevettes, de calmars, 12 huîtres

=

- 130 g de jambon blanc dégraissé

=

- 2 œufs

=

- 120 g de tofu nature, de tempeh ou de seitan

=

- 100 g de féculents céréaliers (poids cuit) + 50 g de légumes secs (poids cuit)

FRUITS ET LÉGUMES

1 portion de fuits

=

- 1 pomme, 1 poire, 1 orange, 1 pêche, 1 nectarine

=

- 2 mandarines, 2 kiwis, 3 figues fraîches, 3 clémentines, 3 à 4 abricots, 1/2 mangue

=

- 500 g de rhubarbe, 250 g de coing, 250 g de pastèque (1 belle tranche), 250 g de fraises, 250 g de melon, 250 g de pamplemousse ou de pomelo (1) et 200 g de mûres, 200 g de framboises

=

- 120 g de raisin blanc ou de raisin noir, 120 g de cerises (environ 15)

=

- 90 g de banane (1 mini-banane ou 1/2 banane classique)

=

- 150 ml de pur jus de fruit sans sucres ajoutés (1 verre)

=

- 100 g de compote sans sucres ajoutés (1 pot)

=

- Fruits au sirop égouttés : 140 g de poires au sirop, 110 g de goyaves au sirop, d'abricots au sirop, d'ananas au sirop, de cocktail ou de macédoine de fruits au sirop, de pêches au sirop, 70 g de cerises au sirop, de litchis au sirop

1 portion de légumes

=

- 300 g d'asperge, aubergine, blette, brocoli, concombre, cardon, carotte, céleri-branche, céleri-rave, chou blanc, chou vert, chou-fleur, chou rouge, chou chinois, chou-rave, chou romanesco, choucroute non cuisinée, chou de Bruxelles, cœur d'artichaut, toutes les variétés de courges (potiron, butternut, potimarron, spaghetti...), courgette, crosne, endive, épinard, fenouil, haricot vert, haricot beurre, navet, oseille, pâtisson, pissenlit, poireau, pois gourmands, poivron, pousses de bambou, pousses de soja, toutes les variétés de salades (laitue, scarole, iceberg, roquette, mâche, cresson...), radis rose, tomate

=

- 2 artichauts entiers

=

- 140 g de petits pois, de panais, 240 g de betteraves rouges cuites, 270 g de salsifis, 280 g de cœurs de palmier

FROMAGES

- 30 g de fromage à moins de 45 % de MG sur extrait sec, soit moins de 25 % de MG sur produit fini (camembert, coulommiers, reblochon, brie, port-salut, neufchâtel, chaource, saint-marcellin, livarot, pont-l'évêque, vacherin Mont d'Or, boulette d'Avesnes, cabécou, bûche de chèvre, selles-sur-cher, feta, brique au lait de brebis...)

=

- 25 g de fromages persillés (roquefort, bleu d'Auvergne, bleu de Bresse...), gouda, mimolette, munster, saint-nectaire, tomme de Savoie, saint-maure...

=

- 20 g de fromages à pâte pressée (emmental, comté, parmesan, beaufort, abondance de Savoie...)

=

- 60 g de cancoillotte ou 50 g de ricotta ou 40 g de chèvre frais ou de mozzarella

=

- 1 yaourt nature au lait entier sans sucre (125 g)

PRODUITS LAITIERS

- 1 yaourt nature classique non sucré au lait demi-écrémé

=

- 1 fromage blanc nature 20 % de MG sur extrait sec, soit moins de 4 % de MG sur produit fini (100 g)

=

- 1 faisselle nature 6 % de MG sur produit fini (100 g)

=

- 2 petits-suisses nature 20 % de MG sur extrait sec, soit moins de 4 % de MG sur produit fini (2 x 60 g)

=

- 1 verre de lait demi-écrémé (150 ml) ou 250 ml de lait écrémé ou 120 ml de lait entier

=

- 3 c. à c. de poudre de lait demi-écrémé (15 g)

=

- 1 yaourt au soja nature ou aux fruits et enrichi en calcium (100 g)

=

- 150 ml de boisson végétale nature enrichie en calcium : soja, riz, avoine, amande…

CORPS GRAS

- 10 g de beurre ou margarine classique

=

- 2 c. à c. d'huile

=

- 30 g de crème fraîche à 30 % de MG

=

- 4 c. à s. de lait de coco (40 g)

=

- 6 c. à s. de crème d'amande ou 4 c. à s. de crème d'avoine ou 2 c. à s. de crème de soja ou de riz

=

- 15 g de purée d'oléagineux (amandes, noisettes, tahin, pistaches…)

=

- 15 g de graines oléagineuses (noix, noisettes, amandes, pistaches…)

CÉRÉALES, FÉCULENTS ET PAINS

- 60 g de pain

=

- 40 g de céréales nature ou de flocons d'avoine ou de muesli floconneux (à moins de 380 kcal/100 g)

=

- 4 biscottes (4 x 10 g)

=

- 40 g de farine de blé ou de fécule de maïs

=

- 150 g de féculents céréaliers (poids cuit) : semoule, pâtes, riz, blé, maïs, quinoa…

=

- 150 g de légumineuses cuites (poids cuit) : haricots rouges, lentilles, pois chiches…

=

- 185 g de pommes de terre cuites

TABLE CALORIQUE

POISSONS, FRUITS DE MER ET ŒUFS

(Portions sans déchets)

- 150 g de bar, sole, cabillaud, (poisson blanc maigre) .... 130 kcal
- 100 g de noix de Saint-Jacques .... 75 kcal
- 100 g de crevettes roses (environ 8 de taille moyenne) .... 70 kcal
- 12 huîtres (moyennes) .... 68 kcal
- 50 g de maquereau au vin blanc .... 104 kcal
- 4 petites sardines fraîches (100 g) .... 120 kcal
- 80 g de saumon fumé (2 tranches) .... 180 kcal
- 100 g de saumon frais .... 201 kcal
- 50 g de thon naturel en conserve .... 60 kcal
- 1 œuf .... 89 kcal

PRODUITS SUCRÉS

- Confiture ou miel (1 c. à s.) .... 70 kcal
- 2 boules de crème glacée .... 170 kcal
- 2 boules de sorbet .... 90 kcal
- 15 g de chocolat .... 90 kcal
- Cacao en poudre (1 c. à c.) .... 25 kcal
- 1 sucre (5 g) .... 20 kcal

MATIÈRES GRASSES

- 1 c. à s. d'huile .... 90 kcal
- 5 g de beurre ou margarine (1 c. à c.) .... 40 kcal
- Crème fraîche entière (1 c. à s.) .... 60 kcal

FRUITS

(Portions sans déchets)

- 3 petits abricots ou 2 gros .... 50 kcal
- Ananas frais (2 tranches) .... 75 kcal
- 1 banane .... 150 kcal
- 100 g de cerises (15) .... 67 kcal
- 200 g de fraises ou de framboises .... 70 kcal
- 1 poire, 1 pomme, 1 orange .... 70 kcal
- 3 prunes .... 70 kcal
- 1 pêche .... 60 kcal
- 100 g de raisin .... 75 kcal
- 30 g de fruits secs (raisins secs, pruneaux, dattes...) .... 80 kcal
- 15 g de graines oléagineuses (noisettes, amandes) .... 100 kcal
- 1/2 avocat .... 140 kcal

PRODUITS LAITIERS

- 100 g de fromage blanc 0 % .... 44 kcal
- 100 g de fromage blanc 40 % .... 120 kcal
- 30 g de fromage à 45 % de MG .... 85 kcal
- 30 g de fromage supérieur à 45 % de MG .... 120 kcal
- 2 dl de lait écrémé à 0 % .... 70 kcal
- 2 dl de lait demi-écrémé .... 100 kcal

LÉGUMES, CÉRÉALES ET FÉCULENTS

(Poids cuit = 150 g = 6 c. à s.)

- 150 g de concombres, tomates................ 20 kcal
- 180 g d'aubergines, blettes, brocolis, choux, choux rouges, choux verts, choux-fleurs, choucroute, cardons, épinards, céleri, haricots verts, céleri-rave, fenouil, champignons, cèpes, laitue, salade, radis, poivrons, potiron, poireaux...................... 45 kcal
- 150 g de betteraves, carottes, artichauts, salsifis, choux de Bruxelles .... 60 kcal
- 100 g de maïs, petits pois........................ 120 kcal
- 100 g de pâtes, riz, semoule .... 100 kcal
- 100 g de pommes de terre vapeur........ 80 kcal
- 100 g de frites (40) .... 367 kcal
- 1 petit paquet de chips (45 g)................. 259 kcal

PAINS, PÂTISSERIES, VIENNOISERIES

- 1 petite biscotte...35 kcal
- 40 g de pain (1/6 de baguette)...............100 kcal
- 1 croissant...180 kcal
- 1 pain au chocolat (50 g) ....240 kcal
- 3 biscuits secs ....100 kcal
- 1 biscuit fourré (40 g) ....160 kcal
- 1 flan pâtissier (140 g) ....150 kcal
- Tarte aux fruits (100 g)............................ 220 kcal
- Pâtisserie à la crème (100 g) .... 250 kcal

VIANDES, ABATS, CHARCUTERIES ET VOLAILLES

(Portions sans déchets)

- 100 g de gigot d'agneau ....172 kcal
- 125 g d'entrecôte.. 250 kcal
- 125 g de steak haché à 5 % de MG..........130 kcal
- 125 g de rumsteck .... 145 kcal
- 125 g de veau à griller.................................. 115 kcal
- 125 g de porc maigre.....................................198 kcal
- 100 g de poulet (1 blanc)............................125 kcal
- 100 g de filet de canard.............................180 kcal
- 125 g de lapin... 170 kcal
- 100 g de foie ....152 kcal
- 125 g de rognons .... 116 kcal
- 100 g de boudin noir ....300 kcal
- 50 g de chair à saucisse.............................162 kcal
- 100 g de jambon (2 tranches).................120 kcal
- 2 saucisses de Francfort............................180 kcal

BOISSONS

- 2 dl de bière (1 petite bouteille) ....100 kcaL
- Champagne (1 coupe) .... 100 kcaL
- 0,5 dl de porto, madère, vin cuit .... 60 kcaL
- 0,4 dl de whisky, vodka, gin..................... 95 kcaL
- Vin (1 verre)... 90 kcaL
- Jus de fruits (1 verre de 150 ml).............. 60 kcaL
- Coca-Cola (1 verre de 150ml) .... 70 kcaL
- Jus de tomate (1 verre).................................27 kcaL

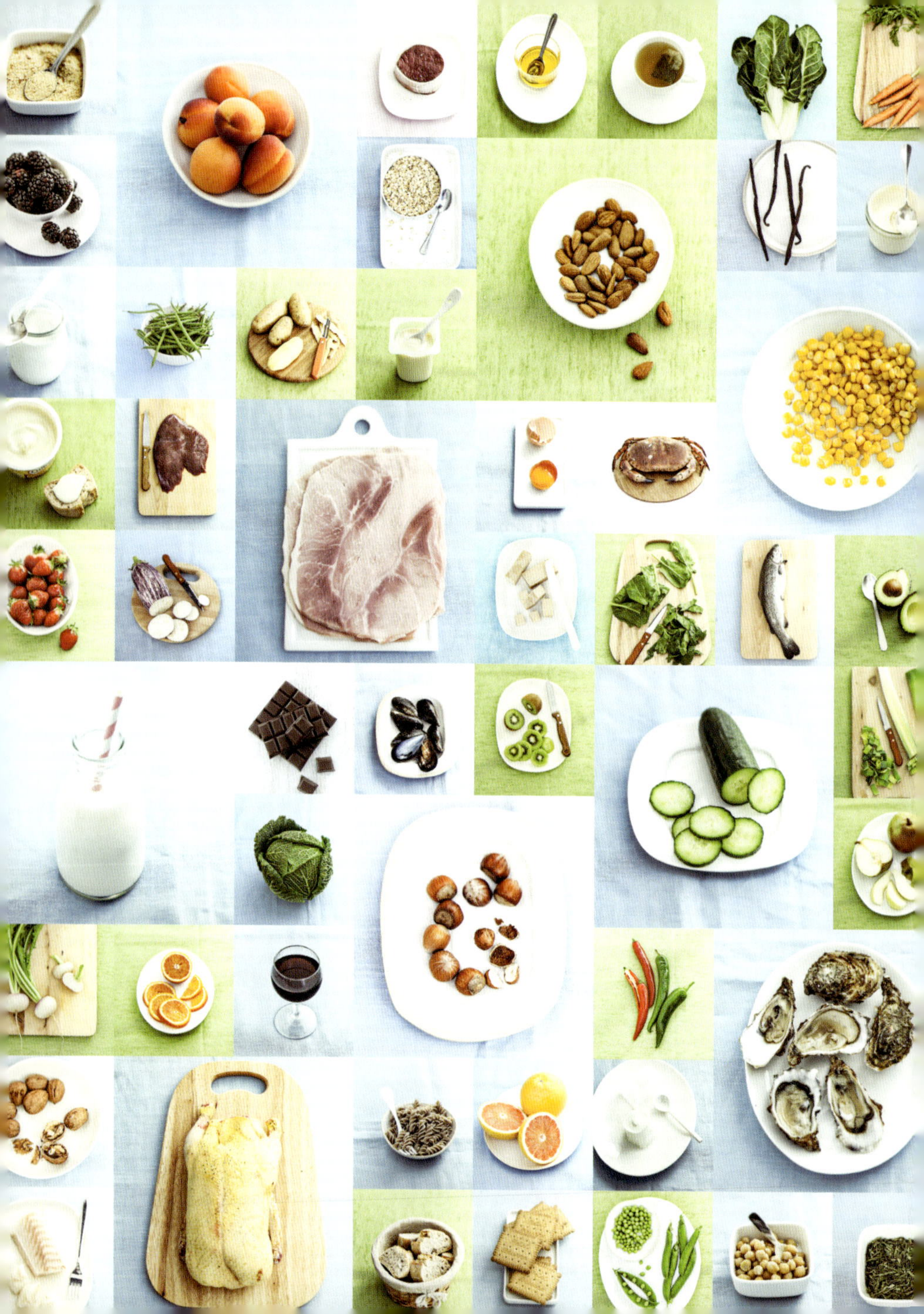

CONSEILS PRATIQUES

HYGIÈNE ET CONSERVATION

• Les dates limites de consommation des aliments

La DLC est appliquée sur les produits frais et correspond à la Date Limite de Consommation. Elle est définie par l'indication : « à consommer jusqu'au (jour/mois) » et est obligatoire pour les produits périssables dont la consommation, au-delà de cette date, peut présenter un danger immédiat pour la santé.

Il est important de surveiller dès l'achat que la DLC de vos produits frais est adaptée à votre rythme de consommation. À la maison, veillez à ranger les produits ayant la DLC la plus proche devant afin de les consommer en premier. Faites un contrôle hebdomadaire de vos produits frais.

La DLUO correspond à une Date Limite d'Utilisation Optimale. Elle est définie par l'indication « à consommer de préférence avant (jour et/ou mois et année) ».

Au-delà de cette date, le produit serait toujours consommable sans risque pour la santé, mais sa texture, sa saveur et ses teneurs en nutriments ne seront plus garanties.

Cette indication est notamment visible sur les boissons, les produits d'épicerie sèche, les conserves, les surgelés...

Il est primordial toutefois de vérifier en parallèle que l'emballage du produit n'a pas été altéré (gonflement, trace de choc, de rouille pour les conserves...) afin de garantir la stabilité bactériologique du produit.

• La chaîne du froid

Pour les produits surgelés, il est important de respecter la chaîne du froid d'abord lors de l'achat, en passant au rayon surgelés à la fin des courses, en utilisant un sac isotherme bien fermé, non surchargé et, si possible, garni d'un pain de glace en été. Évitez d'acheter un produit aggloméré : les

éléments doivent bouger quand on secoue le sachet. Si ce n'est pas le cas, cela signifie que la chaîne du froid a déjà été rompue.
En rentrant, rangez les surgelés en premier dans un congélateur à -18 °C. Les freezeurs des réfrigérateurs destinés à la réalisation de glaçons ne permettent qu'un stockage de 2 à 3 jours. Enfin, ne recongelez jamais un produit décongelé.
En dehors des surgelés, la chaîne du froid concerne également tous les produits réfrigérés : laitages, fromages, charcuteries, viandes, plats préparés par un traiteur...
Pour tous ces produits, l'utilisation d'un sac isotherme est également conseillée. En arrivant à la maison, ils doivent être rangés au réfrigérateur (entre 2 et 6 °C), juste après les surgelés.

• Le réfrigérateur

On néglige trop souvent l'hygiène de son réfrigérateur. Pourtant, si l'on veut stocker ses aliments dans de bonnes conditions bactériologiques, il est important de le surveiller de près. D'abord, il est conseillé de le nettoyer à l'eau légèrement javellisée au moins une fois par mois. Ensuite, les produits doivent y être stockés en respectant quelques règles :

- Éliminer les sur-emballages à chaque fois que c'est possible.
- Éliminer l'excédent de terre des végétaux.
- Les produits entamés doivent être emballés hermétiquement, soit avec du film alimentaire, soit dans un récipient hermétique.

Même si, dans les réfrigérateurs modernes qui sont ventilés, la température est beaucoup plus homogène, on considère que la partie la plus haute du réfrigérateur est la plus froide et doit ainsi être réservée aux produits les plus sensibles (viandes et poissons crus, fromages au lait cru...).

INTÉRÊTS ET COMPARAISON DES DIFFÉRENTS MODES DE CUISSON

• Cuisson à la vapeur

Dans une marmite à cuisson sous pression ou dans un cuiseur-vapeur, elle consiste à cuire l'aliment par contact avec de la vapeur d'eau.
Sans contact direct entre l'eau et l'aliment, les nutriments et les qualités gustatives seront mieux conservés. D'autant plus si l'on prend soin de limiter la température et le temps de cuisson.

• Cuisson à l'eau

En cuisant un aliment dans de l'eau, une partie des vitamines et des minéraux hydrosolubles qu'il contient va se diffuser dans l'eau de cuisson. Il est possible de réduire ces pertes en limitant la quantité d'eau et en la salant légèrement.
Il est également intéressant de conserver cette eau de cuisson et de la consommer par la suite en bouillon de légumes ou pour la cuisson d'autres aliments.

• Cuisson à la poêle ou au wok

Le wok est un ustensile de cuisson d'origine chinoise qui ressemble à une grande poêle en forme de demi-sphère. Cette forme spécifique permet une cuisson homogène et ne requiert que peu d'ajout de matières grasses.
La cuisson au wok se veut rapide, laissant les légumes encore croquants, et permet ainsi de conserver la saveur des aliments et, dans un même temps, de mieux préserver leurs qualités nutritionnelles.
Mais sachez que si vous utilisez de l'huile dans un wok, elle pourra atteindre une température de 240 à 300 °C, ce qui provoque également la formation de composés toxiques.

Les poêles à revêtement antiadhésif sont idéales pour limiter l'ajout de matières grasses.
Dans tous les cas, il est important de ne pas prolonger la cuisson des aliments, d'éviter la carbonisation, de bien choisir son huile et d'éviter que cette dernière ne surchauffe.

• Choix de l'huile

Plus une huile est riche en acides gras saturés, plus son point de fumage (température à laquelle l'huile commence à fumer) sera élevé et plus celle-ci sera résistante à la chaleur. Les huiles raffinées ont également un point de fumage plus élevé que la même huile non raffinée.
On privilégie alors les huiles aux points de fumage les plus élevés pour la cuisson.

Point de fumage des huiles :

- huile d'olive : 242 °C ;
- huiles d'arachide, de tournesol oléique, de sésame, de soja : 232 °C ;
- huile de pépins de raisin : 216 °C ;
- huile de colza, de noix : 204 °C.

• Cuisson au barbecue

Au barbecue, les aliments sont cuits par contact et rayonnement de la chaleur. Les flammes issues du gaz ou du charbon de bois vont déborder et lécher ainsi l'aliment. Cette cuisson présente l'avantage de ne pas nécessiter d'ajout de matières grasses. Toutefois, si les aliments sont saisis de manière trop forte ou en cas de contact direct avec la flamme, il y a carbonisation et ainsi formation de composés qui peuvent s'avérer cancérigènes.
5 astuces pour une utilisation optimale du barbecue :

- Allumez le barbecue à l'avance, de manière à ce qu'il n'y ait plus de flammes et ainsi cuire les aliments par la chaleur de la braise.

- Disposez la grille au minimum à 10 cm du foyer pour éviter toute carbonisation.
- Privilégiez les viandes maigres afin d'éviter que la graisse ne tombe sur les braises et provoque des flammes.
- Si vous réalisez des brochettes, composez-les avec des aliments ayant un temps de cuisson comparable pour éviter que certains ne soient carbonisés et d'autres insuffisamment cuits. Adaptez la taille des morceaux.
- Une fois refroidies, nettoyez bien les grilles des petits résidus, après chaque utilisation.

L'utilisation de barbecues électriques ou de planchas permet de ne pas avoir de flamme et ainsi d'empêcher la carbonisation.

• Friture

Il est possible de consommer des aliments frits à condition de ne pas dépasser deux fritures par semaine et de suivre quelques indications.
Les huiles utilisées en friture impliquent une surveillance particulière car les triglycérides se dégradent au long des cycles d'utilisation. Un filtrage après chaque usage et un changement toutes les cinq utilisations est conseillé.
Au-delà, l'oxydation de l'huile, accélérée par la température, donne naissance à des composés capables de stabiliser les bulles de vapeur émises par les aliments en train de frire qui s'empilent à la surface du bain : l'huile mousse. Il est conseillé de jeter une huile qui a moussé ou fumé, même si cela apparaît dès les premières fritures, ce qui peut être le cas avec des préparations particulièrement riches en beurre et/ou en jaunes d'œufs.

Choisissez les huiles au point de fumage élevé, ou vérifiez bien que votre huile porte l'indication « pour friture ».
Attention aussi à certains mélanges qui peuvent contenir de l'oléine de palme et donc une quantité excessive d'acides gras saturés.

INDEX DES ALIMENTS